ST クリア言語聴覚療法 10

聴覚障害

編著 佐藤紀代子
　　 長谷川純

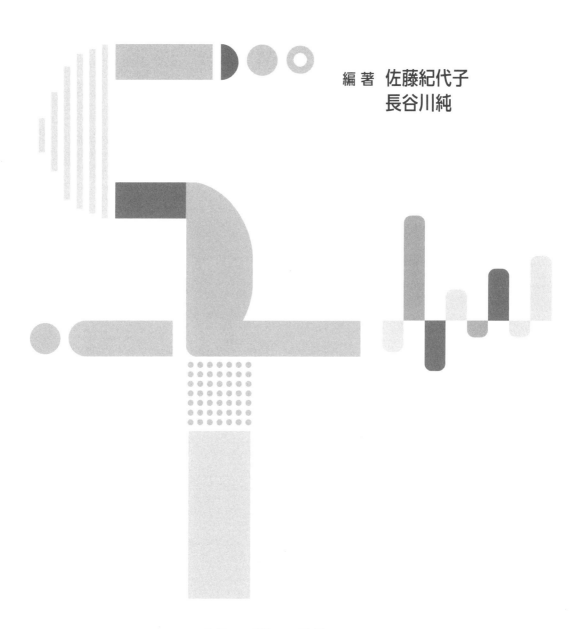

建帛社
KENPAKUSHA

〔シリーズ監修者〕

内山量史 　日本言語聴覚士協会　会長

内山千鶴子 　新潟リハビリテーション大学大学院　特任教授

池田泰子 　東京工科大学医療保健学部　准教授

髙野麻美 　初台リハビリテーション病院　副院長

〔編著者〕

佐藤紀代子 　県立広島大学保健福祉学部　教授

長谷川純 　県立広島大学保健福祉学部　准教授

〔執筆者〕（五十音順）

今川記恵 　県立広島大学保健福祉学部　助教

大原重洋 　聖隷クリストファー大学リハビリテーション学部　教授

岡野由実 　群馬パース大学リハビリテーション学部　准教授

樫尾明憲 　東京大学耳鼻咽喉科・頭頸部外科　准教授

柴崎美穂 　東京都心身障害者福祉センター

真後理英子 　川崎市総合リハビリテーション推進センター南部地域支援室

杉内智子 　自由が丘杉内医院　院長

成沢良幸 　日本補聴器工業会　専務理事

野原信 　帝京平成大学健康メディカル学部　准教授

八田徳高 　川崎医療福祉大学リハビリテーション学部　教授

平島ユイ子 　国際医療福祉大学言語聴覚学科　教授

藤本千里 　東京大学大学院医学系研究科耳鼻咽喉科・頭頸部外科学分野　講師

松井淑恵 　豊橋技術科学大学次世代半導体・センサ科学研究所　教授

矢崎牧 　兵庫医科大学耳鼻咽喉科・頭頸部外科学教室

吉住嘉之 　日本補聴器工業会

クリア言語聴覚療法 刊行にあたって

　本シリーズは 2000（平成 12）年に建帛社より発行された「言語聴覚療法シリーズ」（企画委員：笠井新一郎，倉内紀子，山田弘幸）の内容を大幅に見直し，新たに「クリア言語聴覚療法」として発行するものである。

　1999（平成 11）年に第 1 回言語聴覚士国家試験が実施され，4,003 名の言語聴覚士がわが国に誕生してから 25 年が経過した。2023（令和 5）年現在，言語聴覚士の資格保有者は約 4 万名にまで増加した。日本人の急速な高齢化による人口構造の変化に伴い，社会保障制度，医療・介護保険制度，障害者福祉など多くの分野で言語聴覚士は求められているが，必要とされる対象障害領域の拡大に対応した言語聴覚士の不足はますます深刻である。多様化・複雑化しながら拡大する対象領域に対応したよりよい言語聴覚療法を提供するためには，資格保有者の確保と併せて，卒前教育の充実もまた必須である。

　本シリーズは，言語聴覚士を目指す学生を主な読者対象として，①初学者でもスムーズに学習できるよう理解しやすいテキストとすること，②「言語聴覚士国家試験出題基準」「言語聴覚士養成教育ガイドライン」に準拠して，国家試験に必須の項目を網羅した上で，臨床現場につながる内容とすることを心掛けて編纂した。

　各巻を構成する主な特徴として，以下の工夫がなされている。

・章のポイントとして，各章の冒頭に当該章で学習する内容を提示
・章のまとめとして，各章の末尾にまとめ学習ができるような課題を提示
・側注を多用することで，本文の補足的内容やキーワードを解説
・適宜コラムを掲載し，最新の話題や実践的内容を取り上げることで，学生が知識だけでなくそれを臨床へと結びつける興味をもって学習できるようにした

　また本シリーズは，学生だけでなく既に現場で活躍されている言語聴覚士の振り返りの書としても活用できる内容となっていると確信している。

　言語聴覚士が主に接するのは，コミュニケーションや高次脳機能，嚥下などに障害を抱える方々である。病院では「患者さん」と呼ばれるわけだが，来院以前は，誰もが家庭や地域で生活を送る「生活者」であったことを忘れてはいけない。リハビリテーションとは単なる機能訓練でなく，その目的は在宅復帰するまでを目指すものではない。リハビリテーションを終えて家庭に戻るときには，各々が役割をもち，その後の人生を「生活者」として満喫できるような支援を目指して，言語聴覚士として成長を続けていただきたい。

社会保障制度の変革によってリハビリテーションの意義が誤解されつつある昨今，全人的復権（障害のある人が身体的・精神的・社会的・職業的・経済的に能力を発揮し，人間らしく生きる権利）を目指したリハビリテーションが展開できる人材が現場に多く輩出されることを切に望んでいる。

2023 年 12 月

内山量史・内山千鶴子・池田泰子・髙野麻美

まえがき

「耳が聞こえない，聞こえにくい」ということは，人として生きていくうえで大切な言語を獲得することや音声でコミュニケーションをとることに非常に大きなハンディキャップをもつことになります。言語は，知識を高めるだけではなく，相手の状態を感じ，考え，思いやるという人間の心の働きに大きく貢献しています。しかし，幼少時から聴覚障害があり，適切な時期に適切な療育・教育の機会がなかった場合では，言語発達が遅れるだけではなく，聴覚障害の影響が二次的，三次的にも及びます。また，成人してからの聴覚障害では，言語は獲得していても音声でのコミュニケーションが思うように取り切れないために，人間関係が構築できず，疎外感を感じ，自己肯定感を得られない社会生活を余儀なくされてしまう場合も少なくありません。このようなことに対して，これまで医療，教育，福祉，工学，科学など様々な専門領域の方々が協力し合い，聴覚障害によるハンディキャップを少しでも軽減できるように努力を続けてきました。

聴覚領域の言語聴覚士に求められる技能は多岐にわたります。具体的には，成人および小児を対象とする多様な聴覚検査の技能，新生児聴覚スクリーニング検査の普及による難聴児の療育の超早期化に対応できる支援および指導技能，補聴器の性能の向上に伴うフィッティング技能，人工内耳の機器の進歩に追随したマッピング技能，中途で聞こえなくなった方へのコミュニケーション支援技能，高齢難聴者の補聴・聴覚リハビリテーションへの支援技能などがあげられます。これらの技能を確実に身につけ，実施するためには聴覚障害について十分に理解することが重要です。

本書は，言語聴覚士を目指す学生が学ばなければならない聴覚領域の内容について，言語聴覚士国家試験の出題基準に準拠した内容を基本とし，初学者が理解しやすいように，わかりやすい記述を心がけました。また，新しい知見や臨床の場で必要とされる知識・技術を丁寧に解説するために，具体的な例を示し，図表やイラストを多用するなど工夫を凝らしました。

言語聴覚士を目指す初学者にとってよき学びにつながり，聴覚領域に貢献できる若き言語聴覚士が誕生することで，聴覚障害のある方々の一助となれば編者としては嬉しい限りです。

最後に，本書は執筆者の先生方の多大なご尽力によって完成しました。お世話になった先生方と建帛社の編集部の皆様に心から感謝申し上げます。

2025 年 3 月

佐藤紀代子・長谷川純

もくじ

第1章 「聞こえの障害」とは

I 聴覚の機能と発達 ……… 1
1 聴覚の役割 ……… 1
2 定型発達児における聴覚の発達 ……… 2

II 聴覚障害とは ……… 4
1 聴覚障害の定義 ……… 4
2 難聴の発症 ……… 4
3 聴覚障害の種類 ……… 5
4 聞こえの特徴 ……… 6
5 難聴（聴覚障害）の程度 ……… 7

III 「聞こえること」と「聞こえにくいこと」 ……… 8
1 見える情報と見えない情報 ……… 8
2 ライフステージへの聴覚障害の影響 ……… 10

IV 聴覚障害のリハビリテーション支援のあり方と多職種連携 ……… 12
1 リハビリテーション支援の考え方とICF ……… 12
2 多職種連携 ……… 13

第2章 聴覚臨床に必要な音の知識

I 音の物理的な特徴 ……… 15
1 純音・複合音 ……… 16
2 振幅・周波数・位相 ……… 17
3 音の大きさに関するレベル表示（IL，SPL，HL，SL） ……… 17

II 音知覚の心理的な特徴 ……… 19
1 聴野・ダイナミックレンジ ……… 19
2 音の大きさ（ラウドネス） ……… 20

もくじ

3 高さの感覚（ピッチ） ································· 21
4 音　色 ································· 22

第3章 聴覚系の構造・機能と病理

Ⅰ 聴覚平衡器の発生 ································· 23

1 聴覚平衡器の発生 ································· 23
2 中枢聴覚伝導路，聴覚野の発生 ················ 26

Ⅱ 伝音系の構造と機能 ································· 27

1 外　耳 ································· 27
2 中　耳 ································· 28

Ⅲ 感音系の構造と機能 ································· 33

1 内　耳 ································· 33
2 聴覚伝導路 ································· 38
3 聴覚中枢 ································· 40

Ⅳ 聴覚の病理（疾患） ································· 41

1 伝音難聴 ································· 41
2 感音難聴 ································· 49
3 機能性難聴 ································· 64

Ⅴ 難聴に随伴する症状と考慮するべき疾患 ················ 65

Ⅵ 平衡覚疾患 ································· 68

第4章 聴覚・平衡覚の検査

Ⅰ 聴覚機能検査とは ································· 72

1 検査の適応と意義 ································· 72
2 聴覚検査にかかわる要因 ································· 73

Ⅱ 純音聴力検査 ································· 74

1 気導聴力検査 ································· 75
2 骨導聴力検査 ································· 79
3 純音オージオグラム ································· 80

4 マスキング ･･ 82

Ⅲ 語音聴力検査 ･･･ 86

1 語音了解閾値検査（SRT）････････････････････････････････････ 86
2 語音弁別検査 ･･ 88
3 了解度検査 ･･･ 91
4 語音聴力検査のマスキング ･････････････････････････････････ 92
5 スピーチ（語音）オージオグラム ･････････････････････････ 92

Ⅳ 内耳機能に関する検査 ･･････････････････････････････ 93

1 自記オージオメトリー，ベケシー検査 ･･･････････････････ 93
2 ABLB 検査（バランス検査，Fowler 検査）･････････････ 96
3 SISI 検査 ･･･ 98
4 MCL・UCL 検査 ･･･ 99
5 耳鳴検査 ･･･ 99

Ⅴ 中耳機能に関する検査 ･･････････････････････････････ 100

1 インピーダンス・オージオメトリー ･･･････････････････ 100
2 耳管機能検査 ･･･ 105

Ⅵ 耳音響放射検査 ･･････････････････････････････････････ 106

1 耳音響放射とは ･･ 106
2 耳音響放射検査 ･･ 107

Ⅶ 聴性誘発反応検査 ･･･････････････････････････････････ 110

1 聴性誘発反応検査とは ･･･････････････････････････････････ 110
2 聴性脳幹反応（ABR）検査 ･････････････････････････････ 110
3 聴性定常反応（ASSR）検査 ･･･････････････････････････ 113

Ⅷ 乳幼児聴力検査 ･･･････････････････････････････････････ 115

1 新生児聴覚スクリーニング検査 ･･･････････････････････ 115
2 乳幼児聴力検査 ･･ 117
3 聴覚機能の観察：質問紙 ･･･････････････････････････････ 124

Ⅸ 平衡機能検査 ･･･ 125

1 平衡機能検査とは ･･････････････････････････････････････ 125
2 体平衡機能検査 ･･ 126

もくじ

3 眼振検査 ……………………………………………………………… 129

4 迷路刺激検査 ……………………………………………………… 130

5 視刺激検査 ………………………………………………………… 134

6 眼振電図検査（電気眼振図検査）…………………………… 136

第5章 聴覚補償機器

I 補聴器 ……………………………………………………………… 139

1 構造と種類 ………………………………………………………… 139

2 特性測定装置と調整 …………………………………………… 145

3 補聴器のフィッティング ……………………………………… 151

4 デジタル補聴器の機能とフィッティング ………………… 160

5 補聴器の適合評価 ……………………………………………… 170

II 人工聴覚器 ……………………………………………………… 174

1 人工聴覚器の種類 ……………………………………………… 174

2 人工内耳の歴史 ………………………………………………… 180

3 補聴器と人工内耳の違い ……………………………………… 181

4 人工内耳の実際 ………………………………………………… 181

III 補聴援助システム …………………………………………… 195

1 補聴援助システムの目的 ……………………………………… 196

2 無線式補聴援助システムの種類 …………………………… 198

3 聴覚障害者の生活を助ける日常生活用具等 …………… 200

第6章 小児聴覚障害への臨床活動

I 早期発見・早期療育 …………………………………………… 204

1 早期発見と早期療育の意義 ………………………………… 204

2 日本における早期発見のあり方 …………………………… 205

II 小児聴覚障害の評価 ………………………………………… 209

1 関連情報の収集 ………………………………………………… 209

2 聴覚評価 …………………………………………………………… 210

3 コミュニケーション発達評価 ………………………………… 214

4 発声発語評価 …………………………………………………… 219

5 言語発達評価 …………………………………………………… 222

もくじ

6 行動・情緒・社会性評価 ……………………………………………………… 226

Ⅲ 小児聴覚障害の指導・支援 ……………………………………………… 228

1 養育者支援 ……………………………………………………………………… 228
2 聴覚障害児の音声言語指導のとらえ方 …………………………………… 231
3 小児聴覚障害のハビリテーションの概要 ………………………………… 239
4 発達段階ごとの聴覚障害児の聴覚言語指導法 …………………………… 242
5 人工内耳装用児への評価と指導 …………………………………………… 262
6 重複障害への評価と指導 …………………………………………………… 268

Ⅳ 学校教育と就労支援 ………………………………………………………… 271

1 特別支援教育 …………………………………………………………………… 271
2 大学・専門学校で学ぶ聴覚障害者 ………………………………………… 275
3 情報保障 ………………………………………………………………………… 275
4 就労支援 ………………………………………………………………………… 276

第7章 成人聴覚障害への臨床活動

Ⅰ 成人聴覚障害の多様性 …………………………………………………… 282

1 発症時期による支援ニーズの違い ………………………………………… 282
2 聴覚管理および難聴の進行と補聴機器の選択 …………………………… 286

Ⅱ 成人聴覚障害の評価 ………………………………………………………… 287

1 関連情報の収集 ………………………………………………………………… 287
2 聴覚機能にかかわる評価 …………………………………………………… 290
3 コミュニケーションにかかわる評価 ……………………………………… 293
4 心理的・社会的参加の評価 ………………………………………………… 298
5 リハビリテーションプログラムの立案 …………………………………… 299

Ⅲ 成人聴覚障害の指導・支援 ……………………………………………… 301

1 聴覚補償 ………………………………………………………………………… 301
2 コミュニケーションにかかわる支援 ……………………………………… 305
3 成人聴覚障害者およびその家族の障害認識 ……………………………… 310
4 高齢期発症の聴覚障害への支援 …………………………………………… 312

ix

もくじ

第8章 臨床でみられる特殊な聴覚障害

I 聴覚情報処理障害（APD） 316

1 聴覚情報処理障害の概要 316
2 聴覚情報処理障害の評価 318
3 聴覚情報処理障害への支援方法 319

II 一側性難聴 320

1 一側性難聴による聞こえの障害 320
2 原因疾患 321
3 一側性難聴への対策 322

III 視覚聴覚二重障害（盲ろう） 324

1 視覚聴覚二重障害（盲ろう）の概要 324
2 盲ろう者へのコミュニケーション支援 327

第9章 聴覚障害に関連した法令と社会福祉制度

I 障害者基本法 334

II 身体障害者福祉法 335

III 障害者総合支援法 336

1 補装具 336
2 意思疎通支援 338
3 日常生活用具 338
4 自立支援医療 339

IV 軽度・中等度難聴児補聴器購入費助成事業 340

V 健康診断における聴覚健診 341

索 引 343

第1章
「聞こえの障害」とは

【本章で学ぶべきポイント】
- 人の聴覚の役割について学ぶ。
- 定型発達児の聴覚の発達について理解する。
- 発症時期別に聴覚障害による言語・コミュニケーションへの影響を理解する。
- 聴覚障害のリハビリテーション支援の在り方と多職種連携について学ぶ。

I 聴覚の機能と発達

聴覚の役割

　街の雑踏，都会の喧騒，人の声，心を和らげる音楽。
　人は，住み，暮らし，働く生活の中で，様々な音や言語音に囲まれている。このような環境で生きていくために，人の聴覚にはいくつかの役割がある。
　ひとつは，人にとって重要な情報源となり，社会との接点になる環境音を聞きとり，意味を見い出すことである。その結果として，その場の状況や危険を察し，次にとるべき行動を決定することができる。
　次に，聴覚が正常であれば，養育者の自然なかかわりの中で母語を聞き，

1

第1章　「聞こえの障害」とは

原始反射
乳児が特有の刺激に対して中枢神経系によって引き起こされる反射行動のこと。

傾聴反応
集中して音に耳を傾けて聞く反応。

音源定位
聴覚からの入力を基に，外空間における音源の位置を特定すること。

音声言語を獲得するという役割を担うことができる。しかし，聴覚に障害があると，この母語の獲得が困難となる。また，ことばを話すためには，聴覚に入った環境音と言語音を自分の耳でモニターしながら分離し，自分の音声を調整して産出する能力が必要となる。この働きを聴覚的フィードバック機能という。聴覚に障害がある場合では，この機能が十分に働かなくなる。このように，聴覚は音声言語の獲得，音声言語によるコミュニケーションに深くかかわっている。

さらに聴覚は，人の喜怒哀楽の情を感じ取り，相手の気持ちを推し量ることが可能な感覚である。つまり，対人関係や社会性を支えるために重要なものである。

② 定型発達児における聴覚の発達

人は，生まれた直後から周囲の音を聞いて過ごしている。また，ことばの意味がわからない段階からあやされたり，話しかけられている。

新生児から1歳前後の幼児の聴覚の発達を概観する（表1-1）。新生児の頃は，音が聞こえたらその方向を見るような反応はみられない。生後3～4か月頃までは，突然の音や動きに対して両腕を万歳するように伸ばして，その後，抱きつくような動作をするモロー反射，赤ちゃんの手のひらを指で刺激すると，ぎゅっと握り返すような手掌把握反射，口に触れたものに対して無意識に吸いついてしまう吸啜反射などの原始反射がほとんどである。この原始反射は，中枢神経系によって引き起こされる反射行動で，前頭葉が発達する過程で失われていくものであり，生後6か月を過ぎるころには消失していく。

3か月前後になると身体の動きを停止した傾聴反応がみられる。定頸が可能になりつつある4か月頃では，音源に顔を向けても首が回せないため，目で定位する。6か月頃になると，音に対して探索的になり，左右からの音源に頭部を回転させて音がする方向を素早く振り向き，音源定位ができるようになる。このように，次第に聴性反応が明確になり，音源定位反応が安定して出現する。

さらに，いろいろな環境音，音声言語を聞く経験を積み重ねることで，聴覚的な学習が進み始める。例えば，「シャカシャカ」とミルクをつくる音が聞こえた後，母親がミルクを飲ませてくれる経験を積むことで，"哺乳瓶に入ったミルクを振る音が聞こえたらミルクを飲ませてもらい，お腹を満たすことができる"と音の意味を理解していくことになる。

8か月頃には，音の反応だけではなく，「ちょうだい」「バイバイ」など，

Ⅰ．聴覚の機能と発達

表1-1　乳児の聴覚発達チェック項目

月　齢	番号	項　目
0か月児	1	突然の音にビクッとする（モロー反射）
	2	突然の音に眼瞼がギュッと閉じる（眼瞼反射）
	3	眠っているとき，突然大きな音がすると眼瞼が開く（覚醒反射）
1か月児	4	突然の音にビクッとして手足を伸ばす
	5	眠っていて突然の音に眼を覚ますか，または泣き出す
	6	眼が開いているときに急に大きな音がすると眼瞼が閉じる
	7	泣いているとき，また動いているとき声をかけると，泣き止むかまたは動作を止める
	8	近くで声をかける（またはガラガラを鳴らす）とゆっくり顔を向けることがある
2か月児	9	眠っていて，急に鋭い音がすると，ピクッと手足を動かしたりまばたきをする
	10	眠っていて，子どもの騒ぐ声やくしゃみ，時計の音，掃除機の音などの音に目を覚ます
	11	話しかけると，アーとかウーと声を出して喜ぶ（またはにこにこする）
3か月児	12	眠っていて突然音がすると眼瞼をピクッとさせたり，指を動かすが，全身がビクッとなることはほとんどない
	13	ラジオの音，テレビのスイッチの音，コマーシャルなどに顔（または眼）を向けることがある
	14	怒った声ややさしい声，歌，音楽などに不安そうな表情をしたり，喜んだり，または嫌がったりする
4か月児	15	日常のいろいろな音（玩具，テレビの音，楽器音，戸の開閉など）に関心を示す（振り向く）
	16	名を呼ぶとゆっくりではあるが顔を向ける
	17	人の声（特に聞きなれた母親の声）に振り向く
	18	不意の音や聞きなれない音，珍しい音にはっきり顔を向ける
5か月児	19	耳もとに目覚まし時計を近づけると，コチコチという音に振り向く
	20	父母や人の声，録音された自分の声など，よく聞き分ける
	21	突然の大きな音や声にびっくりしてしがみついたり，泣きだしたりする
6か月児	22	話しかけたり，歌を歌っていると，じっと顔を見ている
	23	声をかけると意図的にサッと振り向く
	24	テレビやラジオの音に機敏に振り向く
7か月児	25	隣の部屋の物音や外の動物の鳴き声などに振り向く
	26	話しかけたり，歌を歌ってやると，じっと口元を見つめ，ときに声を出して答える
	27	テレビのコマーシャルや，番組のテーマ音楽の変わり目にパッと向く
	28	叱った声（メッ！，コラッ！など）や，近くで鳴る突然の音に驚く（または泣き出す）
8か月児	29	動物の鳴き声をまねるとキャッキャッといって喜ぶ
	30	機嫌よく声を出しているとき，真似てやると，またそれを真似て声をだす
	31	ダメッ！，コラッ！などというと，手を引っ込めたり，泣き出したりする
	32	耳もとに小さな音（時計のコチコチ音など）を近づけると振り向く
9か月児	33	外のいろいろな音（車の音，雨の音，飛行機の音など）に関心を示す（音のほうに這っていく，または見まわす）
	34	「おいで」「バイバイ」などの人のことば（身振りを入れずにことばだけで命じて）に応じて行動する
	35	隣りの部屋で物音を立てたり，遠くから名を呼ぶと這ってくる
	36	音楽を聞かせたり，歌を歌ってやると，手足を動かして喜ぶ
	37	ちょっとした物音やちょっとでも変わった音がするとハッと向く
10か月児	38	「ママ」「マンマ」または「ネンネ」など，人のことばを真似ていう
	39	気づかれぬようにして，そっと近づいて，ささやき声で名前を呼ぶと振り向く
11か月児	40	音楽のリズムに合わせて身体を動かす
	41	「・・・チョウダイ」というと，そのものを手渡す
	42	「・・・どこ？」と聞くと，そちらをみる
12〜15か月児	43	隣りの部屋で物音がすると，不思議がって，耳を傾けたり，あるいは合図をして教える
	44	簡単なことばによる言いつけや，要求に応じて行動する
	45	目，耳，口，その他の身体部位を尋ねると，指をさす

出典）田中美郷・小林はるよ・進藤美津子他：乳児の聴覚発達検査とその臨床および難聴児早期スクリーニングへの応用．*Audiology Japan*，21（1）：52-73，1978より改変

ことばの意味を理解し，身振りで反応を返すようになる。1歳前後に上下方向の音源定位が可能になり，さらに始語が出始め，理解面，発語面も発達していくことになる。

聴覚障害があると，以上のような順調な聴覚発達および言語発達が望めないことになる。したがって発達への影響を微少とするために，障害の早期発見，早期療育が重要となる。

Ⅱ 聴覚障害とは

手話言語
ろう者のコミュニティで自然に発生した視覚言語。日本語にはない独特な文法や語順が存在し，日本語とは独立した別の言語である。

1 聴覚障害の定義

外界の音や音声情報は，外耳，中耳に伝わり，内耳の蝸牛の有毛細胞を刺激し，電気的信号に変換されて脳幹を経て，大脳側頭葉（横側頭回）に伝達される。そして，音の性質を識別し，すでに学習している知識と照合して言語音を認知し，記憶されることで音や言語音を理解することになる（1-1，図3-4（p.25）参照）。

聴覚障害とは，このいずれかの部位に支障をきたすことによって音や言語音が聞こえにくい，聞こえなくなった状態を示している。その様相は，聴覚障害の種類と原因，程度，発症時期によっても多様であり，適切な支援のために個別の理解が必要である。

聴覚障害を表す用語として「聴力障害，聴覚障害」「難聴」「ろう」などがある。医学分野では「難聴」が使われている。重度の難聴を示す「ろう」は，聴力とは関係なく手話言語を用いてコミュニケーションをとる場合にも使用されることがある。この手話言語を言語とした「ろう文化」の考え方は，手話言語をひとつの言語として位置づけ，その独自性を主張するものである。

一方，聴覚障害がない人を聴者，または健聴児者と呼ぶ。

2 難聴の発症

世界全人口の5％以上（4億3,000万人）が聴覚障害のためのリハビリテーションを必要としている。そのうち3,400万人が小児難聴であり，新生児の聴覚障害は1,000人に1～2人と報告されている。生まれつき聴覚

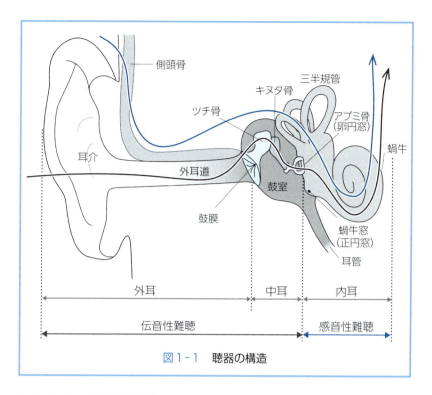

図1-1　聴器の構造

新生児聴覚スクリーニング検査
第4章Ⅷ-1（p.115）参照。

表1-2　難聴のリスク因子

major（主要因）	minor（軽微な要因）
① 超低出生体重児	① 人工換気（低酸素障害）
② 胎内感染（CMV）	② 耳毒性薬物，筋弛緩剤
③ 細菌性髄膜炎	③ CMV以外のウィルス感染
④ ダウン症候群	④ 新生児ビリルビン血症
⑤ 奇形症候群	⑤ ダウン症以外の染色体異常
⑥ 難聴遺伝子変異	⑥ 内耳奇形
	⑦ その他の希少な新規のハイリスク因子

出典）加我君孝：周産期の難聴のハイリスクファクターの新分類の診断・治療方針の確立に関する研究．厚生労働科学研究平成22〜24年度総合研究報告，2013

　障害がある可能性が高いハイリスク因子（表1-2）がある場合では，新生児聴覚スクリーニング検査においても難聴の発症率が2.5〜5%[1]と有意に高い結果となっている。

　成人では，年齢を増すごとに難聴を示す人が増加している。60〜64歳までは緩やかに増加し，65歳以上で急増し，80歳以上では男女ともに70%以上の聴覚障害を認める[2]（第7章Ⅰ-1（p.285）参照）。

③ 聴覚障害の種類

　音を伝達する部位（伝音器）である外耳から鼓膜，耳小骨，鼓室，前庭

第1章 「聞こえの障害」とは

聴覚伝導路
内耳から大脳側頭葉に達する経路であり，蝸牛神経核→上オリーブ核→外側毛帯核→下丘→内側側状体→大脳側頭葉までの過程をさす（第3章Ⅲ-2 (p.38)参照）。

内耳性難聴
聴覚障害が，内耳の蝸牛に限局している難聴（第3章Ⅳ-2 (p.49)参照）。

後迷路性難聴
蝸牛神経から大脳皮質までの聴覚伝導路に障害が限局している場合の難聴（第3章Ⅳ-2 (p.59)参照）。

心因性難聴
心理的な原因で心身症状として聴覚障害を示すものであり，純音聴力検査で得られた閾値が実際より高くなっている難聴。思春期に学校健診などで診断される場合もある（第3章Ⅳ-3 (p.64)参照）。

詐聴
実際に聞こえる状態より意図的によく，または悪くみせる行為。（第3章Ⅳ-3 (p.64)参照）

聴覚情報処理障害（APD）
第8章Ⅰ (p.316)参照。

伝搬効果
電波や音波が広がり，伝わることによってもたらす効果。

窓までに生じた難聴を「伝音難聴」といい，外科的手術の対象ともなる。一方，蝸牛の有毛細胞，蝸牛神経から大脳側頭葉で音として認識されるまでの過程（聴覚伝導路）などに障害が生じた難聴を「感音難聴」という（図1-1）。「伝音難聴」と「感音難聴」を合併した場合は「混合性難聴」という。また，感音難聴は，内耳性難聴と後迷路性難聴に分類される。

障害部位が上記のような聴器の器質的な病変である器質性難聴以外に，機能性難聴（心因性難聴，詐聴）もある。また，世界保健機関（WHO）においては，聴力検査で問題がなくても，脳での聴覚情報の処理が不十分なために生じる聴覚障害の総称とされている。聴覚情報処理障害（auditory processing disorder：APD）についても言及している[3]。

④ 聞こえの特徴

聴覚を感度と弁別能の2側面から概観する。感度は，どの程度小さい音刺激に敏感に気づくかという側面である。一方，弁別能は，周波数，強度，波形などが異なる多種類の音を，どの程度聞き分けられるかという側面である。

聴覚障害があると，感度の障害のために強い音刺激でないと気づかない状態になる。また，語音弁別能の障害のために音に気づいてもどのような音なのか聞き分けることが困難になる。

伝音難聴は感度のみの障害である。語音の伝搬効果が不十分になるために聞きとりにくくなるが，補聴器で音声を増幅することで，会話聴取が著

表1-3 日本聴覚医学会による難聴（聴覚障害）の程度分類（2014）

程度	平均聴力レベル(dB)	聞こえの状況
正常	25未満	
軽度難聴 (mild hearing loss)	25以上 40未満	・小さな声や騒音下での会話の聞き間違いや聞きとり困難を自覚する ・会議などでの聞きとり改善目的では，補聴器の適応となることもある
中等度難聴 (moderate hearing loss)	40以上 70未満	・普通の大きさの声の会話の聞き間違いや聞きとり困難を自覚する ・補聴器のよい適応となる
高度難聴 (severe hearing loss)	70以上 90未満	・非常に大きい声か，補聴器を用いないと会話が聞こえない 　しかし，聞こえても聞きとりには限界がある
重度難聴 (profound hearing loss)	90以上	・補聴器でも，聞きとれないことが多い ・人工内耳の装用が考慮される

出典）難聴対策委員会：難聴対策委員会報告－難聴（聴覚障害）の程度分類について. *Audiology Japan*, 57（4）：258-263, 2014

WHO：World Health Organization

しく改善するという特徴がある。

　感音難聴は感度の障害に加えて弁別能の障害もある。言語音の特徴を抽出することが困難となり，音が歪んだり響いたりするため，単に音を大きくするだけでは聞き間違いが多く，ことばを聞き分けにくいという状況が生じる。また，言語音の弁別は個人差が大きく，難聴が高度になるほど，聞きとりが困難になることが知られている[2]。

dB（デシベル）
第2章Ⅰ-3（p.18）参照。

Hz（ヘルツ）
第2章Ⅰ-2（p.17）参照。

⑤ 難聴（聴覚障害）の程度

　聴覚障害の程度は，聴力を表すdB（デシベル／音の強さを表す単位）で示し，その値が大きいほど重症度が高い。

　難聴（聴覚障害）の程度分類は，日本聴覚医学会による基準（表1-3）が日本では根強い。しかし，2021年に報告された世界保健機関（WHO）による国際的に広く用いられている基準（表1-4）[3]とでは，多少異なる。WHOの基準では，良聴耳における会話音域の4周波数（500，1,000，2,000，4,000Hz）の平均（4周波数4分法）を用いる。平均聴力レベルの算出については，日本では，国際的に広く用いられているWHOの基準が奨励さ

表1-4　WHOによる難聴（聴覚障害）の程度分類と聞こえの状況（2021）

程　度	良聴耳平均聴力レベル（dB）	静寂下	雑音下
正　常	20未満	・問題がない	・問題がない，または，ほとんどない
軽　度	20～35未満	・会話の聞きとりに問題ない	・会話の聞きとりに困難があるかもしれない
中等度	35～50未満	・会話の聞きとりに困難があるかもしれない	・会話が聞きとりにくく，会話への参加に困難がある
準高度	50～65未満	・会話の聞きとりに困難がある ・大きな声は問題なく聞きとれる	・ほとんどの会話が聞きとれず，会話への参加に困難がある
高　度	65～80未満	・会話はほとんど聞きとれない ・大きな声を聞きとったり，理解することに困難があるかもしれない	・会話の聞きとりや会話への参加に非常に困難がある
重　度	80～95未満	・大きな声でも聞きとりは非常に困難がある	・会話の音声が聞こえない
ろ　う	95以上	・音声やほとんどの環境音が聞こえない	・音声やほとんどの環境音が聞こえない
一側性難聴	良聴耳20未満 難聴耳35以上	・難聴耳側に必要な音がなければ，問題ないかもしれない ・音の方向を特定することに困難があるかもしれない	・話し声を聞きとったり，会話に参加したり，音の方向を特定することに困難があるかもしれない

出典）WHO：The importance of hearing across the life course. WRH, p.38, 2021より作成

dB：decibel　　Hz：hertz

身体障害者福祉法
第9章Ⅱ（p.335）参照。

労働者災害補償保険法
労災保険制度について定めた法律。労働者の業務災害および通勤災害に対して，迅速かつ公正な保護をするための保険給付や，被災労働者およびその遺族の援護などを行う。

れている。ただし，使用した平均聴力算出法を付記すれば，3分法（500Hz＋1,000Hz＋2,000Hz）／3，および3周波数4分法（500Hz＋1,000Hz×2＋2,000Hz）／4などを用いてもよいとしている。身体障害者福祉法の等級基準では，会話聴取に最も大切な周波数（500，1,000，2,000Hz）のうち1,000Hzを重視して，3周波数4分法（500Hz＋1,000Hz×2＋2,000Hz）／4で表される。労働者災害補償保険法では1,000Hzと2,000Hzに重みづけをして6分法（500Hz＋1,000Hz×2＋2,000Hz×2＋4,000Hz）／6を用いる。

また，WHO基準では一側性難聴についても加えられており，その基準を良聴耳20dB未満，難聴耳35dB以上としている。

Ⅲ 「聞こえること」と「聞こえにくいこと」

1 見える情報と見えない情報

聞こえにくさによる影響のひとつに，日常生活の様々な情報源のうち，自分に直接的に伝えられていない情報が欠落しがちになることがある。

例えば，スーパーマーケットの中で母親に欲しいものを買ってもらえない子どもと，それをなだめている母親の会話を第三者として幼児が聞いている場面を想像してみよう。健聴児であれば，「これでないと嫌だ」など，駄々をこねている子どもの発話を聞くことができる。また，「家にあるから買わないよ」「この前，買ってあげたでしょう」などと，母親が子どもに言い聞かせる発話も耳に入る。そして，これらの母子の会話を小耳に挟みながら，"どんなときに母親は怒るのか" "どんなときに母親の機嫌が悪くなるのか" "どのようにしたらよいのか"などを無意識に学んでいる（図1-2）。

一方，聴覚障害児の場合は，このような母親と子どもの会話がほとんど聞こえていない。唯一獲得できる情報は，"あのお母さんは怖い顔で怒っている"，"あの子は泣いている"など視覚的情報のみである。しかし，母親が怒っていることは見てわかっても，"どうして怒っているのか"という理由は母子の会話の中にあるため，聞くことができない。このように，聴覚障害児は幼少時から日常生活における些細な聴覚的情報が欠落しがちになる。このため相手の細やかな心の動きを瞬時に理解する経験が十分ではなく，結果として社会性の発達にも影響を与えることになる（図1-3）。

中途で聞こえなくなった成人の場合でも同様である。職場や家庭内のた

III.「聞こえること」と「聞こえにくいこと」

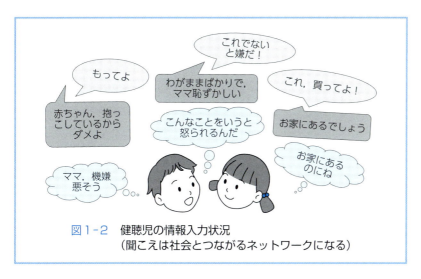

図1-2　健聴児の情報入力状況
　　　（聞こえは社会とつながるネットワークになる）

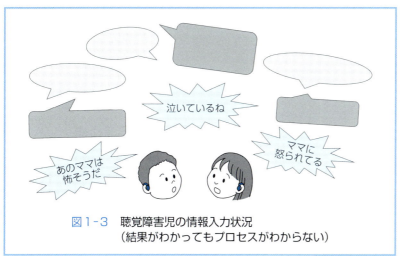

図1-3　聴覚障害児の情報入力状況
　　　（結果がわかってもプロセスがわからない）

わいのない会話が聞きとれず，聞き洩らしも多く，話題に入れないことが多い。例えば，どこに食事に行くかを話し合う場面を想像してみよう。各々が食べたいメニューを発言しても，その会話が聞き取りにくい。例えば，「洋食屋さんに行く」という結論がわかったとしても，その結論に到達するまでに，"お寿司が食べたい" "うなぎが食べたい" "給料前だからお金がない"など，その場にいる人の状況や立場，思いなどが遮断され，感じ取れないままとなる。その結果として，疎外感や孤独感を感じがちとなり，人間関係を含めて心理的にも影響を与えることになる。

第1章 「聞こえの障害」とは

2 ライフステージへの聴覚障害の影響

　聴覚障害のために，聞こえなくて困るという機能障害が一次的障害として存在する。そして，二次的・三次的障害が起こり，慢性的な聴覚的情報の不足やコミュニケーション障害が生じて日常生活が制限される。さらに，コミュニケーションが取りにくいために社会参加が制限され，社会から孤立してしまう例が少なくない（図1-4）。このように，社会生活における聴覚障害の影響は徐々に拡大しがちで，難聴の発症時期によって二次的・三次的・四次的障害の大きさが異なる（表1-5）。

　特に，言語獲得前の発症（主に先天性難聴）では，生涯にわたり聴覚障害の影響を受けることになる。乳幼児期の聞こえにくさが保護者とのコミュニケーションに影響を与え，愛着関係や情動的コミュニケーションが阻害されがちとなり，人とのコミュニケーションの構築が困難となる場合

> **愛着関係**
> 乳幼児と養育者の間で形成される情緒的な絆。
>
> **情動的コミュニケーション**
> 主として対面する2者関係において，その心理的距離が近いときに，情動のつながりと共有を目ざし，関係を取り結ぼうとする営み。

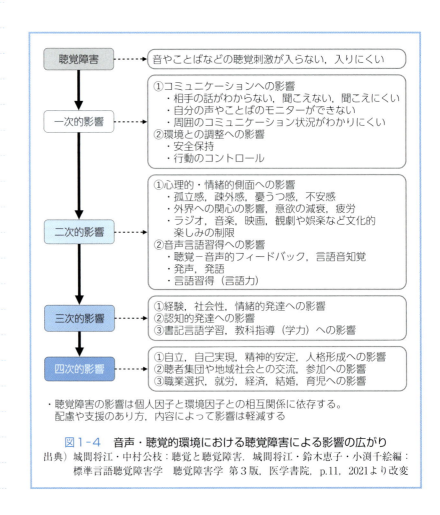

図1-4　音声・聴覚的環境における聴覚障害による影響の広がり
出典）城間将江・中村公枝：聴覚と聴覚障害．城間将江・鈴木恵子・小渕千絵編：標準言語聴覚障害学　聴覚障害学　第3版，医学書院，p.11, 2021より改変

Ⅲ．「聞こえること」と「聞こえにくいこと」

がある．また，音声言語の認知，発声発語（構音）の習得だけではなく，情緒面，社会面，認知面の発達にも影響が及び，複雑に関連し合って影響される範囲が拡大していく．学童期になると，幼児期段階で基礎言語力が確立できていないと，書記言語の習得や教科学習，外国語学習などに影響を与えることになる．結果として，青年期以降になって教育・進学，就職の選択肢が限られる場合もあり，自立面や精神面への影響も大きい．成人後では，結婚，育児，就労に影響を与え，コミュニケーションにうまく参加できない場合では孤立するなど問題がみられる．

一方，成人期の発症の場合では，すでに音声言語を獲得しており，教育・進学，就職や結婚など，生活・経済基盤が確立している例が多い．これまで，「聞こえる」ことが当たり前の生活をしていたが，突然または徐々に聞こえなくなり，語音聴取が難しくなって人とのコミュニケーションに問題が生じてくる（第7章Ⅰ-1（p.284）参照）．

> **書記言語**
> 文字を媒介とするもので，読み・書き能力にかかわるもの．聴覚障害児は音声言語の獲得だけでなく，書記言語も遅れがちになる．指導は仮名文字から単語・文・談話レベルの読み・書きに発展させ，書記言語へと移行させることが重要である．

表1-5　発症時期による言語・コミュニケーションへの影響と支援

発症時期	年齢の目安	影響	支援	音声言語 語音知覚	音声言語 発声発語	コミュニケーション	音声言語習得	書記言語学習	外国語学習
乳児幼児（前期）	0〜3歳	・音声言語習得が困難 ・親子コミュニケーション，対人交流，情緒的成熟などに影響	・全体的発達，家族支援を含め総合的，長期的アプローチ必要	○	○	○	○	○	○
幼児（後期）	4〜6歳	・基本的な言語構造は獲得しているが，書記言語の習得状況により影響が異なる ・補聴器を用いてコミュニケーション方法の再形成	・全体的発達，家族支援を含め総合的，長期的アプローチ必要	○	○	○	○	○	○
学童期	6〜12歳	・教育形態の再選択 ・文章構造の複雑化や談話構造の構成に影響 ・進行性難聴の場合は対応が遅れがち	・全体的発達，家族支援を含め総合的，長期的アプローチ必要 ・学校での環境整備（授業保障，情報保障） ・セルフアドボカシーの育成	○	△	○	△	○	○
青年期前期	12〜18歳	・教育形態の再選択 ・心理的葛藤が大きい	・学校での環境調整（授業保障，情報保障） ・セルフアドボカシーの育成	○	△	○		△	○
青年期後期	18歳〜20歳代前半	・就職，結婚，出産などに影響	・学校，職場での環境調整（講義保障，情報保障，就労支援，コミュニケーション方法） ・セルフアドボカシー育成（自立支援，メンタルヘルス）	○	△	○			△
成人期	20歳代後半〜50歳代	・社会的，経済的影響が大きい	・職場での環境調整（情報保障，コミュニケーション方法） ・セルフアドボカシー育成（メンタルヘルス）	○	△	○			△
高齢期	60歳以上	・加齢による聴力低下	・家族への環境調整（コミュニケーション方法）	○	△	○			△

影響の度合いは中等度難聴を想定．○印は「影響あり」，△印は「可能性あり」，空欄は「影響は小」

出典）城間将江・中村公枝：聴覚と聴覚障害．城間将江・鈴木恵子・小渕千絵編：標準言語聴覚障害学　聴覚障害学　第3版，医学書院，p.12，2021より改変

聴覚障害による影響は，本人の努力だけでは解決しない課題が多い。このため，聴覚障害の特質として，人との関係性に障害が生じやすいことを周囲に認識させる必要がある。聴覚障害児者への配慮や支援方法など対応の在り方によっては，これらの影響は軽減されるものである。

Ⅳ 聴覚障害のリハビリテーション支援のあり方と多職種連携

1 リハビリテーション支援の考え方とICF

2001年にWHOによって採択された国際生活機能分類（ICF）は，「生活機能」の分類とそれに影響する「背景因子」との2つで構成されている（図1-5）。それぞれの下位に「心身機能・身体構造」「活動」「参加」の要素と「環境因子」「個人因子」の要素が位置づけられている。そして，これらの要素が「相互に作用（影響）している」という考え方となっている。

この考え方が提唱される前は，障害のある人の生活のしづらさ，困難さは，障害のある当事者の障害が原因となって発生するという考えであった。つまり，聞こえにくいことは，その原因が聴覚障害にあるという考え方である。このため，聴覚障害そのものが問題であり，聴覚障害を何とかしない限り，何もできないという解釈であった。

しかし，ICFを用いると解決方法に様々なアプローチがある。例えば，Aさんが聞こえにくくても，情報を必ず伝えていくという環境が周囲にあ

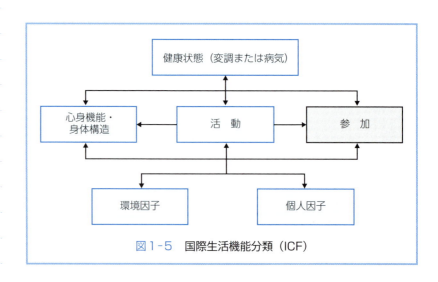

図1-5 国際生活機能分類（ICF）

ICF：International Classification of Functioning, Disability and Health

IV. 聴覚障害のリハビリテーション支援のあり方と多職種連携

れば，手話通訳や要約筆記などの支援，聞こえやすい場所で話をするなどの配慮が生まれ，コミュニケーションが可能になる。それだけでなく，Aさんにとってこのような経験が新たな刺激となり，Aさんの個人の要因（例えば，他人に助けを求められないなど）に働きかけることにもなる。このように様々な視点から「もし，○○があれば，△△ができる」という支援策を考えることが，「相互に影響を与える」ということである。

② 多職種連携

　聴覚障害のリハビリテーションでは，医療，福祉，教育，心理など様々な分野の機関と連携しながら進めることが重要である。

　成人聴覚障害では，聞こえが悪くなると耳鼻咽喉科医の診察を受ける。そして聴力検査を言語聴覚士（ST）や臨床検査技師が実施する。補聴器が必要であれば，言語聴覚士が耳鼻咽喉科医の指示の下に初期目標値を設定し，認定補聴器技能者と協力して調整を行い，補聴器管理や聴覚管理を実施していくことになる。

　また，社会生活におけるコミュニケーションの課題も大きく，コミュニケーションの支援には手話通訳者や要約筆記者とのかかわりも必要となる。人とのコミュニケーションに困難が伴うために，疎外感や孤独感など人間関係の負担も大きく，精神的ケアが必要となる場合では公認心理師や臨床心理士，社会福祉士などの専門家，また自助団体におけるピアカウンセリングなどが不可欠となる。さらに，職場での業務遂行のために環境調整を整える際には，産業医との連携が必要になる場合もある。

　一方，小児聴覚障害の場合は，医療では耳鼻咽喉科医だけではなく，小児科医との連携も必要となる。新生児聴覚スクリーニング検査で要検査，要観察となった場合では，保健師などとの連携も生じる。そして，具体的に療育や教育が開始されれば，児童発達支援センターや聴覚特別支援学校などの担当者との連携も重要である。また，インクルーシブ環境で学ぶ場合は，環境調整や情報保障のために通常の保育所，幼稚園，学校等との連携が重要になる。

要約筆記（者）
聴覚障害者に対する情報保障の方法のひとつであり，話の内容をその場で文字にして伝えること。また，話を要約して筆記する支援をする者を要約筆記者という。

認定補聴器技能者
テクノエイド協会が認定する補聴器販売業務に関する知識や技能をもつ資格者。

ピアカウンセリング
障害のある仲間（peer）同士で行うカウンセリング。同じ障害のある者が一番よく理解できるという考え方が起源である。

環境調整
人が困難や困りごと，生きづらさなどを抱えているときに，「困ったこと」が起きにくいように，「環境」を「調整」してQOLを上げるための手法。聴覚障害児者の場合は，職場や教室内で雑音を低減するなど，聞きやすく調整すること。

産業医
医学に関する専門的な立場から職場で労働者の健康管理等を行う医師。

新生児聴覚スクリーニング検査
第4章Ⅷ-1（p.115），第6章Ⅰ-2（p.205）参照。

インクルーシブ環境
すべての人が互いを尊重し合い，帰属意識を感じられるような環境。それぞれの個性や人格を認め，尊重することが重視されている。

ST：speech-language-hearing therapist
QOL：quality of life

〔引用文献〕

1）加我君孝：周産期の難聴ハイリスクファクターの新分類と診断・治療方針の確立に関する研究．厚生労働科学研究平成22年〜24年度総合研究報告，2013

2）内田育恵・杉浦彩子・中島　務他：全国高齢難聴者数推計と10年後の年齢別難聴発症率－老化に関する長期縦断疫学研究：National Institute for Longevity Sciences-Longitudinal Study of Aging（NILS-LSA）より．日本老年医学会雑誌，**49**（2）：222-227，2012

3）World Health Organization：The importance of hearing across the life course, World Report on Hearing（WRH），p.38，2021．www.who.int/publications/i/item/9789240020481（2024年 8 月13日閲覧）

4）難聴対策委員会：難聴対策委員会報告－難聴（聴覚障害）の程度分類について．*Audiology Japan*，**57**：256-263，2014

【第1章　まとめ】

- 人間の聴覚の働きをまとめてみよう。
- 感音難聴と伝音難聴の障害部位と聞こえ方の特徴をまとめてみよう。
- 難聴の発症時期別に言語・コミュニケーションへの影響をまとめてみよう。
- 聴覚障害について，ICFを用いて説明してみよう。

第2章 聴覚臨床に必要な音の知識

【本章で学ぶべきポイント】
- 音の物理的な特徴にはどのようなものがあるか理解する。
- 音知覚の心理的な特徴にはどのようなものがあるか理解する。
- 音の物理的・心理的特徴を数値で表す方法を学ぶ。

I 音の物理的な特徴

　物体が振動することで空気中の粒子を押し，空気中に粒子が集まった部分と離れた部分（粗密波）を発生させる。この粗密波は空気中を伝わっていく。これが物理的な現象としての音である。この音という気圧の変動を私たちの聴覚が受けとって，音の感覚が生じる。まずは物理的な音がどのようにできているか，またどのようにその特徴を記述するかをみてみよう。

1 純音・複合音

1）純 音

音をつくり出す物体の振動は，複雑なパターンをとるのが一般的である。そして，空気の気圧変動，すなわち音の波形も複雑な形になる（図2-1）。一方で，音叉が振動した場合の音の波形は単純な正弦波の形になる。これは周波数で表現すると，ひとつの成分だけでできている音である。これを純音と呼ぶ。

2）複合音

自然界の音は純音よりも複雑な波形となる。しかし，フーリエ変換によって，様々な周波数の正弦波に分解することができる。複数の周波数成分でできている音を複合音と呼ぶ。

正弦波
三角関数の正弦関数を示すグラフの形。サインsin波ともいう。

フーリエ変換
圧力の時間変動である波が，どのような周期の正弦波の足し合わせでできているかを求めるための計算方法。これによって振幅スペクトル（各周波数成分がどのような振幅＜大きさ＞で含まれているか）と位相スペクトル（各周波数成分がどのような位相＜開始時刻＞で足し合わされているか）が求められる。

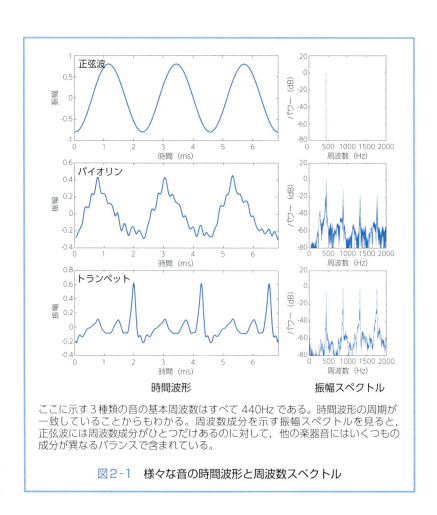

ここに示す3種類の音の基本周波数はすべて440Hzである。時間波形の周期が一致していることからもわかる。周波数成分を示す振幅スペクトルを見ると，正弦波には周波数成分がひとつだけあるのに対して，他の楽器音にはいくつもの成分が異なるバランスで含まれている。

図2-1　様々な音の時間波形と周波数スペクトル

Ⅰ．音の物理的な特徴

② 振幅・周波数・位相

音の特徴を決めるのは周波数成分以外にも様々にある。

1）振　幅

音は気圧の変動である。気圧の変動にも大小がある。音の波形では，この気圧の変動の大小を振幅として表現する。また，複合音は複数の周波数成分に分解されるが，各成分の大きさも振幅として表現する（図2-1：振幅スペクトルを参照）。

2）周波数

周波数とは，1秒間に繰り返しが何回あるかを示す量であり，単位はヘルツ（Hz）である。例えば周波数200Hzの正弦波があったとき，1秒間に200回波が繰り返されている。その繰り返し周期（1回の波にかかる時間）は5ミリ秒（ms）である。

3）位　相

複合音はフーリエ変換で複数の正弦波に分解できる。その逆に，複数の正弦波を足し合わせて複合音をつくることができる。このとき，各成分をどんなタイミングで足し合わせるかによって，できあがる波形は異なる。足し合わせるタイミングのことを位相と呼ぶ。

③ 音の大きさに関するレベル表示（IL，SPL，HL，SL）

聴覚障害学では，音の聞こえが大きなテーマになる。音の聞こえに最もよく関連する物理的な音の大きさに関して，どのように記述されるのかを整理しよう。

1）音　圧

純音は正弦波のパターンで気圧変動している。圧力は1 m²に働く力で，単位はN/m²である。国際単位系ではパスカル（Pa）を使って1 Pa＝1 N/m²で表現される。ヒトが聞きとることができる最小の音の気圧変動は約2×10^{-5}Pa，通常の会話音での気圧変動は10^{-2}Pa程度である（具体例は表2-1を参照）。

Hz：hertz　　Pa：pascal

17

第2章　聴覚臨床に必要な音の知識

デシベル（dB）
数値を対数で記述するときに使われる。対数で示すということは基準の何倍かを示すことであり，基準が何かを示す必要がある。つまり，基準がどのようなものでもdBが使えるため，厳密にはdBは単位ではない。

音の強さと音圧
音圧で考えるとき，振幅が2倍になると音圧レベルは6dB増加する。10倍になると20dB増加する。音の強さ（パワー）で考えるとき，振幅が2倍になると音の強さレベルは3dB増加する。振幅が10倍になると10dB増加する。これは式の係数の20と10の違いによるものである。

2）音圧レベル（SPL）

　私たちの聴覚は，10^{-5}Pa（0.00001Pa）程度のぎりぎり聞こえる音から10^2Pa（100Pa）程度の耳に痛みを感じる音まで，1,000万倍という広い範囲の気圧変動を音として知覚できる。ただし，最大の音が最小の音の1,000万倍の大きさには感じられない。感覚上の音の大きさの大小関係は，音圧の対数に近いことがわかっている。このため，音圧は，対数で表現するためのデシベル（dB）を用いて，音圧レベル（SPL）として表記されることが多い。音圧レベルは以下の式で求められる。

音圧レベル［dB］＝$20 \times \log_{10}$（測定対象の音の音圧［Pa］/基準値［Pa］）

　基準値には2×10^{-5}Pa（20μPa）が使われる。例えば，通常の会話の音圧は20mPa（0.02Pa）程度で，基準音圧20μPa（0.00002Pa）の1,000倍である。1,000倍は10^3倍であり，$\log_{10}10^3$は3である。よって，音圧レベルは60dBとなる。

3）音の強さレベル（IL）

　音圧レベルは気圧の変動を示す量である。一方で，振動する物体（音源）が放つエネルギーに着目する場合，単位面積当たりの音響パワー，すなわち音の強さ（音響インテンシティ）［W/m^2］として音の大きさに関する量を表現することがある。

音の強さレベル［dB］＝$10 \times \log_{10}$（測定対象の音の音響インテンシティ［W/m^2］/基準値［W/m^2］）

　基準値には10^{-12}W/m^2（1pW）が使われる。
　音の強さと音圧は物理量としては異なるが，dBを使ってレベル表現すると，実用上は同じ値になる。
　音圧レベル，音圧［Pa］，音の強さ［W/m^2］が，具体的な音の大きさとどのような関係にあるかを表2-1に示す。

表2-1　音圧レベル（音の強さレベル），音圧，音の強さに対応する音の例

音圧レベル[dB]	音圧[Pa]	音の強さ[W/m^2]	具体例
120	20	1	飛行機のエンジン音（至近距離）
94	1	0.01	非常警報音（至近距離）
80	0.2	100×10^{-6}（100μ）	電車の車内
60	20×10^{-3}（20m）	1×10^{-6}（1μ）	通常会話
40	2×10^{-3}（2m）	10×10^{-9}（10n）	静かなレストラン
20	200×10^{-6}（200μ）	100×10^{-12}（100p）	静かな住宅室内
0	20×10^{-6}（20μ）	1×10^{-12}（1p）	聴覚閾値

SPL：sound pressure level　　dB：decibel　　IL：intensity level

4）聴力レベル（HL）

　ヒトの聴覚は周波数ごとに感度が異なる。そこで，若年健聴者の平均的な聴覚閾値（図2-2：耳のせイヤホンの閾値を参照）を基準値にして，検査対象者の各周波数の聴覚閾値が基準値から何デシベル上か（あるいは下か）で聴力を記述する。これが聴力レベルである。例えば，検査対象者の1,000Hzの聴覚閾値が音圧レベルで6.5dBのとき，1,000Hzの聴力レベルは0dBとなる。この聴力レベルが純音聴力検査で記録される数値である。

> **聴覚閾値**
> ぎりぎり感知できる音の音圧レベル。

5）音の感覚レベル（SL）

　聴覚閾値には個人差がある。個々人の聴覚閾値を0dBとして，ある音の音圧レベル・音の強さレベルを記述するとき，この値は感覚レベルである。ある人の聴覚閾値が音圧レベルで10dBのとき，音圧レベル20dBの音はその人の感覚レベルで10dBの音である。聴覚実験などで使うことがある。

Ⅱ 音知覚の心理的な特徴

　音は物理的な現象として記述されるものであるが，同時に感覚としてもとらえられるものである。

> **痛覚閾値**
> 耳に明らかな痛みを引き起こす音の最小音圧レベル。

 ## 聴野・ダイナミックレンジ
hearing area, dynamic range

　ヒトの聴覚が音としてとらえられるのは，限られた範囲の周波数と音圧である。聞こえるか聞こえないかの境界の音のレベルを聴覚閾値と呼び，聞くと痛みや不快感を覚えるほどの大きな音のレベルを痛覚閾値という。聴覚閾値と痛覚閾値を結んだ領域を聴野と呼ぶ（図2-2の青の部分）。聴覚閾値と痛覚閾値の差をダイナミックレンジと呼ぶ。

　また，音として聞くことができる周波数の範囲は，20〜20,000Hzである。聴力レベルの項目でも述べたように，聴覚閾値は周波数によって大きく変動する。3,000〜4,000Hzを中心に閾値が低く感度が高い。1,000Hz以下では閾値が高くなり，4,000Hz以上でも閾値は高くなる。一方で，痛覚閾値は周波数によらず，音圧レベルで130〜140dB程度である。

HL：hearing level　　SL：sensation level

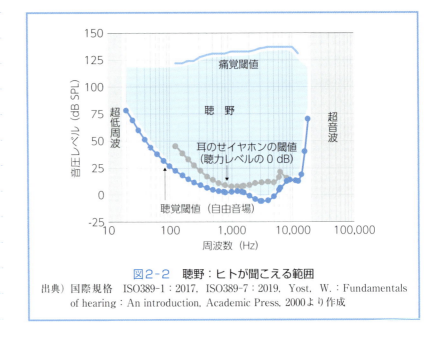

図2-2　聴野：ヒトが聞こえる範囲
出典）国際規格　ISO389-1：2017，ISO389-7：2019，Yost, W.：Fundamentals of hearing：An introduction, Academic Press, 2000より作成

2 音の大きさ（ラウドネス）

　音を聞いたとき，ヒトが感じる感覚的な音の大きさをラウドネスloudnessと呼ぶ。基本的に，音圧レベルが高いほうがラウドネスが高い。しかし，ヒトの聴覚は周波数によって感度が異なり，同じ音圧でも周波数

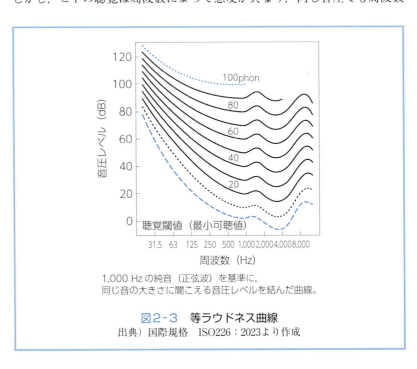

1,000 Hzの純音（正弦波）を基準に，同じ音の大きさに聞こえる音圧レベルを結んだ曲線。

図2-3　等ラウドネス曲線
出典）国際規格　ISO226：2023より作成

が異なればラウドネスが異なることがある。

　1,000Hz純音のラウドネスを基準に，各周波数の純音で基準と同じラウドネスになる音圧レベルを結んだものが等ラウドネス曲線である（図2-3）。周波数1,000Hz，音圧レベル40dBの純音と同じ大きさに聞こえるとき，ラウドネスレベルは40phon（フォン）であるという。例えば，1,000Hzで音圧レベル40dBの純音と，125Hzで約60dBの純音は同じ40phonの大きさに聞こえる。

　このphonの問題点は，40phonの2倍の大きさが80phonにはならないということである。ラウドネスが2倍になったときに値が2倍になる単位として提案されたのがsone（ソーン）である。1,000Hzで音圧レベル40dBの純音のラウドネスを1soneとして，ラウドネスが2倍になったとき2soneになる。

3 高さの感覚（ピッチ）

　音から感じられる，高から低まで1次元に並べられる感覚をピッチpitchと呼ぶ。ピッチの高さは周波数に依存する。つまり，周波数が高いほどピッチが高く感じられる。ただし，周波数が2倍になっても，ピッチが2倍に感じられるわけではない。純音の場合，周波数とピッチの関係が心理実験によって求められており，メル（mel）と呼ばれる尺度として整理されている。1,000Hz，音圧レベル40dBの純音の高さが1,000メルである。

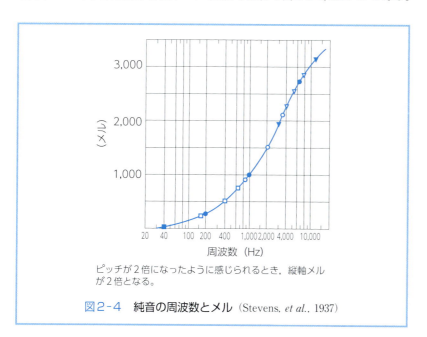

ピッチが2倍になったように感じられるとき，縦軸メルが2倍となる。

図2-4　純音の周波数とメル（Stevens, et al., 1937）

第2章　聴覚臨床に必要な音の知識

2倍の高さに聞こえるとき2,000メル，1/2の高さに聞こえるとき500メルである（図2-4）。

　複合音の場合，その波形が周期的であればピッチが感じられる。楽器音や音声が周期的な複合音の例である（図2-1：バイオリンとトランペットを参照）。これを調波複合音とも呼ぶ。このときのピッチは，複合音の基本周波数（図2-1であれば440Hz）の純音におおよそ相当する。

④ 音　色

　同じ音の大きさ，同じ高さであっても，異なった感じに聞こえるときの特徴を音色 timberと呼ぶ。複数の複合音があったとき，その周期が同じでも，波形が異なっていれば,周波数成分とその振幅は音ごとに異なる（図2-1：バイオリンとトランペットを参照）。音色も異なって聞こえる。つまり，音の周波数成分が音色に関係している。さらに音の波形の時間的な推移や音圧も音色に関与する。音の物理的要素と音色の関係は複雑である。

〔参考文献〕
・日本音響学会編：音響学入門，コロナ社，2011
・Stevens, S., Stanley, J., Volkmann, J., *et al.*：A scale for the measurement of the psychological magnitude pitch. *J Acoust Soc Am*, 8（3）：185-190, 1937

【第2章　まとめ】
● 音の物理的・心理的特徴を表現するための用語を整理してみよう。
● 身の回りにある音を物理的特徴の用語を使って表現してみよう。
● 同じ音の高さでも，楽器によって違う音に聞こえる理由を考えてみよう。
● 音の物理的特徴と音知覚の心理的特徴の関係について説明してみよう。
● 音の大きさのレベル表示（IL，SPL，HL，SL）の違いを説明してみよう。

第3章
聴覚系の構造・機能と病理

【本章で学ぶべきポイント】
- 聴覚・平衡器の発生について理解する。
- 聴覚・平衡器の構造と機能を理解する。
- 難聴をきたす疾患・症状・治療について理解する。

I 聴覚平衡器の発生

1 聴覚平衡器の発生

　受精卵から胚発生の過程で，外胚葉・中胚葉・内胚葉の3つの細胞層が形成される。聴覚系の器官はこれら3胚葉が複雑に絡み合って形成されている（表3-1）。外耳・中耳は第一鰓溝およびその両脇にある第一・第二鰓弓より形成される。内耳は胎生4週頃に外胚葉から形成される耳胞を起源として発生する（図3-1）。

表3-1　聴覚器とその由来胚葉

		外胚葉	中胚葉	内胚葉
外耳	耳介	○		
	外耳道	○		
中耳	鼓膜	皮膚層	固有層	粘膜層
	耳小骨		○	
	乳様突起		○	
	鼓室		上半分	下半分
	耳管			○
内耳	膜迷路	○		
	骨迷路		○	

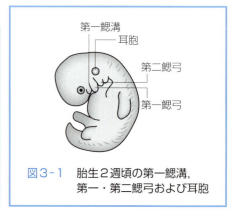

図3-1　胎生2週頃の第一鰓溝，第一・第二鰓弓および耳胞

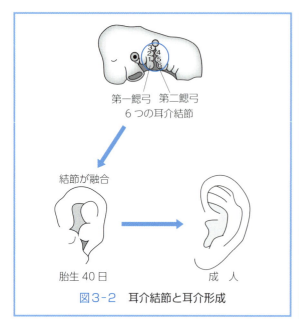

図3-2　耳介結節と耳介形成

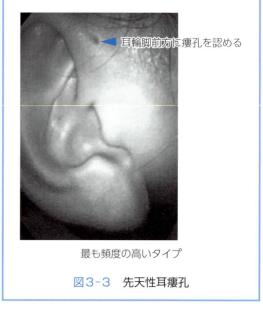

図3-3　先天性耳瘻孔

先天性耳瘻孔
好発部位は前耳輪部である。基本的に治療の必要はないが，感染を繰り返す場合には摘出手術を行う。

1）外　耳

（1）耳　介

　胎生4週頃に第一・第二鰓弓それぞれに3つずつの耳介結節 hillocksができる。これらが互いに融合して耳介が形成される（図3-2）。先天性耳瘻孔はこの結節の癒合が不完全な場合に起こる（図3-3）。

　耳介は生後1年間で急速に成長するが，その後も緩徐に成長は継続し，13～15歳で発育が完成する。

（2）外耳道

　胎生4週頃から第一（外）鰓溝が深くなり，外耳道を形成する（図3-4）。胎生12週には鼓膜輪まで形成される。

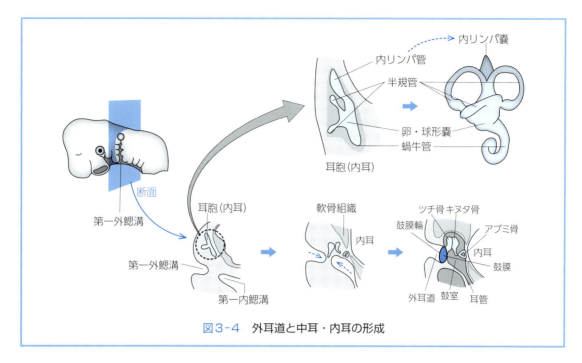

図3-4 外耳道と中耳・内耳の形成

2）中　耳
（1）鼓　室
　第一（内）鰓溝が内側咽頭側から陥凹して形成される。一部は耳管となる。
（2）鼓　膜（図3-6参照）
　外耳道と鼓室が形成される過程で，その間に挟まれた中胚葉成分から形成される。最終的には外耳道側の外胚葉組織と，鼓室側の内胚葉組織で覆われ，三層構造を呈するようになる。
（3）耳小骨（図3-9参照）
　外耳道と鼓室の間に存在する第一・第二鰓弓由来の結合組織から形成される。ツチ骨，キヌタ骨は第一鰓弓由来のMeckel軟骨から，アブミ骨は第二鰓弓由来のReichert軟骨から分化する。胎生16週頃には骨化する。
（4）乳突洞・乳突蜂巣
　鼓室上部の上鼓室が伸びて乳突洞，乳突蜂巣ができあがる。乳突蜂巣は胎生後期から現れ，生後6歳頃まで発達を続ける。発達には個人差があり，中耳炎を罹患していた場合では発達は悪くなる。

3）内　耳
　外リンパに満たされた骨迷路と内リンパに満たされた膜迷路からなる（図3-12参照）。膜迷路は耳胞がくびれて上下に分かれ，上部が卵形嚢，下部が球形嚢の原器となる。卵形嚢からは前・外側・後半規管の原器およ

第一・第二鰓弓由来
ツチ骨は一般に第一鰓弓由来といわれているが，ツチ骨柄のみ第二鰓弓に由来するという説もある。

乳突蜂巣
蜂の巣のようにみえるため，蜂巣と名づけられた。

第3章　聴覚系の構造・機能と病理

び内リンパ管の原器ができる。球形嚢からは蝸牛管が発生し、胎生11週には2.5回転になる。有毛細胞などの分化は12週頃に基底回転側から始まり、16週には頂回転まで達し、24週頃に完成する。

骨迷路は耳胞周囲の中胚葉成分が軟骨組織に変化し、膜迷路を覆うように形成される。内部に外リンパ腔を形成し、21週には骨化し完成する。内耳の大きさは21週頃には成人と同じになり、その後成長しない（図3-4）。

② 中枢聴覚伝導路，聴覚野の発生

中枢聴覚伝導路のうち皮質下の中継核の出現は、胎生の初期6〜9週に起こる（表3-2）。一方、聴皮質の分化は胎生3か月頃から起こり、7か月になると脳溝の形成も進んで、聴皮質が明確になってくる。

聴覚伝導路の形成には神経細胞の遊走・分化に加えて神経軸索の形成・髄鞘化、シナプスの形成が機能面に大きく影響を与える。蝸牛神経核から下丘にかけての軸索形成は胎生16週前後から始まるが、髄鞘化は26〜29週前後に開始する。最終的には生後1歳頃までに完成する。下丘以降の上方の伝導路軸索形成は、胎生22〜28週頃から起こり、髄鞘化が出生前後から始まり、約2歳前後で完成する。

聴皮質のシナプス形成は胎生25週頃から急速に進み、生後3か月前後で最大密度に達するが、その後減少に転じ、約12歳で成人のレベルに達する。生後シナプスは、刺激頻度の高いものは生き残るが、低いものは除去され、整理されていく。このような中枢聴覚伝導路の発達の経過から、脳に可塑性・臨界期が存在することが理解できる。

言語習得においても脳の可塑性が大きく影響する。Lennebergは言語習得の臨界期は2〜12歳と記した。さらに、中途失聴による言語崩壊・人工内耳後の言語発達状況の研究から、言語習得における臨界期は4〜5歳であると考えられるようになってきた。言語臨界期までに言語認知のための神経回路が形成されないと、その後新たに言語刺激が入ったとしても認知困難となる。

表3-2　中枢聴覚伝導路中継核と発生

蝸牛神経核	6週
上オリーブ核	6週
下　丘	7〜9週
内側膝状体	8.5週

出典）近藤健二：発生と発達の基礎　中枢聴覚伝導路の発生. *Johns*, 16（11）：1682-1684, 2000より作成

Ⅱ 伝音系の構造と機能

1 外 耳

耳介・外耳道までを外耳と呼ぶ。

1）耳 介
（1）構 造
弾性軟骨から形成される皮膚のヒダで各部位に名称がつけられている（図3-5）。
（2）機 能
音は耳介によって増幅される。5,000Hz周辺では最大約10dB程度大きくなる。また、耳介の複雑な形状で音のスペクトル変化が起こるため、この変化を認識することで音源定位を可能とする役割も担っている。

2）外耳道
（1）構 造
長さ約2.5cm、内径約0.7cmの管状の構造で、S字状に弯曲している。内側端に鼓膜が付着している。

外側半分は軟骨部と呼ばれ、耳毛、皮脂・耳垢腺などがあり、皮膚の厚さも厚い。一方、骨部外耳道と呼ばれる内側半分（軟骨部より幾分か長い）の皮膚は薄く、軟骨部にあるような耳毛、腺構造は存在しない。耳鏡を深く挿入しすぎて骨部外耳道を傷つけないように注意が必要である。

外耳道の知覚は、前方が主に三叉神経、後方が迷走神経支配となっている。外耳道を刺激すると咳が出るのは、迷走神経が関与しているといわれている。
（2）機 能
音は外耳道内の共鳴現象でも増幅される。2,500Hz付近で最大約10dB大きくなる。外耳、その他頭部を含めると1,500Hz付近〜5,000Hzまでの音が増幅され、2,500Hz付近で最大約20dB大きくなる。5,000Hzより高周波数の音はあまり増幅されない。

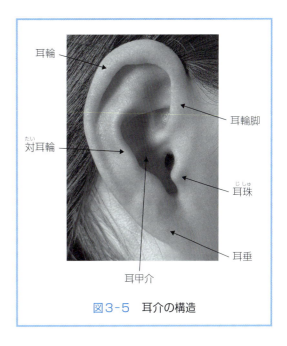

図3-5　耳介の構造

第3章　聴覚系の構造・機能と病理

光　錐
中耳炎などで鼓膜が膨隆・陥凹すると光錐の位置が変化したりみえなくなったりする。また，新生児期は鼓膜の角度が水平に近く，厚みもあるので光錐が観察されにくい。

鼓膜の変形で痛み
急性中耳炎・飛行機などの圧変化で痛みを感じるのはこのためである。

❷ 中　耳

外耳道に連続する鼓膜，鼓膜に接続する耳小骨が存在する。耳小骨を格納している鼓室腔は上・中・下に分類され，上鼓室に連続する乳突洞・乳突蜂巣，中鼓室に連続する耳管が存在する。耳小骨のうちツチ骨，アブミ骨にはそれぞれ鼓膜張筋およびアブミ骨筋が付着している。

1）鼓膜と耳小骨

（1）構　造

①　**鼓　膜**　　長径約9mm，短径約8.5mm，厚さ約0.1mmで中心部にツチ骨柄が付着している（図3-6）。ツチ骨柄の先端部を臍部と呼び，臍部を頂点とした円錐状の形態をとる。外耳道から鼓膜を観察すると臍部の前下方が外耳道面に平行となるため，光の反射（光錐）が観察される。臍部の上方にはツチ骨短突起が突出してみえる。ツチ骨短突起より上方を弛緩部，下方を緊張部と呼ぶ。鼓膜緊張部は発生の過程から3層構造を形成し，外側から皮膚層・固有層・粘膜層の順に並んでいる。固有層には結合組織からなる線維性組織が存在し，鼓膜の形態維持にかかわっている。弛緩部では固有層に線維性組織がないため，鼓室内の圧変化の影響を受けやすく，真珠腫性中耳炎発生の好発部位となる（図3-7）。

血管や神経は鼓膜の中にも走行しており，異物の接触や鼓膜の変形で痛みを感じたり，充血や出血を起こしたりすることがある。

鼓膜と外耳道下壁は新生児期には約20度と水平に近い状態であるが，成長に伴い次第に角度が大きくなり，成人ではおおよそ40〜50度となる（図3-8）。

②　**耳小骨**　　耳小骨は外側からツチ骨・キヌタ骨・アブミ骨の順に関節面を介し，耳小骨連鎖を形成している（図3-9）。

ａ．ツチ骨：ツチ骨頭・ツチ骨頸・ツチ骨柄からなる。ツチ骨柄は鼓膜に付着しており，鼓膜の振動を中耳へ伝達する。また，ツチ骨柄最上部内側に鼓膜張筋腱が付着する。ツチ骨頭にはキヌタ骨と連続する関節面が存在する。

ｂ．キヌタ骨：キヌタ骨体部，短脚，長脚からなる。キヌタ骨体部はツチ骨との関節面を形成している。キヌタ骨長脚の先端には豆状突起が存在し，アブミ骨との関節面を形成している。ツチ骨体部，短脚にはじん帯が付着しており，関節面およびじん帯により鼓室内中空に吊るされている。

ｃ．アブミ骨：形状が馬具の鐙に似ているため，このように命名された。アブミ骨底板，アブミ骨脚，アブミ骨頭からなる。アブミ骨頭部はキヌタ

Ⅱ．伝音系の構造と機能

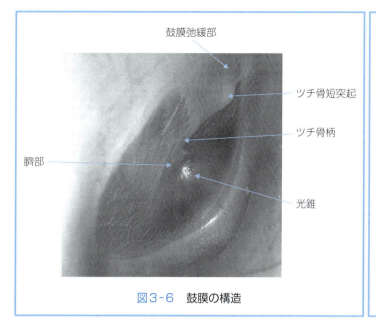

図3-6　鼓膜の構造

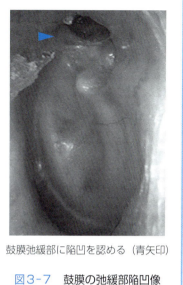

鼓膜弛緩部に陥凹を認める（青矢印）

図3-7　鼓膜の弛緩部陥凹像

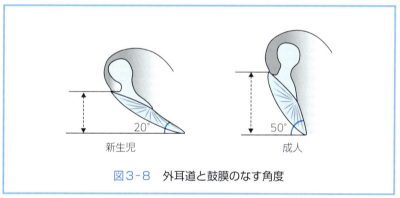

図3-8　外耳道と鼓膜のなす角度

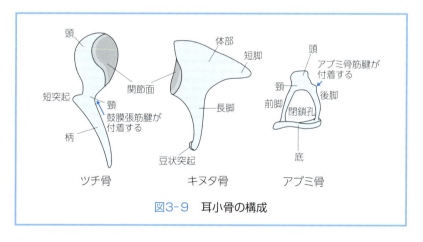

図3-9　耳小骨の構成

骨と関節面を形成する。アブミ骨底板は楕円形を呈し，蝸牛前庭窓にはまり込んでいる。アブミ骨後脚にはアブミ骨筋腱が付着している。頭部に付

29

着する場合もある。

（2）機　能

　内耳に音を伝達するには，空気の振動を内耳液の振動に変換する必要がある。しかし空気と内耳液では**インピーダンス**が異なるため，空気の振動を直接内耳液にあててもほとんどが反射してしまい，内耳液を振動させられない。内耳液を振動させるためにはより強い圧力で振動を伝える必要がある。このために中耳の伝音機構が存在する。鼓膜から耳小骨を通じて前庭窓に振動が伝達される過程で音圧が増強され，内耳液へ振動を効率よく伝達することが可能になる。これを**インピーダンス整合**という。鼓膜と耳小骨によって以下のような音圧増強効果がみられる。

　① 　てこ比　　耳小骨が「てこ」のような作用で音圧増強を行う。約2.5dBの増幅が得られる

　② 　面積比　　鼓膜と前庭窓の面積の違いによる増強効果。約25dBの増幅が得られる。

　③ 　遮蔽効果　　蝸牛には前庭窓と蝸牛窓があり，音振動は前庭窓から入り蝸牛窓に一方通行で抜けていく。この状態は鼓膜や耳小骨が振動を前庭窓へ伝達し，蝸牛窓に直接到達しないことで実現されている。これを遮蔽効果という。鼓膜に穿孔があったり，耳小骨連鎖がなくなったりしている場合には，両窓に振動が伝わるため，互いに打ち消し合ってしまう。

2）鼓室と乳突洞・乳突蜂巣

（1）構　造

　① 　鼓　室　　耳小骨が格納されている空洞を鼓室腔と呼ぶ。鼓室腔は上・中・下の3つに分類される（図3-10）。

> **インピーダンス**
> 振動のしにくさ。水のインピーダンスは空気の4,000倍。
>
> **インピーダンス整合**
> 厳密には音圧のほか，鼓膜面の振動と前庭窓での振動速度変化の整合も関与する。インピーダンス整合は耳小骨の役割である。

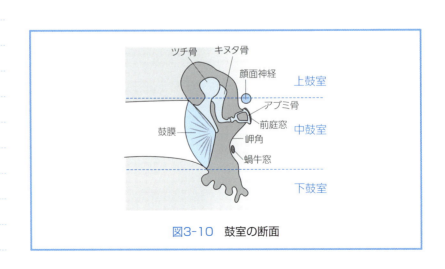

図3-10　鼓室の断面

a．上鼓室：外耳道の上縁より上方をいう。ツチ骨頭，キヌタ骨体部・短脚が存在する。

　b．中鼓室：鼓膜緊張部に相当する部位で，ツチ骨柄，キヌタ骨長脚，アブミ骨が存在する。耳管は中鼓室に開口する。

　耳管上方には鼓膜張筋が走行しツチ骨へ付着する。後壁にはアブミ骨筋が走行し，アブミ骨へ付着する。

　内側上縁には顔面神経管があり直下にアブミ骨が入る前庭窓がある。前庭窓の下部には蝸牛の高まりである岬角および蝸牛窓が存在する。中鼓室でツチ骨の内側，キヌタ骨の外側の中空を顔面神経から分岐した鼓索神経が走行する。

　c．下鼓室：　鼓膜・外耳道下縁以下をいう。下鼓室にはS状静脈から内頸静脈へとつながる頸静脈球が張り出していることがある。

　② 乳突洞・乳突蜂巣　　上鼓室の後上方には乳突洞口という狭い通路を介して比較的広い空間が広がっている。これを乳突洞と呼ぶ。さらに深部乳様突起内には小さな空洞が多数存在する。これらを乳突蜂巣と呼ぶ。

　乳突蜂巣は生後発育含気化が進む。乳突蜂巣の発育には個人差があり，耳管機能が悪い場合，中耳炎を繰り返す場合では発育が悪くなる（図3-11）。

（2）機　能

　鼓室および乳突洞・乳突蜂巣には，粘骨膜が張っている。粘膜下には毛細血管が豊富に走行している。粘骨膜は活発にガス交換を行い耳管とともに鼓室内の圧調整の一翼を担っている。

> **鼓索神経**
> 舌の前2/3の味覚を司る知覚神経。

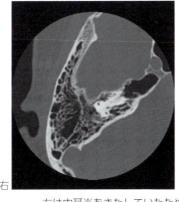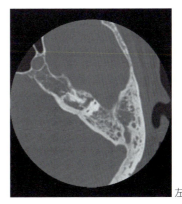

左は中耳炎をきたしていたため，乳突蜂巣の含気・発育ともに右と比べて不良であることがわかる

図3-11　同一人物の左右の乳突蜂巣

3）耳　管

（1）構　造

　中鼓室前壁に開口し，上咽頭と連絡している約3.5cmの管腔である。鼓室側の1/3は骨により形成され（骨部），咽頭側2/3は軟骨により形成される（軟骨部）。骨部と軟骨部との境界付近の軟骨部を峡部 istmusと呼ぶ。

（2）機　能

　中耳腔の圧調節および貯留液の排出の役割を果たす。平時，耳管は閉鎖しており，嚥下や咀嚼時にのみ開放される。耳管の開閉には口蓋帆挙筋および口蓋帆張筋が関与する。

4）鼓膜張筋，アブミ骨筋

　中耳腔にはツチ骨に付着する鼓膜張筋およびアブミ骨に付着するアブミ骨筋の2つの耳小骨筋が存在する。これらは反射的に収縮することで伝音系の調節を行っている。

（1）構　造

　①　**鼓膜張筋**　　耳管軟骨部上面より発し，耳管の上方で耳管に沿って走行する。鼓室内のサジ状突起で，直角に曲がりツチ骨柄上縁に付着する。三叉神経支配の筋肉で，収縮するとツチ骨を内方へ牽引し鼓膜を内陥させる。

　②　**アブミ骨筋**　　乳様突起内の顔面神経垂直部の内側より発し，顔面神経に平行して走行し，錐体隆起で前方に屈曲しアブミ骨に付着する。顔面神経支配の筋肉で，収縮するとアブミ骨頭を後方にアブミ骨底板前方を鼓室側に変異させる。これによりキヌタ・アブミ関節にずれが生じる。

（2）機　能

　強大音入力時，反射的に耳小骨筋が収縮することで中耳伝音能率が低下し，内耳保護に働くといわれる。ただし，ヒトでの中耳伝音能率の低下はせいぜい10dB程度であり，反射潜時もそれほど短くはなく，保護作用は限定的と考えられている。

峡部 istmus
耳管の最も狭くなっている場といわれる。

潜　時
刺激を受けてから反応が起こるまでの時間。
第4章Ⅶ-2（p.111）参照。

Ⅲ 感音系の構造と機能

1 内 耳

1）迷路骨包と骨迷路・膜迷路（図3-12）

内耳は側頭骨内に存在し，迷路骨包と呼ばれる骨組織で形成されている。迷路骨包は周辺骨組織とは異なり**リモデリング**を起こさない。すなわち成長しない。

迷路骨包内に形成された構造を骨迷路と呼び，骨迷路は**外リンパ**で満たされている。骨迷路の中には膜様組織に隔てられた膜迷路と呼ばれる構造が存在する。膜迷路内には**内リンパ**が満たされている。

骨迷路は前方から蝸牛・前庭・骨半規管の構造に分けられ，その中にそれぞれ蝸牛管・卵形嚢および球形嚢・半規管と呼ばれる膜迷路構造が存在する（表3-3）。

骨迷路には前庭（卵円）窓および蝸牛（正円）窓がある。前庭窓にはアブミ骨の底板が，蝸牛窓には蝸牛窓膜が存在し，中耳に開口している。

2）外リンパと内リンパ

骨迷路を満たす外リンパはナトリウム濃度が高く，カリウム濃度が低い細胞外液と似た特徴をもつ。一方，膜迷路を満たす内リンパはカリウム濃度が高く，ナトリウム濃度が低い細胞内液に類似した組成を呈する。

> **リモデリング**
> 破骨細胞による骨吸収と，骨芽細胞による骨新生が繰り返し起こり，新しい骨に置き換わること。
>
> **外リンパ・内リンパ**
> 外リンパ液，内リンパ液とはいわない。

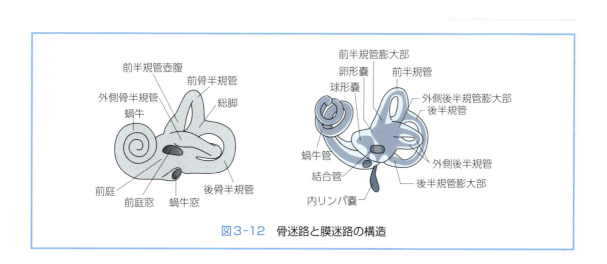

図3-12　骨迷路と膜迷路の構造

表3-3 骨迷路と内在する膜迷路の名称

骨迷路構造	膜迷路構造
蝸牛	蝸牛管
前庭	卵形嚢
	球形嚢
骨半規管	半規管

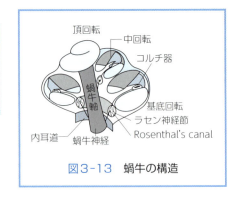

図3-13 蝸牛の構造

3）蝸 牛

（1）外 観（図3-13）

蝸牛はかたつむりの殻に形態が類似した2.5回転の構造で，基底回転・中回転・頂回転に分類される。蝸牛の回転の中心は蝸牛軸と呼ばれ，蝸牛神経が走行し，内耳道へつながっている。

蝸牛軸外側には蝸牛軸を取り囲むようにらせん状にラセン神経節が存在し，コルチ器と脳幹の蝸牛神経腹側核および蝸牛神経背側核へと神経突起を伸ばしている。

（2）内部構造（図3-14）

① **前庭階・中央階（蝸牛管）・鼓室階**　骨迷路は前庭階・中央階（蝸牛管）・鼓室階に分かれている。前庭階および鼓室階には外リンパが満たされており，中央の蝸牛管は膜迷路を構成し，内リンパで満たされている。

② **ラセン神経節**　ラセン神経節細胞は双極性神経細胞で，神経細胞体がある部分をローゼンタール管 Rosenthal's canalと呼ぶ。ヒトでは一耳当たり3万数千個存在する。

ラセン神経節細胞はⅠ型とⅡ型の2種類の細胞があり，Ⅰ型細胞は全神経節細胞の90～95％を占め，ひとつの有毛細胞とシナプス結合する。個々の内有毛細胞は，数多く（10～20）のⅠ型細胞の末梢側軸索とシナプス結合を形成している。一方Ⅱ型細胞は全神経節細胞の5～10％だが，それぞれ数十個の外有毛細胞とシナプス形成を行う。すなわち，ひとつの神経節細胞が多数の外有毛細胞を支配している[1]。

③ **骨ラセン板**　蝸牛軸から蝸牛外側壁に向かって伸びる骨組織で，

♪ **動物種と蝸牛の回転数** ♪♪

哺乳類でも種が異なると蝸牛の回転数は異なる。ヒトの蝸牛は2.5回転であるが，モルモットは3.75回転あるといわれている。一方で，馬やコウモリはヒトよりも少なく，それぞれ2回転，1.75回といわれている。

内部にはラセン神経節の末梢側の軸索が走行しコルチ器へと至る。

④　基底板　骨ラセン板と蝸牛外側壁にあるラセンじん帯をつなぐ結合組織の膜で，基底板の上にはコルチ器が載っている。基底板は蝸牛管と鼓室階の境界もなしている。

⑤　ラセンじん帯　ラセンじん帯は蝸牛の外側壁を構成する繊維組織で，蝸牛の活動に不可欠なカリウムイオンの循環に深くかかわっている。

⑥　前庭膜（ライスネル Reissner膜）　蝸牛管と前庭階の境界をなす膜。単純な膜ではなく内外リンパ管のカリウム濃度勾配形成などに関与すると考えられている。

⑦　血管条　蝸牛管内ラセンじん帯の内側に存在する組織で3層構造を呈する。外側から基底細胞・通幹細胞・辺縁細胞が存在し，内リンパの分泌を司っている。

⑧　コルチ器　蝸牛管内，基底板上に存在する組織で，感覚器として重要な有毛細胞が存在する。有毛細胞の他に柱細胞，支持細胞が存在する。有毛細胞を覆うように蓋膜が広がっている。らせん器の有毛細胞には内有毛細胞と外有毛細胞がある。内有毛細胞は約3,500個存在し，柱細胞の内側に一列に並んでいる。外有毛細胞は約1万2,000個あり，柱細胞の外側で3列になって並んでいる。有毛細胞には聴毛が並んでおり，内有毛細胞では40本がほぼ直線状に2列，外有毛細胞では120本がW状に数列並んでいる（図3-15）。聴毛は外側にいくに従い長くなり，蓋膜と接触している。

⑨　前庭・骨半規管

a．前　庭：蝸牛と半規管の間に存在する骨迷路で，前庭内には球形嚢と卵形嚢という膜迷路が存在する。球形嚢は結合管を介して蝸牛管とつな

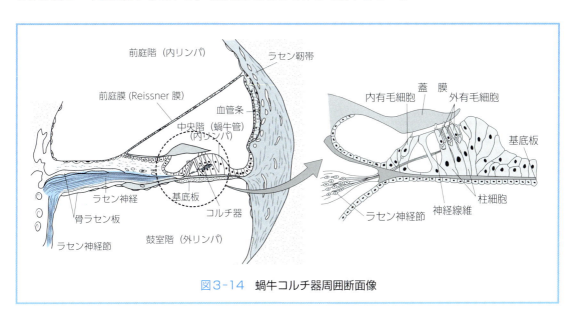

図3-14　蝸牛コルチ器周囲断面像

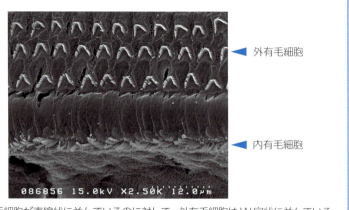

内有毛細胞が直線状に並んでいるのに対して，外有毛細胞はW字状に並んでいる
図3-15　マウスのコルチ器電子顕微鏡写真（写真提供：東京大学　藤本千里）

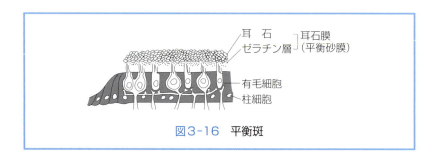

図3-16　平衡斑

がっている。また球形嚢と卵形嚢は内リンパ管へ通じ，内リンパ嚢へとつながる。

　球形嚢，卵形嚢には感覚器である平衡斑という構造が認められる（図3-16）。平衡斑にはコルチ器同様に有毛細胞が存在する。有毛細胞の数は球形嚢に約1万8,000，卵形嚢に約3万3,000あるといわれる。有毛細胞にはコルチ器の内有毛細胞に形態が類似したⅠ型有毛細胞と，外有毛細胞に類似したⅡ型有毛細胞があり，平衡斑の中心部ではⅠ型有毛細胞が多い。前庭の有毛細胞には約100本の不動毛と1本の動毛が存在する。不動毛は蝸牛の聴毛にあたるもので，動毛は蝸牛有毛細胞にはない構造である。有毛細胞の上には耳石膜（平衡砂膜）が存在し，表層には耳石といわれる炭酸カルシウムの小粒子を認める。

　頭部に直線加速度が加わると，耳石膜は頭部とともに動くが，その表面にある耳石は取り残され，有毛細胞の感覚毛を屈曲させて刺激を伝える。卵形嚢と球形嚢は互いに直角をなして存在し，球形嚢は垂直方向，卵形嚢は水平方向の直線加速度変化を感知する。

　b．骨半規管：前庭から後方へ突出する形で存在する半円状の3つの管

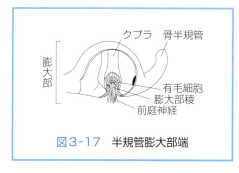

図3-17　半規管膨大部端

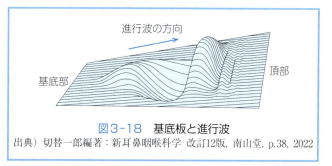

図3-18　基底板と進行波
出典）切替一郎編著：新耳鼻咽喉科学 改訂12版，南山堂，p.38, 2022

で，お互い空間的に90度の角度をなしている。半規管はその位置により前・後・外側半規管と呼ばれる。内部には膜半規管があり，各半規管の一端には膨隆した膨大部を形成し（図3-17），卵形嚢に連続している。

後半規管と外側半規管の非膨大部端は，合体し総脚を形成し，卵形嚢に接続している。膨大部には感覚器である膨大部稜と呼ばれる構造が存在する。ここにもコルチ器に類似したⅠ型有毛細胞とⅡ型有毛細胞があり，膨大部稜の中心部ではⅠ型有毛細胞が多い。有毛細胞の上にはクプラと呼ばれるゼラチン様の組織が存在し，その中に動毛および不動毛が入り込んでいる。頭部が回転すると内リンパが慣性の法則で動き，クプラを変位する。クプラの変位が有毛細胞を刺激し，前後・左右・上下方向の回転加速度変化を感じとることができる。

　ｃ．前庭・半規管の神経系：前庭，半規管に接続する神経は上前庭神経と下前庭神経に分かれ，前者は前・外側半規管，卵・球形嚢の前上方に分布する。後者は後半規管と球形嚢に分布する。

⑩　内リンパ嚢　　球形嚢および卵形嚢から伸びる管は，内リンパ管に合流する。内リンパ管は内リンパ嚢へと続く。内リンパ嚢は内リンパの吸収と関連が深い。

（3）生　理

①　進行波説　　アブミ骨から伝達された音振動は，前庭窓より蝸牛の外リンパに波動を伝える。この波動が基底板を振動させ，振動は基底回転から頂回転へ進む（図3-18）。場所説に基づいた波動の周波数と基底板の最大振動部位の関係から，蝸牛は周波数の弁別を行うことがある程度可能となっているが，後述する弁別精度をさらに高めるシステムも存在する。

②　内有毛細胞の音受容のメカニズム　　基底膜が振動するとコルチ器有毛細胞の聴毛はその上に存在する蓋膜との相互作用で聴毛の屈曲が起こる。屈曲する向きは基底板の上下移動方向で反対となる。

内有毛細胞の聴毛が屈曲すると，聴毛間に存在するtip linkと呼ばれる構造が動くことで，イオンチャネルが開き（または閉まり），細胞膜の電位変化を引き起こす（図3-19）。細胞膜の電位変化で脱分極が起こると

慣性の法則
ニュートンの運動の第1法則。直接外力が働かない限り，現状が持続され，取り残されること。

場所説
基底板は基底回転ほど幅が狭く，頂回転ほど幅が広くなっているため，振動の周波数に応じて最大振幅が得られる部分が変化してくる。振動周波数が低いほど頂回転側で，高いほど基底回転側の基底板で最大振幅が得られる。

聴毛の屈曲
内有毛細胞は実際には蓋膜とは接しておらず周囲のリンパ流の変化で屈曲が起こる。

tip link
聴毛を結ぶ構造で長い聴毛の側壁と短い聴毛の先端に付着している。

イオンチャネル
長い聴毛のほうへ傾くとイオンチャネルが開き細胞が脱分極する。

> モータタンパク
> プレスチンと呼ぶ。状況によって大きさを変化させることが可能で，外有毛細胞の長さを変化させる。

> 横側頭回
> ヘッシェルHeschl回とも呼ぶ。

> 音源定位
> 音がどちらの方向からきているかを同定すること。

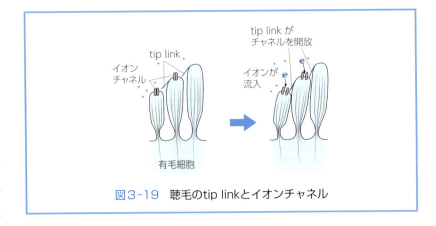

図3-19 聴毛のtip linkとイオンチャネル

神経伝達物質を放出し，有毛細胞基底部にあるラセン神経節の神経突起に活動電位を生じ，中枢に向かって情報が伝達される。

③ **音受容における外有毛細胞の重要な働き**　外有毛細胞の側面にはモータタンパクが存在する。外有毛細胞の聴毛が屈曲すると，膜電位の変化が起こる。その結果，モータタンパクの形が変化し，有毛細胞の長さが変化する。外有毛細胞の長さの変化は基底板の振動を修飾し，内有毛細胞の聴毛の変化を局所的により大きくすることになる。

この外有毛細胞による音刺激の修飾は，周波数弁別精度および音に対する感度の向上をもたらす（図3-20）。このため外有毛細胞の障害が起こると聴覚閾値の上昇とリクルートメント現象が生じるといわれる。

２ 聴覚伝導路

末梢神経である聴神経は，橋延髄移行部にある蝸牛神経核に入力される。そこから様々な神経核を経由し，最終的には大脳皮質の横側頭回まで到達する（図3-21）。左右からの刺激は途中で左右を交差し，対側へ入力される神経線維のほうが多い。大脳皮質に達するまでに，蝸牛において形成された音の強さ・高低の分析をさらに詳細に処理しているといわれている。

以下代表的な神経核をABRの反応と対比させて解説する。

（1）蝸牛神経核

橋延髄移行部に存在し聴神経の入力を受ける神経核。ABR Ⅱ波の起源とされる。腹側核と背側核がある。

（2）上オリーブ核

橋部に存在し，ABR Ⅲ波の起源とされる。左右からの信号は上オリーブ核で初めて合流する。左右の音の時間差や，音圧差を検出し，音源定位

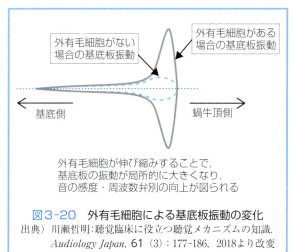

図3-20 外有毛細胞による基底板振動の変化
出典）川瀬哲明：聴覚臨床に役立つ聴覚メカニズムの知識, *Audiology Japan*, 61（3）：177-186, 2018より改変

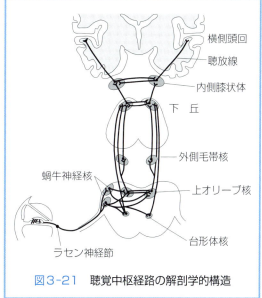

図3-21 聴覚中枢経路の解剖学的構造

などに関与している。また，アブミ骨筋反射における中枢となる部分でもある。

（3）外側毛帯核

橋部に存在し，ABR Ⅳ波の起源とされる。

♪ カリウムイオンの循環（コネキシンとの関連）♪♪
　カリウムイオンはコルチ器における情報伝達システムできわめて重要な役割を果たしている。血管条をはじめとした組織により内リンパのカリウム濃度は高く保たれており，音刺激により有毛細胞内へカリウムイオンが流入することで有毛細胞の脱分極が起こる。流入したカリウムイオンは再利用されるため，コネキシンタンパクと呼ばれる細胞間を連絡するギャップ結合タンパクによりラセンじん帯へと送り届けられ，再び血管条へ取り込まれ内リンパの産生に活用される。

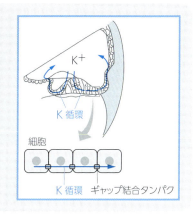

♪ リクルートメント現象 ♪♪
　外有毛細胞の機能が失われると，小さな音での基底板の増幅作用が失われるため，小さな音では内有毛細胞は反応できなくなる。しかし，一定以上の音になると内有毛細胞は反応し始めるのだが，健聴者に比べて反応する細胞が急増するため，音量の変化が急で大きく感じてしまう現象。

ABR：auditory brainstem response

（4）下　丘
　中脳に存在し，ABR Ⅴ波の起源とされる。
（5）内側膝状体
　視床に存在し，ABR Ⅵ波の起源とされる
（6）聴放線
　内側膝状体から皮質横側頭回に投射される線維で，ABR Ⅶ波の起源とされる。

3 聴覚中枢

　聴放線が投射される皮質横側頭回は側頭葉の外側溝に面した所に存在する。横側頭回はブロードマン領野41＋42野にあたり，一次聴覚野とも呼ばれる。一次聴覚野の働きは主に周波数弁別になる。横側頭回に隣接した上側頭回は，ブロードマン領野22野にあたり，二次聴覚野と呼ばれる。ここではハーモニーやリズムの感知を担うといわれている。二次聴覚野の背側にはウェルニッケの感覚性言語野が存在し，言語認知に重要な役割を果たす。一方，下前頭回にはブローカ運動性言語野（44＋45）があり言語産生に重要な役割を果たす（図3-22）。

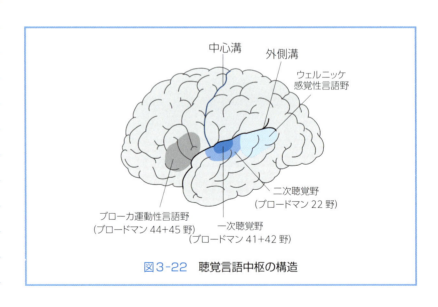

図3-22　聴覚言語中枢の構造

Ⅳ 聴覚の病理（疾患）

1 伝音難聴

音振動の伝わる機能が障害されたものを伝音難聴という。伝音難聴を呈する疾患の多くは外耳・中耳の障害に起因する。

1）外耳疾患
（1）耳垢栓塞（せんそく）
外耳道には自浄作用があるが，炎症や不適切な耳掃除，外耳道狭窄などがある場合にはうまく排泄されず，外耳道を閉鎖してしまうことがあり，これを耳垢栓塞という。

〔自覚症状・特徴的な訴え〕難聴，耳閉感，耳痛など違和感を訴える。耳垢は水分を含むと膨張し，外耳道を急速に閉鎖する。水泳や洗髪などで耳に水が入った後，急に難聴が起こった場合は耳垢栓塞を疑う。

〔治　療〕耳垢を除去する。炎症がある場合は点耳薬などで消炎する。

（2）外耳道異物
異物が混入し外耳道を閉塞すると難聴をきたす。

〔自覚症状・特徴的な訴え〕子どもの場合，小石，豆，玩具（ビーズなど）などを認める。成人の場合は綿棒の脱落，昆虫の迷入などがある。昆虫の場合，動きに伴う激痛と異音を訴える。

〔治　療〕原因異物を除去する。子どもは鎮静を要することもある。昆虫はキシロカイン，オリーブ油などで殺傷後摘出する。

（3）外耳道炎
外耳道の皮膚に起こる炎症。耳垢への細菌感染，耳かきなどによる外傷

> ♪ 内耳疾患で伝音難聴をきたす病態 ♪♪
> 外耳・中耳伝音系に異常がないにもかかわらず気導骨導差（伝音難聴）をきたす病態が存在する。前庭水管拡大症や上半規管裂隙症候群などがあげられる。これらの病態では，拡大した前庭水管および半規管の裂隙が第三の窓（third window）として働く。third windowのため，前庭窓から入る気導音のエネルギーは逃げてしまい，気導閾値が上昇する。一方，骨導音はthird windowの存在で外リンパの振動が増幅されやすくなり，閾値が低下する。このため，見かけ上の気導骨導差ができることが知られている。

自浄作用
通常外耳道の耳垢は自然と排泄されるようになっている。

第3章 聴覚系の構造・機能と病理

耳介牽引痛
耳介を引っ張ることで炎症のある外耳道が引き延ばされ痛みを感じる。

骨導補聴器
軟骨伝導補聴器
第5章Ⅰ-1（p.144）参照。

ダウン症候群
染色体異常に起因する症候群であり、心疾患・眼疾患・消化器疾患・発達遅滞とともに難聴と中耳炎を高頻度に合併する。21トリソミーともいう。

で起こることも多い。外耳道の腫脹や耳漏で外耳道が閉塞すると難聴や耳閉感をきたす。通常短期間で改善するが、長期化した場合などに、漫然と抗生剤やステロイドの点耳を続けると、外耳道真菌感染をきたす場合もある（外耳道真菌症）。

　既往に糖尿病がある高齢者などで緑膿菌、MRSA（メチシリン耐性黄色ブドウ球菌）または真菌の感染を起こすと、側頭骨骨破壊、頭蓋底骨髄炎をきたす難治性の悪性外耳道炎に至る場合もある。

〔自覚症状・特徴的な訴え〕耳漏、耳の痛み・かゆみ、耳閉感、難聴。特に耳介牽引痛が特徴的である。難治性の場合は外耳道真菌症、悪性外耳道炎の他、外耳悪性腫瘍なども疑う。

〔治　療〕耳洗、抗生剤、ステロイド点耳、軟膏塗布など。真菌感染では抗真菌剤の塗布。

（4）先天性外耳道閉鎖

　発達段階における異常により外耳道が形成されない病態をいう。中耳や耳介の形態異常を伴うことも多い。1～2万人に1人の発生率で、男性・右側に多い。

〔自覚症状・特徴的な訴え〕耳介の低形成・無形成、外耳道の欠損で気づく。外耳道閉鎖とそれに伴う中耳奇形で50-70dBの伝音難聴を呈する。

〔治　療〕両側性の場合は、乳幼児期早期から補聴器の装用が必要となる。骨導補聴器または軟骨伝導補聴器の使用を検討する。

　小学校高学年以降（おおむね身長140cm以上）に耳介・外耳道形成の適応となる。ただし、中耳の高度奇形や顔面神経の走行異常がある場合、外耳道形成の適応は慎重に決める必要がある。外耳道形成の手術適応および予後予測についてはヤールスドルファー Jahrsdoerferのスコア（表3-4）がよく用いられ、8点以上で適応となる。その他、人工中耳や埋め込み型骨導補聴器の適応も近年は選択肢に加わった。

（5）外耳道狭窄

　先天性、ダウン症候群に伴うもの、後天的狭窄など様々な原因がある。先天性外耳道狭窄では中耳の形態異常や耳介の異常も合併することが多い。後天的狭窄には耳かき・外耳炎による慢性的炎症が原因の皮膚肥厚、外傷、寒冷刺激から起こる外骨腫（サーファーズイヤー：図3-23）などがあげられる。

〔自覚症状・特徴的な訴え〕耳垢の貯留、外耳道の閉塞による難聴を訴える。炎症を伴うと耳漏、耳痛も生じる。

〔治　療〕定期的に耳垢の清掃を行う。耳垢が貯留していると、外耳炎や外耳道の骨破壊を伴う外耳道真珠腫に至るケースもあるので注意する。中耳奇形に伴う難聴合併例では、必要に応じて外耳道・鼓室形成術を行う。

MRSA：methicillin-resistant staphylococcus aureus

表3-4 ヤールスドルファーのスコア

パラメータ	点　数
卵円窓がある	各1点
鼓室腔がある	
顔面神経の異常がない	
ツチ・キヌタ複合体の存在	
乳突蜂巣の含気化がある	
キヌタ骨とアブミ骨の接合	
正円窓がある	
外耳道がある	
アブミ骨がある	2点

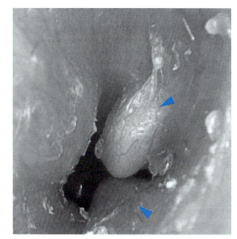

骨腫（青矢印）による狭窄を認める

図3-23　サーファーズイヤーの外耳道

（6）外耳道腫瘍

良性のものには線維腫・血管腫・粉瘤・乳頭腫などがあり、悪性のものには扁平上皮癌・腺様嚢胞癌・基底細胞癌・耳垢腺癌などがあげられる。外耳道悪性腫瘍の頻度は100万人に1人とされる。

〔自覚症状・特徴的な訴え〕腫瘍増大による外耳道閉鎖で耳閉感や難聴などを引き起こす。悪性の場合は、耳痛、耳漏、出血があり、難治性の外耳炎と誤診される場合もある。

〔治　療〕良性の場合は外耳道閉塞による耳垢貯留・難聴があれば手術的摘出の適応となる。悪性腫瘍の場合は手術的摘出を行うが、進展例では放射線・化学療法の適応となることもある。

2）中耳の疾患

（1）外傷性鼓膜穿孔

直接的・間接的な衝撃による鼓膜の損傷をいう。直接的な要因としては耳かき、外耳道異物など、間接的な要因としては平手打ち、爆発・ダイビング・耳管通気などの圧変化があげられる。

〔自覚症状・特徴的な訴え〕耳痛、難聴、耳閉感。外耳道の損傷があると耳出血も伴う。強い難聴、めまい、顔面神経麻痺などがある場合は、障害部位が内耳にも及んでいる（外リンパ瘻）ことを考慮する必要がある。

〔治　療〕自然閉鎖することも多いため、まずは経過観察を行う。感染が疑われる場合には抗菌薬の投与を行う。穿孔が残存する場合は手術的に閉鎖する。

第3章　聴覚系の構造・機能と病理

感　染
中耳炎の起因菌には肺炎球菌・インフルエンザ桿菌・モラキセラカタラーリスなどがあげられる。

亜　型
下位に位置する型の派生的な分類群。サブタイプ。

ティンパノグラム
第4章V-1（p.101, 102）参照。

（2）浅在化鼓膜

慢性的な炎症，手術操作および，外傷などによって鼓膜が本来の位置よりも外側に変位した病態をいう。鼓膜の上皮層と固有層の間に起こる線維化により，鼓膜が肥厚して浅在化するものをmedial meatal fibrosisと呼ぶ。
〔自覚症状・特徴的な訴え〕耳小骨と鼓膜の連続性が失われたり，鼓膜が肥厚したりすることによる難聴を訴える。
〔治　療〕手術的に浅在化した鼓膜を元の位置に戻す，鼓膜と耳小骨の連続性を再建することなどが試みられるが，再発する場合も多い。

（3）急性中耳炎

中耳内に起こる急性の感染症である。感冒を契機として起こることも多い。多くは耳管を通じて感染を生じる。鼓膜穿孔がある場合は穿孔を通じて起こることもある。細菌感染の他，ウイルスによる中耳炎も少なくない。鼓膜の発赤，膨隆が認められ，切開すると中耳内に貯留した膿性貯留液が観察される。亜型に鼓膜に炎症が限局する急性鼓膜炎もある。
〔自覚症状・特徴的な訴え〕急性の耳痛，難聴，耳閉感を呈する。乳幼児では発熱をきたすこともある。鼓膜に穿孔が起こると耳漏を生じる。
〔治　療〕重症度に応じて抗菌薬の投与，鼓膜切開などを行う。疼痛については局所の冷却や解熱鎮痛剤の内服が有効である。耳痛は鼓膜の膨隆により起こるため，鼓膜切開または鼓膜穿孔による排膿で改善することが多い。

（4）滲出性中耳炎・癒着性中耳炎

中耳腔に滲出液が貯留した病態をいう。多くは耳管の機能不全によって生じた中耳腔内の陰圧のために，中耳粘膜から滲出液が漏出し，貯留することで起こる。鼓膜の陥凹も認められ，悪化すると鼓室へ鼓膜が癒着する癒着性中耳炎となる。上気道感染を契機とした，急性中耳炎からの移行も多い。

子どもではアデノイド増殖による耳管開口部狭窄が原因となることもある。口唇口蓋裂やダウン症候群では耳管機能が悪いことが多いため罹患率も高く，難治の場合がある。一般に8歳以降になるとその頻度は低下するが，中年以降で再び増加し50歳以上の高齢者にもピークを認める。成人の場合，耳管機能障害の原因に上咽頭腫瘍などが認められることもある。

鼓膜を観察すると色調が黄色または茶褐色を呈し，鼓膜陥凹により光錐が失われている。時に貯留液が線状にみえたり（図3-24），貯留内に気泡がみえたりする。鼓膜の陥凹が悪化すると鼓膜が鼓室に癒着し，耳小骨や鼓室岬部の輪郭が観察される。陥凹がさらに進むと真珠腫性中耳炎に進展することもある。鼓膜の可動性が不良となるためティンパノグラムでC型またはB型を取る。

Ⅳ．聴覚の病理（疾患）

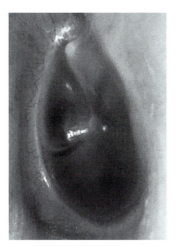
貯留液面が線状に観察できる

図3-24　滲出性中耳炎

抜去の検討
チューブ留置が3年未満の場合に3％，3年以上の場合に15％で鼓膜の穿孔が治癒しないという報告がある[2]。

〔自覚症状・特徴的な訴え〕急性中耳炎と異なり耳痛は生じない。難聴，耳閉感を訴える。滲出液による違和感や「ごそごそ」といった耳鳴を訴える場合がある。本人は自覚せず周囲が聞こえの悪さに気づきみつかることもある。

〔治　療〕急性中耳炎に続発した滲出性中耳炎は，3か月程度の経過観察で自然軽快することも多い。アレルギー性鼻炎・副鼻腔炎など耳管機能に影響がある疾患があれば，その治療を並行して行う。一般に滲出性中耳炎単独の病態に対しては抗菌剤の投与は行わない。3か月以上遷延した場合で，中等度以上の難聴や鼓膜の病的変化がある場合は，鼓膜換気チューブ留置の適応となる。チューブは通常2～3年程度までで抜去の検討を行う。チューブ留置脱落後の再発症例のうち，アデノイド増殖がある場合はアデノイド切除を検討する。

♪　ANCA関連血管炎性中耳炎（OMAAV）♪♪
　難治性の滲出性中耳炎・慢性中耳炎の中で混合性または感音難聴をきたす場合，抗好中球細胞質（ANCA）関連血管炎性中耳炎（OMAAV）が鑑別に上がってくる。OMAAVはANCA陽性を特徴とする全身性の血管炎のひとつである。骨導聴力閾値が上昇する難治性中耳炎で，血清ANCA陽性もしくは顔面神経麻痺，肥厚性硬膜炎，肺・腎症状，眼症状，上気道炎，多発単神経炎の合併が診断の決め手になる。

OMAAV：otitis media with ANCA-associated vasculitis
ANCA：anti-neutrophil cytoplasmic antibody

（5）慢性化膿性中耳炎

耳漏など中耳の炎症がおおむね3か月以上継続する病態をいう。鼓膜の穿孔，中耳腔内の肉芽形成による耳小骨の可動性悪化，または慢性炎症に伴う耳小骨の破壊などをきたす。

〔自覚症状・特徴的な訴え〕慢性的な耳漏，難聴を呈する。急性増悪時以外，痛みはあまり訴えない。耳漏は急性炎症が消退すると止まることもある。

〔治　療〕急性炎症がある場合には耳処置・抗菌剤の投薬を行う。鼓膜穿孔や耳小骨病変を伴う難聴に対しては，手術的な治療を行う。

（6）真珠腫性中耳炎

鼓膜の一部が陥凹して中耳内に袋状に入り込み，内部で耳垢の貯留・炎症を起こし，さらに内部へ拡大して周囲にある耳小骨・頭蓋底など重要組織を破壊していく疾患である。鼓膜を観察すると，鼓膜の陥凹と陥凹部位に白色の上皮成分が確認できる。

発生部位から4つに分類される（表3-5）。胎生期に中耳腔内に上皮成分が迷入することで起こる先天性真珠腫の場合，鼓膜は正常で，白色の真珠腫が透見される（図3-25）。

表3-5　発生部位からみた真珠腫の分類

分　類	発生部位
弛緩部型	鼓膜弛緩部から鼓膜が陥凹する
緊張部型	鼓膜緊張部から鼓膜が陥凹する
二次性	鼓膜穿孔縁から真珠腫が進展する
先天性	胎生期に中耳腔内に上皮成分が迷入し，これが拡大し生じる

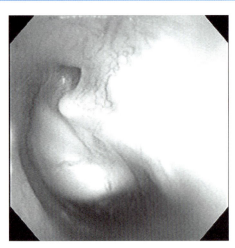

鼓室内腔にある白色の真珠腫が観察できる

図3-25　先天性真珠腫性中耳炎

〔自覚症状・特徴的な訴え〕炎症による耳漏，耳小骨破壊に伴う伝音難聴が起こる。進展すると内耳破壊によるめまい，感音難聴をきたす。その他顔面神経麻痺，頭蓋底浸潤による脳膿瘍・髄膜炎などをきたすこともある。

〔治　療〕手術的に陥凹した上皮（真珠腫）を摘出する。真珠腫の摘出時に耳小骨の合併切除を要することも多く，伝音再建が必要になることが多い。真珠腫残存による再発（遺残性再発）の他，鼓膜の陥凹が再度起こることで再発（再形成性再発）することもあるため，長期経過観察が必要である。遺残性再発を考慮して二段階手術を行う場合もある。

（7）外傷性耳小骨離断

　耳かきなどで鼓膜を破り，耳小骨を直接損傷する場合と，爆発や平手打ち，頭部打撲などによる衝撃が間接的に耳小骨を損傷する場合がある。直接的損傷では，キヌタ骨長脚，キヌタ・アブミ関節，アブミ骨の損傷が多く，間接的な外傷ではキヌタ骨の変位が多い。

〔自覚症状・特徴的な訴え〕外耳道と鼓膜の損傷を合併することが多く，耳出血，耳痛，難聴を生じる。障害が大きい場合，アブミ骨底板骨折，外リンパ瘻が起こり，めまいや感音難聴，耳鳴をきたす。顔面神経の損傷があれば顔面神経麻痺もきたす。

〔治　療〕鼓膜，耳小骨のみの障害であれば，外傷後の出血・炎症が収まるまで待ち，鼓膜穿孔の残存状況や，難聴の程度に応じて手術的加療を検討する。内耳障害・外リンパ瘻による感音難聴が疑われる場合は安静（怒責の禁止），ステロイドの投与を行い，早期の手術的加療も検討する。

（8）耳小骨奇形（離断・固着）

　外耳奇形に合併する場合と中耳単独の奇形がある。耳小骨の奇形分類として船坂の分類が有名である（表3-6）。遺伝性，妊娠中の風疹感染やサリドマイドなどの薬剤による影響によっても生じ得る。

〔自覚症状・特徴的な訴え〕特に一側の場合は本人からの訴えがなく，就学時健診でみつかることもある。近年は新生児聴覚スクリーニングでリ

♪ 側頭骨骨折 ♪♪

　側頭骨骨折には，古典的に縦骨折と横骨折があり，縦骨折では外耳道中耳腔に骨折線が及び，中耳内出血・貯留液，外傷性耳小骨離断による伝音難聴を起こしやすい。一方横骨折では，内耳道から顔面神経管・骨迷路などの骨折が起こるため感音難聴を起こしやすい。

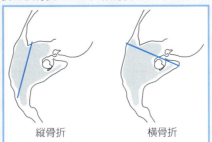
縦骨折　　　横骨折

骨形成不全症
Osteogenesis imperfectaともいう。青色強膜・骨形成不全・難聴の3兆候がそろったものをヴァンデルヘーベ Van der Hoeve症候群という。

表3-6 耳小骨の奇形分類（船坂の分類）

分類	奇形
Ⅰ群	キヌタ・アブミ関節の離断
Ⅱ群	ツチ骨またはキヌタ骨の固着
Ⅲ群	アブミ骨底板の固着

ファー refer（要再検）となるため早期に発見されるようになった。
　ツチ骨の形態異常があると鼓膜所見から診断ができることもある（図3-26）が，多くはCT・手術所見で診断を行う。一般に耳小骨固着の場合は，低音部の気骨導差が大きいstiffness curveを取り，耳小骨離断の場合は高音域での気骨導差が大きいmass curveを呈する。ティンパノグラムでは固着の場合As型を示し，離断の場合はAd型を示すといわれるが，例外も多数あり診断の決め手とはならない。

〔治　療〕就学期頃，伝音難聴の正確な評価および耳処置が可能になった時点で手術的な加療を検討する。試験的鼓室開放術を行い，実際に耳小骨を観察して障害部位の診断を行う。アブミ骨の固着の治療については内耳開窓を伴うため，高度難聴のリスクがわずかながら存在する。術前に様々なパターンを予測して，患者からインフォームドコンセントを取る必要がある。両側性であれば，手術までは補聴器による聴覚補償を行う。

（9）耳硬化症

骨迷路において異常骨新生・骨吸収による海綿状変化を起こし，アブミ骨の固着を起こす疾患。思春期頃より発症することが多い。白色人種に多く，日本では欧米と比べると少ない。遺伝性疾患の骨形成不全症においても類似した病態を取ることがある。骨病変が進行すると混合性難聴を，さ

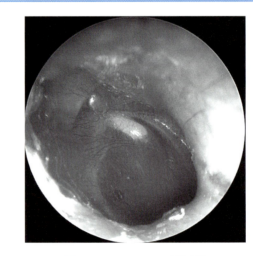

図3-26　ツチ骨の形態異常

CT：computed tomography

Ⅳ．聴覚の病理（疾患）

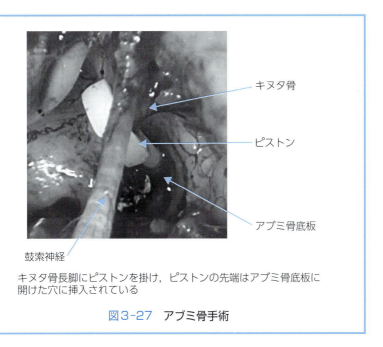

図3-27　アブミ骨手術

キヌタ骨長脚にピストンを掛け，ピストンの先端はアブミ骨底板に開けた穴に挿入されている

らに進行すると重度難聴に至ることもある。

〔自覚症状・特徴的な訴え〕難聴，耳鳴を呈する。妊娠を契機に悪化する場合もある。鼓膜を介し，鼓室内の海綿状変化で増生した鼓室粘膜の血管が赤く透見されることがありシュワルツェ Schwartze兆候という。周囲が騒がしいとよく聞こえるというウィリス Willis錯聴を認めることもある。カーハートノッチ Carhart notchも特徴的な所見といわれる。

〔治　療〕アブミ骨手術の適応となる。アブミ骨の上部構造を摘出し，アブミ骨底板に小孔を開け，ピストンを挿入し，キヌタ骨にピストンを接続することで伝音再建を行う（図3-27）。

2　感音難聴

音を感じる神経機能が障害されたものを感音難聴という。感音難聴を呈する疾患の多くは内耳・後迷路の障害に起因する。

1）内耳性難聴
（1）突発性難聴

原因不明の急性の高度難聴をいう。数日かけて悪化する場合もあるが，改善・増悪の繰り返しはない。一側性の場合が多いが，両側同時に罹患する場合もある（1％）。後述する低音障害型感音難聴と診断される症例は

ウィリスWillis錯聴
成因には論争があるが，騒音が耳小骨の硬直を緩解するという説や，騒音は低周波数成分が主であり，低音の聞きづらい耳硬化症患者では話声が他者に比べ見かけ上聞きやすくなるという説などがある。

カーハートノッチ
Carhart notch
標準純音聴力検査で2kHzの骨導閾値上昇がみられる現象。この骨導閾値上昇は手術によって回復することもある。

第3章　聴覚系の構造・機能と病理

ステロイド
近年ステロイド使用によるB型肝炎ウイルス再活性化が注目されるようになり，使用前にはB型肝炎の既往のチェックが重要となる。

プロスタグランジンE$_1$製剤
ATP製剤
血管拡張による微小循環系の血流改善を期待する。

ビタミンB$_{12}$製剤
内耳障害に続発する神経障害の予防効果を期待する。

区別し，除外する。

〔自覚症状・特徴的な訴え〕「朝，目が覚めて」といった具体的な発症の時期がいえるような形で突発的に起こることが多く，難聴の他に耳鳴，耳閉感，めまいを伴う。めまいの合併は難聴の程度が重いほど多い。

原因としては内耳ウイルス感染，血液循環障害などが予想されているが，診断手法がないため原因不明とされている。

〔治　療〕無治療で2週間以内に自然軽快する場合もあるが，発症7日以内の治療開始が聴力予後に関係しており，遅くとも2週間以内の治療開始が推奨される。

ステロイドは全身投与の他，鼓膜より針を穿刺して鼓室内に注入する方法もあり，ステロイド全身投与困難症例や，全身投与無効例に行われ，約20日以内の施行が推奨されている。

その他，プロスタグランジンE$_1$製剤の治療，ATP製剤の治療，ビタミンB$_{12}$製剤の投与などが行われる。内耳組織への酸素供給を増加させる高気圧酸素療法なども行われる場合がある。

純音聴力は発症後1〜3か月の間に固定し，約1/3は治癒，約1/3は部分回復，残りの約1/3は不変になるといわれている。

めまい合併例，脂質異常症や心疾患の既往，65歳以上の高齢，治療開始の遅れを有する症例の予後は不良である[3]。

（2）低音障害型感音難聴

原因不明で，急性に生じる難聴である点は突発性難聴と同等だが，難聴が低音部に限局することと，めまいを伴わないことが異なる。突発性難聴が再発を認めないのに対して聴力変動，再発，メニエール病への移行例が存在する。両側性の場合もあり，その頻度は7%と突発性難聴よりも多い。病態として内リンパ水腫が考えられている。

〔自覚症状・特徴的な訴え〕難聴，耳閉感，耳鳴，自声強聴，リクルートメント現象による聴覚過敏などを訴えるが，耳閉感が最も多い。

診断基準は低音域3周波数の聴力レベル合計が70dB以上，高音域3周波数の聴力レベルの合計が60dB以下となっている。

経過中，難聴を反復・再発する症例は蝸牛型メニエール病に該当し，約40%存在する。めまいを伴う場合はメニエール病に該当するが移行率は約10%といわれる[4]。

〔治　療〕突発性難聴と同様，ステロイドの全身投与が行われる。また，内リンパ水腫の治療として浸透圧利尿剤や漢方薬が用いられる。その他ATP製剤，ビタミンB$_{12}$製剤等を使用する。

予後は自然回復する例も多く，メニエール病への移行例を除けば比較的良好である。

ATP：adenosine triphosphate

（3）メニエール病

10分程度～数時間程度のめまい発作に，難聴，耳鳴，耳閉感などの聴覚症状を伴う病態である。内リンパの産生・吸収の不均衡で内リンパ水腫を起こすことがその原因といわれている。

めまいを伴わず，聴力の変動だけを反復する蝸牛型や，聴覚症状を伴わず，めまい発作のみを反復する前庭型といった非定型例も存在する。急性低音障害型感音難聴からの移行例も多いことは前述のとおりである。

〔自覚症状・特徴的な訴え〕繰り返す回転性めまい発作，変動性難聴，耳鳴を3主徴とする。発作直後は半規管刺激による患側向き水平回旋混合性自発眼振が，寛解期には半規管麻痺による健側向き水平回旋混合性自発眼振が認められる。

発症初期の聴力像は，低音障害型感音難聴のパターンを呈し比較的回復しやすいが，長期に罹病すると高音域の難聴が進み，非可逆的になる。

病態の内リンパ水腫にはストレスホルモンである抗利尿ホルモンが関与するといわれ，過労，睡眠不足，ストレスなどが誘因となる。内リンパ水腫の診断として古典的なグリセオール検査，フロセミド検査の他，造影MRIによる外リンパ造影検査が有用である。

〔治　療〕急性期には，めまいへの対症療法と難聴へのステロイド治療などを行う。めまい発作間歇期には発作予防として生活指導（ストレス回避など），浸透圧利尿薬・漢方薬内服などによる内リンパ水腫予防，中耳加圧治療などを行う。発作が十分制御できない場合は，内リンパ囊開放術やゲンタマイシン鼓室内注入・前庭神経切断術による選択的前庭機能破壊術などが行われる場合もある。

（4）遅発性内リンパ水腫

先行する高度感音難聴に続発する反復性の難聴・めまいである。高度感音難聴の原因となった内耳病変が，二次的に内リンパ囊や前庭水管の萎縮・線維性閉塞などを起こすことで内リンパ水腫が発生すると推測されている。

先行する難聴の同側にも対側にも起こるといわれているが，対側型の場合，対側に独立して発生したメニエール病との鑑別が難しい。遅発性内リンパ水腫は指定難病とされている。

〔自覚症状・特徴的な訴え〕片側，場合によっては両側の高度難聴がある状況で，難聴発症から数年～数十年後に発作性の回転性めまいを反復する。時に浮動性めまいを訴えることもある。同時に耳閉感や難聴，耳鳴の悪化を認める。メニエール病同様，内耳造影MRIで内リンパ水腫の同定が可能である。

〔治　療〕メニエール病に準じた治療が行われる。

MRI：magnetic resonance imaging

(5) 外リンパ瘻

内耳外リンパ腔に瘻孔ができ，外リンパの漏出による内耳機能の障害を引き起こす疾患である。外リンパ瘻の誘因としては表3-7のようなものがあげられる。

〔自覚症状・特徴的な訴え〕突発的なめまい，片側の耳鳴・難聴を訴える。症状が変動することも多い。重いものを持ったときや，鼻を強くかんだときなどを契機とする場合も多い。発症時に「パチッ」など破裂音（Pop音）を感じることや，「水の流れるような耳鳴」を訴えることがある。

外耳・中耳を加圧・減圧した際にめまい感や眼振所見を認め（瘻孔症状），CT検査で迷路気腫を認めることが診断の一助になる（図3-28）。また，確定診断には手術的に瘻孔を確認する他，外リンパ特異的タンパク（CTP）を検出することでも可能となっている。

〔治　療〕画像や臨床所見で瘻孔が明らかな場合は，早期に手術的に瘻孔の部位を閉鎖する。瘻孔は正円窓もしくは卵円窓に存在することが多い。

瘻孔が定かでない場合，1週間程度を目安とした安静，ステロイド投薬での経過観察も行われるが，症状が変動，進行した場合には手術的な加療も考慮する。

(6) 音響外傷・騒音性難聴

音響外傷は急性・慢性に分類され，急性は銃火器・爆風などきわめて大きな音で瞬時に生じるもの（狭義の音響外傷）と，コンサートなどの強大音に数分から数時間暴露されたのちに生じるもの（急性音響性難聴）に分類される。慢性音響外傷は騒音性難聴とも呼ばれ，一定レベル以上の音で長時間かつ長期間暴露されることで起こる。若者の携帯音楽端末などによる難聴も近年注目されている（表3-8）。剣道などによる感音難聴も類似した疾患と考えられる。

♪ 造影MRIによる内リンパ水腫診断 ♪♪

MRIのガドリニウム造影剤は内リンパにはほとんど入らず外リンパのみを造影することが可能であることから，造影MRIにより内リンパ水腫を診断することが可能となっている。

右内耳（白丸内）は蝸牛，前庭が造影されているのに対し，左内耳（青丸内）では蝸牛，前庭で内リンパ水腫に伴う造影欠損像がみえる。

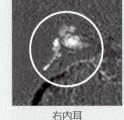

右内耳　　左内耳

CTP：cochlin-tomoprotein

表3-7 外リンパ瘻の誘因

病　態	誘　因
迷路損傷	アブミ骨直達外傷，迷路骨折
その他の外傷	頭部外傷，全身打撲，交通事故など
疾　患	真珠腫性中耳炎による瘻孔形成，腫瘍，内耳奇形による瘻孔
医原性	手術に伴う瘻孔（アブミ骨損傷，アブミ骨手術後瘻孔など）
外因性の圧外傷	爆風，ダイビング，飛行機
内因性の圧外傷	はなかみ，くしゃみ，力みなど
原因不明	

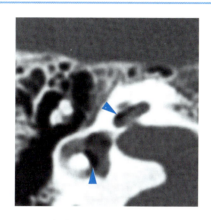

図3-28　迷路内に認められる気腫（青矢印）

表3-8　音響性聴器障害の分類

分　類		音の大きさ	考えられる状況	期　間
急性音響性聴器障害	狭義の音響外傷	130dB（A）以上	銃器・爆発など	瞬間的
	急性音響性難聴	100〜120dB（A）	コンサートなど	数分〜数時間
慢性音響性聴器障害	職業性騒音性難聴	85dB（A）以上	職業性騒音	5〜15年以上
	非職業性騒音性難聴	不明	音楽など	不明

出典）日本聴覚医学会編：急性感音難聴診療の手引き2018年版，金原出版，p.96，2018

〔自覚症状・特徴的な訴え〕急性音響性聴器障害の場合，音響暴露後の耳鳴，難聴がみられる。慢性音響性聴器障害では自覚症状がなく，健康診断などで発見されるケースも少なくない。特徴的な所見としては4kHzのnotch（くぼみ）があるが，進行すると高音漸傾型の難聴になる。騒音暴露歴などが診断の参考となる。

〔治　療〕急性の場合，治療は突発性難聴に準じたステロイドの投薬などが行われるが，狭義の音響外傷では予後不良である。慢性の場合，むしろ発症の予防に重点を置く。騒音に対する耳栓使用や，作業時間の管理，イヤホン・ヘッドホン装用に対してはノイズキャンセリング機能の使用による音量の調整などがあげられる。

4kHzのnotch
c^5dipともいわれる。外耳道共鳴説・リンパの渦流説・血管血流説などあるが，この周波数帯域が蝸牛を栄養する2つの血管の吻合部にあたり，解剖学的に血流障害を起こしやすいという説が最も有力である。

第3章　聴覚系の構造・機能と病理

中和剤
白金製剤のシスプラチンに対してはチオ硫酸ナトリウムが中和剤として副作用の予防目的で用いられる。

♪ Hidden hearing loss（隠れ難聴）♪♪

　聴力正常にもかかわらず，特に騒音下での会話聴取困難感を訴える者がいるが，中枢聴覚伝導障害以外に，音響暴露などの後の一過性閾値上昇後に内耳有毛細胞と蝸牛神経管のシナプス障害（Cochlear synaptopathy）が生じることがわかってきた。このシナプス障害は通常の検査では検出できないためHidden Hearing Lossという疾患概念として提唱されている。音響暴露以外にも加齢，ギランバレー症候群など末梢神経障害，耳毒性薬剤などでも起こり得るといわれている[5]。

（7）薬剤性難聴

　治療薬剤が内耳障害を起こし，難聴を生じる病態である。表3-9のような薬剤があげられる。アミノ配糖体系抗菌薬はミトコンドリア遺伝子変異（m.1555A>G）との関連が有名であり，家族歴など注意が必要である。抗腫瘍薬である白金製剤は，投与量が多いほど起こりやすく，小児例および腎機能障害例で難聴を生じやすい。点耳薬にも内耳障害を引き起こすものがあり，鼓膜穿孔がある症例では禁忌となっている。

〔自覚症状・特徴的な訴え〕アミノ配糖体系抗菌薬および白金製剤による難聴は高音域から生じることが多い。耳鳴や難聴を訴える場合もあるが，自覚症状がない場合も多い。このため，定期的な聴力検査が重要となってくる。

　特にアミノ配糖体系抗菌薬による難聴は治療後しばらくして（終了1～3週間後）進行することもあるので注意する。ゲンタマイシンなど，聴覚障害よりも平衡機能障害が強い薬剤もある。

〔治　療〕アミノ配糖体系抗菌薬および白金製剤など不可逆的難聴を起こす薬剤は予防が重要となる。投与量を必要最小限にすることや中和剤の使

表3-9　難聴をきたし得る薬剤

薬　剤		具体例	備　考
抗菌薬	アミノ配糖体系抗菌薬	ストレプトマイシン，フラジオマイシン，ゲンタマイシン，アルベカシン	m.1555A>G変異と関連
	ペプチド系抗菌薬	バンコマイシン，テイコプラニン	アミノ配糖体との併用で毒性が増強
	マクロライド系抗菌薬	エリスロマイシン	可逆性の難聴
抗腫瘍薬	白金製剤	シスプラチン，カルボプラチン	
	その他	ビンクリスチン	
ループ利尿薬		フロセミド	可逆性の難聴，白金製剤との併用で作用増強
その他		サリチル酸	多くは可逆性
	消毒薬	ポビドンヨード	
		クロルヘキシジン	

用を検討する。また，定期的に聴力モニタリングを行い，難聴進行時には薬剤の減量・変更を検討する。

（8）ウイルス性難聴

ウイルス感染による聴覚障害をいう。原因となるウイルスには表3-10のようなものがある。以下代表的なウイルス性難聴の特徴を述べる。

① **先天性サイトメガロウイルス（CMV）感染症**　通常，出生後乳幼児期に感染するが，その場合難聴はきたさない。しかし，妊婦がCMV初感染または再感染を起こし，胎児にウイルスが移行した場合，先天性難聴を生じる。

出生時から両側高度難聴を呈する場合，一側性の場合，出生後進行性に難聴をきたす場合など様々な病態を取る。難聴以外に精神運動発達遅滞といった神経学的後遺症を認めることもある。

診断は出生3週間以内の尿によるPCR検査で行われる。一部施設では乾燥臍帯血などの検体からもPCR検査を施行している。生後1か月以内におけるガンシクロビルの投与が有効とされ[6]，保険適応となった。日本では妊婦のCMV抗体保有率（すでに感染している人とほぼ同義）が低下しており，先天性CMV感染症の増加が危惧されいる。ワクチンはまだ存在しないため，周産期に乳幼児との密接な接触を避ける，手洗いなど感染対策を行うなどの予防策がきわめて重要である。

② **先天性風疹症候群**　免疫をもたない妊婦が妊娠初期に感染すると，胎児に感染が起こり，先天性心疾患，難聴，白内障などの症状をきたす。

一般に難聴は，両側高度難聴の場合が多い。感染後の治療法はないが，ワクチンによる予防は可能である。

③ **ムンプスウイルス感染症**　流行性耳下腺炎でも有名だが，耳下腺や顎下腺の腫脹を起こさない不顕性感染も少なくない。感音難聴の他，無菌性髄膜炎，睾丸炎なども引き起こす。多くは一側性の高度難聴を呈するが，両側性の場合もある。

表3-10　難聴の原因となる主なウイルス

パラミクソウイルス	ムンプスウイルス
	麻疹ウイルス
トガウイルス	風疹ウイルス
ヘルペスウイルス	単純ヘルペスウイルス
	水痘帯状疱疹ウイルス
	サイトメガロウイルス
	ヒトヘルペスウイルス6
その他	HIVウイルス

PCR
ポリメラーゼ連鎖反応。目的とする遺伝子を増幅させ検出する技術。

CMV
CMV感染のための検査のうち，現時点では生後3週間以内の尿検査のみ保険適応となっている。

HIV：human immunodeficiency virus
PCR：polymerase chain reaction
CMV：cytomegalovirus

第3章　聴覚系の構造・機能と病理

騒音暴露歴との関連
騒音環境の少ないアフリカのスーダンのマバン族の聴力を調査した報告[9]では高齢でも聴力が保たれていることがわかった。

アポトーシス
細胞の遺伝的プログラムによって生理的に起こる細胞死。様々な細胞死シグナルに応じてみずから細胞死に至る。

ステロイド投与などの治療を行うが，特に高度難聴例では改善が乏しい。ワクチンによる予防が可能であるが，日本では予防接種が任意接種となっているため，定期的な流行が続いている。

④　ラムゼイ・ハント症候群　　水痘帯状疱疹ウイルスによるもので，顔面神経麻痺，耳介の帯状疱疹，感音難聴，めまいを特徴とする。難聴は高音域を中心とした軽度から中等度難聴が多い。

ステロイドおよび抗ヘルペスウイルス薬の投与が行われる。聴力予後は比較的良好といわれる。小児期の水痘ワクチン接種と成人の帯状疱疹ワクチン接種で発症を予防できる。

（9）加齢性難聴

加齢とともに進行する両側の感音難聴を示し，老人性難聴ともいう。遺伝的・環境的な要因，医学的健康状態，社会経済的要因も発症に影響を及ぼす。男性は発症が早く，難聴の程度も重い。騒音暴露歴との関連もいわれる（表3-11）。

おおむね50歳以上で発症する両側性感音難聴で高音部から始まる。進行は年間で1dB程度だが，加齢に従い進行幅は大きくなる[7]。また有病率は65歳以上で急増し，男性の場合70歳以上の約半数が難聴となり，80代以上では男女ともに7割以上の有病率となる[8]（第7章Ⅰ-1（p.285）参照）。

加齢性難聴の発生機序には諸説あるが，加齢による内耳の障害に関しては，酸化ストレスに伴うミトコンドリア遺伝子の損傷集積でコルチ器の細胞がアポトーシスを起こすととらえられている。

加齢性難聴では末梢内耳機能の低下に加えて，中枢聴覚・認知機能の低下も加わる。中枢聴覚機能の低下は言語処理に関与し，認知機能の低下は記憶・注意喚起の障害として現れ，音声情報処理速度が遅くなり言語理解の低下につながる。

〔自覚症状・特徴的な訴え〕主たる症状は高音部の難聴と耳鳴で，徐々に進行するため当初自覚がない場合も多い。聴力の低下に加えてことばの聞き取りが困難となるのも特徴である。特に騒音下など負荷のかかる環境での聴取が困難となる。

〔治　療〕決定的な治療方法はないが，環境改善・健康状態を悪化させる要因の除去による発症・進行の予防が考えられる。具体的には禁煙，カロ

表3-11　加齢性難聴における危険因子

年　齢	
遺伝的要因	性別（男性＞女性），人種（白人＞黒人）
環境要因	騒音暴露歴，耳毒性薬物使用歴，喫煙
健康状態	耳疾患，糖尿病，動脈硬化，虚血性心疾患，肥満，低身長
社会経済的要因	低学歴，低収入，未婚

リー制限（肥満予防），糖尿病や動脈硬化などの適切なコントロール，騒音暴露の回避などがあげられる。

補聴器などによる聴覚補償に加えて，ゆっくりと話す，周囲の騒音をできるだけ減らすなどの加齢性難聴の特性を考慮した周囲の働きかけも重要である。

（10）先天性内耳奇形

先天性難聴の約20％で認められる。多くは先天性高度難聴を呈するが，軽中等度難聴を呈したり，進行性難聴，変動性難聴を呈したりする者も存在する。内耳奇形の分類としてはセナログ・サッチ Sennaroglu and Saatciの分類が標準的に用いられている（表3-12）。

以下，特徴的な奇形について述べる（図3-29）。

① Cochlear hypoplasia　聴力正常または軽度難聴から重度難聴まで様々な聴力像を呈する。TypeⅢ，Ⅳでは先天性アブミ骨固着による伝音難聴を呈する場合もある。重度難聴の場合，人工内耳の適応となるが，蝸牛神経の欠損または低形成を伴う場合もあり，適応は慎重に決定する必要がある。

② Incomplete Partition TypeⅡ　前庭水管拡大症を伴い，先天性重度難聴が多いが，聴力正常から軽度難聴の場合もある。進行性の難聴を

表3-12　内耳奇形の分類

部　位		状　態	難聴の程度
蝸　牛	ミッシェル奇形 Michel deformity	迷路の完全な無形成	重度難聴
	Cochlear aplasia	蝸牛の無形成	重度難聴
	Common Cavity	蝸牛・前庭の未分化な嚢状奇形	重度難聴
	Cochlear hypoplasia（蝸牛が小さい）　Type I	小さな蕾状の蝸牛	聴力正常～重度難聴
	Type II	嚢状低形成蝸牛・蝸牛の低形成・前庭水管の拡大	伝音難聴を呈する場合もある
	Type III	2回転未満の蝸牛・蝸牛軸がある	
	Type IV	基底回転は正常・中～頂回転が低形成	
	Incomplete Partition（蝸牛のサイズは正常に近い）　Type I	蝸牛軸・蝸牛隔壁の低形成・前庭の拡大	重度難聴
	Type II	蝸牛中頂部の形成不全・前庭水管の拡大	正常から重度難聴まで様々
	Type III	蝸牛軸の形成不全・内耳道拡大	混合難聴～重度難聴
前　庭	ミッシェル奇形 Michel deformity		
	Common Cavity		
	前庭無形成/低形成・前庭拡大		
半規管	半規管無形成・低形成・拡大		
内耳道	内耳道無形成・狭窄・拡大		重度難聴
前庭水管	前庭水管の拡大		

出典）Sennaroglu, L. and Saatci, I.：A new classification for cochleovestibular malformations. *Laryngoscope*, 112（12）：2230-2241, 2002
Sennaroglu,L.and Bajin, M.D.：Classification and Current Management of Inner Ear Malformations. *Balkan Med J*, 34（5）：397-411, 2017より改変

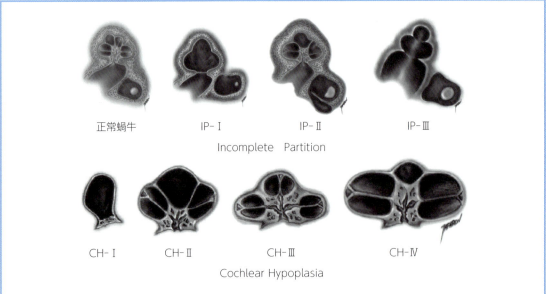

図3-29 内耳奇形分類

出典）Sennaroglu, L.: Histopathology of inner ear malformations: Do we have enough evidence to explain pathophysiology?. *Cochlear Implants Int.* 17（1）：3-20，2016より改変

呈することもある．頭部外傷，上気道感染に伴い難聴の進行やめまいを生じるといわれており，頭部に衝撃が加わる可能性があるスポーツ競技を行う際には注意が必要である．

甲状腺腫を合併するペンドレッド Pendred症候群の原因遺伝子*SLC26A4*遺伝子との関連がいわれている．

③ **Incomplete Partition Type Ⅲ**　蝸牛と内耳道が直線上に並ぶソフトクリーム型の特徴的な蝸牛形態を呈する．混合難聴，または先天性重度難聴を呈する．混合難聴の場合，先天性アブミ骨固着が原因となることが多いが，アブミ骨手術を行うと脳脊髄液噴出を生じ，難聴が悪化するので禁忌である．

本疾患はX連鎖性非症候群性遺伝性難聴で，*POU3F4*遺伝子の異常が指摘されている．X連鎖性遺伝の男性例では，混合難聴から重度難聴へ進行する．女性保因者の場合は軽度難聴を呈することがある．

④ **内耳道低形成**　内耳道または内耳道と蝸牛をつなぐ蝸牛神経管の狭小を認め，多くは重度難聴を呈する．先天性一側性重度難聴，特にダウン症候群などで高頻度に認められる．神経の形成不全があるため人工内耳の効果は限定的で，適応は慎重に決定する必要がある（図3-30）．

脳脊髄液噴出
CSF gusherともいう．脳脊髄腔との交通（内耳道）が大きいため，蝸牛開窓時に脳脊髄液が噴出する現象．

X連鎖性遺伝
性染色体のX染色体上に存在する遺伝子異常．女性はX染色体を2つもつのに対して男性はX染色体を1つしかもたない（もう1つはY）．このため男性のみに発生することが多く，女性は発症したとしても軽症なことが多い．

保因者
遺伝子変異をもっているが，発症していない場合．

CSF：cerebrospinal fluid

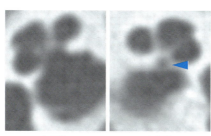

右蝸牛　　　　左蝸牛
左蝸牛では対側蝸牛神経管と比較して狭小化が認められる

図3-30　左蝸牛神経管狭窄

TORCH症候群
T：Toxoplasmosis
　　（トキソプラズマ症）
O：Other（その他）
R：Rubella（風疹）
C：Cytomegalovirus
　　（サイトメガロウイルス）
H：Herpes simplex virus
　　（単純ヘルペスウイルス）

孤発性
遺伝ではなく，散発的または突発的に起こること。

神経線維腫症Ⅱ型
両側聴神経腫瘍に，その他神経系腫瘍や皮膚病変，癌病変を伴う遺伝疾患。常染色体優性遺伝を呈する。

(11) 周産期異常に伴う難聴

周産期における異常所見で難聴のリスク因子となるものが知られている（表1-2参照）。サイトメガロウイルスをはじめとした子宮内感染は，頭文字をとってTORCH症候群と呼ばれている。低出生体重，重症仮死，高ビリルビン血症，先天性難聴の家族歴，5日以上の人工換気療法の既往などの所見があった場合は，難聴のリスクを考慮して検査を行う必要がある。

2）後迷路性難聴

(1) 聴神経腫瘍

内耳道には顔面神経と聴神経が並走している。聴神経は前庭神経と蝸牛神経に分かれる。聴神経腫瘍は聴神経にできる良性の神経鞘腫で，その中でも主に前庭神経に生じる。内耳道内または小脳橋角部に発生する。

罹患率は100万人に20名程度といわれ，多くは一側性の孤発性である。ただし，両側性の聴神経腫瘍では神経線維腫症Ⅱ型（NF2）の場合もあるので注意が必要である。

〔自覚症状・特徴的な訴え〕腫瘍による神経圧迫に伴い，難聴・耳鳴・めまい・ふらつき・顔面神経麻痺などの症状が起こる。さらに腫瘍が増大して脳幹を圧迫すると多彩な脳神経症状が出現する。

各種内耳機能検査において後迷路性難聴パターンを示すと思われがちだが，実際には内耳性難聴を呈することも少なくない。難聴の発症も徐々に進行するパターンの他，急性難聴や変動性の難聴を示すことも稀でなく，突発性難聴やメニエール病などとの鑑別にも苦慮することがある。典型的な聴力型としては谷型の聴力を呈する。確定診断はMRIで行われる。ABRでのI-V波間潜時の延長の所見も特徴的である。

〔治　療〕急性の難聴にはステロイド治療が有効であるが，難聴の再発も25％程度にみられる。腫瘍に対しては手術的な摘出，放射線治療および経

NF2：neurofibromatosis type2

第3章　聴覚系の構造・機能と病理

シャルコー・マリー・トゥース病
Charcot, Marie, Toothの3人によって報告された遺伝子変異による末梢神経疾患の総称で末梢神経障害による筋力低下や感覚低下などをきたす。時に網膜や聴神経の障害もきたす。原因遺伝子として*PMP22*などが報告されている。

過観察などがあるが，聴力喪失や顔面神経麻痺などのリスクもあるため，腫瘍サイズ・増大傾向の有無，年齢，聴力レベル，患者のニーズなどを総合して決定する必要がある。

（2）ANとANSD

感音難聴を呈するが，OAEの反応は正常で，ABRを行うと無反応となる病態である。当初は聴覚言語獲得後に発症する成人期ANが報告され，その後，先天性発症のANSDが追加された。両者の病態は一部オーバーラップするが，全く同一のものとはいいがたい。

① AN　音の聞き取りに比べてことばの聞き取りが悪くなる。複数人での会話が困難と訴えることもある。思春期〜成人期に発症し，低音部の中等度閾値上昇と高音部の軽度閾値上昇のパターンから徐々に難聴が進行する。語音明瞭度は50%以下を示すのが一般的で，当初は明瞭度が良好な場合でも徐々に進行悪化する。

病態としては内有毛細胞と蝸牛神経間の異常が考えられている。頭部外傷，ウイルス性脳炎などに続発する場合と，遺伝性疾患のシャルコー・マリー・トゥース（CMT）病に合併する場合の他，常染色体顕性で視神経萎縮の原因遺伝子である*OPA1*遺伝子や，非症候性難聴の*OTOF*遺伝子などの異常による場合もある。補聴器は無効なことが多く，ことばの聞き取りが1対1でも厳しくなる場合には人工内耳の適応となる。

② ANSD　新生児聴覚スクリーニングでABR無反応もOAEで反応がある病態をいう。経過観察中，ABR反応が正常化し聴力が正常化するパターン，OAEの反応が消失し重度難聴を呈するパターン，ABR無反応OAE反応ありの状態が持続し軽度難聴から中等度の閾値上昇を認めるパターンの3つに分かれる。

重度難聴化するパターンは補聴効果が乏しく言語発達の遅れも認めるため，必要に応じて人工内耳を検討する。軽度難聴から中等度難聴でOAEの反応がある場合は，補聴器装用の必要はなく，言語発達が得られるケースも一部にある一方で，言語発達の遅れる例では補聴器または必要に応じて人工内耳が適応となる。ANSDでは新生児ビリルビン血症，ウイルス性脳炎に合併する場合や，*OTOF*遺伝子異常などの変異を認める場合がある。その他，蝸牛神経欠損症例もあるので，MRIやCTによる画像所見は重要である。特に一側性の場合は蝸牛神経の低形成が高率で認められる。

（3）中枢性聴覚障害（聴覚失認・皮質ろう）

大脳皮質，皮質下聴放線，内側膝状体など中枢神経の障害で起こる聴覚障害で，1883年にウェルニッケ Wernicke が両側側頭葉の損傷でほとんどろう状態になり得ることを報告したことに端を発する。主に脳内出血や脳梗塞，ヘルペス脳炎などの後に発症する。脳幹，内耳の機能は正常であり，

AN：auditory neuropathy　　ANSD：auditory neuropathy spectrum disorder
CMT：Charcot-Marie-Tooth

ABRやDPOAE検査は正常である。一方，語音聴力検査，標準失語症テストなどの聴覚理解の検査，環境音テスト，音楽認知テストなどで異常が認められ，CT，MRIなどの画像で側頭葉病変が確認される。その病態によって聴覚失認と皮質ろうに分けられる。

① 聴覚失認　　純音聴力検査では正常から中等度難聴レベルであるのに対して，言語・環境音・音楽といった音への認知はできない状況をいう。言語音のみの障害では左側の損傷，環境音のみの障害では主に右側の損傷が多く，音楽の障害は左右どちらの損傷もあり得る。言語・音楽・環境音すべてが障害される場合では，多くが両側の障害を認める。

② 皮質ろう　　両側の完全な障害により生じる。語音，音楽，環境音テストの異常に加えて純音聴力検査も高度難聴を呈する。純音聴力検査は初期から高度難聴がある場合と，経年的に悪化していく場合，逆に回復する場合もある。

3）遺伝性難聴

遺伝性難聴は先天性難聴における最も頻度の高い疾患で，68％を占める[10]。先天性以外にも後天的に難聴を引き起こす，いわゆる若年発症型両側性感音難聴の原因となるものも存在する。

遺伝性難聴には，難聴のみを呈する非症候群性遺伝性難聴と，難聴以外の症状を合併する症候群性難聴がある。非症候群性遺伝性難聴は遺伝性難聴の70％を占め，原因遺伝子としては120以上のものが同定されている。症候群性難聴は400もの疾患・症候群が該当する。以下，代表的な遺伝子異常および難聴をきたす症候群について述べる。

① *GJB2*遺伝子異常　　最も高頻度に認められる難聴遺伝子異常である。約50人に1人の保因者がいるといわれる。常染色体潜性遺伝形式の非症候群性難聴が多いが，一部では常染色体顕性遺伝形式をとる。

*GJB2*遺伝子異常はコネキシン26タンパクの異常で，蝸牛内電位を形成するカリウム輸送が障害されることが難聴の原因とされる。重度難聴が多いが，中・軽度難聴で補聴器が有効な場合もある。

② *SLC26A4*遺伝子異常　　常染色体潜性遺伝形式をとる遺伝性難聴で，*GJB2*に次ぐ頻度である。非症候群性難聴の場合と甲状腺腫を伴う症候群性難聴の場合（ペンドレッド Pendred症候群）がある。ペンドリン Pendrinタンパクの異常で，陰イオンとヨードの輸送に障害が起こる。

画像所見ではIncomplete partition TypeⅡの内耳奇形と前庭水管拡大（図3-31）を認めることが特徴的である。難聴は軽度から高度まで様々だが，進行することが知られている。特に頭部打撲や上気道感染後に，聴力の変動・進行とめまいをきたすことがある。

DPOAE：distortion product oto acoustic emissions

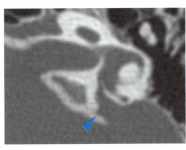
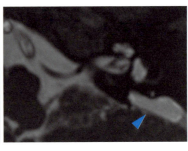

図3-31　前庭水管拡大症のCT像（左）とMRIによる内リンパ嚢拡大像（右）（青矢印）

③　**CDH23遺伝子異常**　多くは常染色体潜性形式の非症候群性難聴であるが，一部症候群性難聴であるアッシャー Usher症候群の原因ともなる。カドヘリン23タンパクの異常がtip linkの障害をきたす。先天性高度から重度難聴が多いが，一部に後天性進行性難聴もある。

④　**ACTG1遺伝子**　γ-actinタンパクの異常が不動毛の障害をきたし，高音漸傾または高音急墜型の難聴を呈する。

⑤　**KCNQ4異常**　常染色体顕性遺伝形式をとる非症候群性難聴である。常染色体顕性遺伝形式の難聴としては頻度が最多である。カリウムチャネルタンパクの異常をきたす。一般に若年で発症し，進行性の高音障害型難聴をきたす。

⑥　**テクタ TECTA遺伝子異常**　常染色体顕性遺伝形式をとる非症候群性難聴である。α-tectorinタンパクの異常が，蓋膜の形成異常を引き起こす。一般に非進行性の軽中等度難聴となる。

⑦　**オトフ OTOF遺伝子**　Auditory neuropathy またはAuditory neuropathy spectrum disorderの原因遺伝子として知られており，常染色体潜性形式をとる非症候群性難聴の原因遺伝子である。蝸牛内有毛細胞と蝸牛神経間のシナプスにおける神経伝達物質放出を担うotoferlinタンパクの異常を生じる。蝸牛神経自体の異常ではないため人工内耳の成績は良好とされる。

⑧　**ミトコンドリア遺伝子異常**　細胞内でATP（アデノシン三リン酸）の産生を担うミトコンドリアには独自のDNA（デオキシリボ核酸）

> ♪ **若年発症型両側性感音難聴** ♪♪
> 若年（40歳未満）で発症する両側性感音難聴で，騒音・外傷・薬剤など外的因子が明らかでないものをいう。ACTG1遺伝子，CDH23遺伝子，COCH遺伝子，KCNQ4遺伝子，TECTA遺伝子，TMPRSS3遺伝子，WFS1遺伝子などの関与がわかってきている。

が存在し，この遺伝子異常に伴う難聴疾患が知られている。ミトコンドリア遺伝子異常は母系遺伝を呈する。

　個々の細胞内には複数のミトコンドリアが存在し，正常な遺伝子と異常な遺伝子のミトコンドリアが入り混じった状態となっている。このような状態をヘテロプラスミーと呼び，異常な遺伝子をもつミトコンドリアの割合が高くなると細胞の機能異常をきたす。細胞ごと，臓器ごとでヘテロプラスミーの率は異なるため，同じ遺伝子異常の場合でも発症の時期や病態が異なることがある。

　a．m.1555A>G変異：多くは進行性で，高音障害型の感音難聴を呈する。アミノグリコシド系抗菌薬の使用による難聴の進行が知られているが，投与歴がない場合でも難聴を生じ得る。

　b．m.3243A>G変異：主に進行性高音障害型の感音難聴を呈する。非症候群性難聴の場合もあるが，糖尿病の合併（MIDD），糖尿病に加え脳卒中様症状，高乳酸血症を伴うMELAS症候群性難聴を引き起こす。

　⑨　BOR症候群　　常染色体顕性遺伝形式の疾患で，頸瘻・耳瘻孔・外耳奇形などの鰓原性奇形，難聴，腎尿路奇形を3主徴とする症候群である。難聴は伝音，感音いずれもとり得る。

　原因遺伝子としては腎臓，第二鰓弓に発現するEYA1遺伝子の変異が最多で，SIX1，SALL1，SIX5遺伝子変異なども原因としてわかっている。

　⑩　ワールデンブルグ Waardenburg症候群　　常染色体顕性遺伝形式の症候群性難聴で，難聴に加え毛髪・肌・虹彩などの全身の色素異常，部分白子症といった色素異常症を呈する疾患である。多くは先天性感音難聴で，程度は様々である。その他の所見として，眼角開離，上肢の奇形，ヒルシュスプリング Hirschsprung病および精神運動発達遅滞などを呈する場合がある。

　原因遺伝子としてはPAX3，MITF，SNAI2，EDNRB，EDN3，SOX10が報告されている。

　⑪　アッシャー Usher症候群　　常染色体潜性遺伝形式の症候群性難聴で，難聴に網膜色素変性症を伴う疾患である。網膜色素変性症では夜盲から始まり，その後視野狭窄を起こすことが多く，最終的には社会的失明に至るケースがある。その他，平衡機能障害をきたすこともある。難聴の程度は中等度から重度まであり，視覚症状は遅れて起こることが多い。

　原因遺伝子としてはMYO7A，USH1C，CDH23などが報告されている。

　⑫　チャージCHARGE症候群　　常染色体顕性遺伝形式の症候群性難聴で6つの主症状の頭文字をとって命名された疾患である。耳領域の奇形は外耳，中耳，内耳に多彩な症状を呈し，難聴の程度も様々である。重度難聴であっても，画像上で蝸牛神経無形成がみられる場合，人工内耳の適

母系遺伝
男性側の精子由来のミトコンドリアは，受精の際に受け継がれないため，ミトコンドリア遺伝子は母親からのみ遺伝する。

夜　盲
暗い所での視力が低下すること。網膜色素変性症では暗い所での視力に関係する杆体細胞の障害が多いといわれる。

6つの主症状
C：coloboma　網膜の部分欠損
H：heart malformations
　　先天性心疾患
A：atresia of the nasal
　　choanae　後鼻孔閉鎖
R：retardation of growth and/
　　or development
　　成長障害・発達の遅れ
G：genitourinary anomalies
　　外陰部低形成
E：ear anomalies
　　耳奇形，難聴

MIDD：maternally inherited diabetes and deafness
MELAS：mitochondrial encephalopathy, lactic acidosis, and stroke-like episodes
BOR：Branchio oto renal

第3章　聴覚系の構造・機能と病理

応判断は慎重に行う必要がある。

原因遺伝子として*CHD7*が報告されている。

⑬　トリーチャーコリンズ Treacher Collins症候群　　主に常染色体顕性遺伝形式の症候群性難聴で，頬骨と下顎骨の形成不全，外耳奇形，下眼瞼欠損（亀裂），下睫毛欠損，毛髪位異常（耳介前方の毛髪が頬まで生える）を特徴とする。主に耳小骨奇形に伴う伝音難聴をきたす。

原因遺伝子としては*TCOF1, POLR1C, POLR1D*が報告されている。

③ 機能性難聴

機能性難聴とは純音聴力検査で得られた閾値が実際よりも高くなっている難聴をいう。心理的原因による心因性難聴と，聞こえが悪くないにもかかわらず難聴があるようにみせかけている詐聴に分類される。

1）心因性難聴

小学生～中学生の学童期に多く，男女比は1：4で女性に多い。自覚症状がなく，周囲も気づかず健診などで偶然発見される場合と，音響暴露や外傷などがきっかけで難聴を訴え受診する場合もある。両側性が多いが，後者の場合は一側性のこともある。聴力は軽度から中等度・高度まで様々である。

背景に学校・友人・家庭内トラブル，情緒面の発達の遅れなどを認めることがある。軽度発達遅滞，自閉スペクトラム症，注意欠如多動症（ADHD）がある場合もある。

成人の場合，20歳代女性に多い。家庭や職場の対人関係を契機に起こることが多い。転換性障害であり，その他の心因性身体症状の既往や合併があることもある。

2）詐　聴

男性の50歳代に多い。交通事故，労働災害，身体障害認定の診断書作成などが誘因となる。

〔自覚症状・特徴的な訴え〕心因性難聴，詐聴とも，検査所見が悪いにもかかわらず日常会話が不自由なくできるなど矛盾した所見が認められる。詐聴の場合，「聞こえ」と関係のない会話や，ふいな話しかけに対してしっかり返答できたり，聴力検査の際にヘッドホン越しの会話が可能なこともある。標準純音聴力検査とその他検査に矛盾がある場合も多い。

〔治　療〕心因性難聴では発症の契機がはっきりしていれば，その環境調

ADHD：attention deficit hyper activity disorder

整を検討する。原因不明で自覚症状もなければ，定期的な聴力検査を行うこととして経過観察でもよい。一方，自覚症状があり日常生活に影響がある場合には，心理的療法の導入が必要となる。

難聴に随伴する症状と考慮するべき疾患

難聴をきたす疾患は多数あるが，随伴する症状によって鑑別疾患を絞ることも可能である。難聴に随伴する症状としては以下のようなものがある。

1）耳痛・耳漏・耳掻痒感(そうよう)

主に外耳道から中耳にかけての感染により生じる。多量の耳漏は乳突洞・頭蓋内など深部からの耳漏や髄液漏も考慮する。以下代表的な疾患を示す。

（1）耳垢栓塞

やわらかい耳垢が黄褐色の耳漏にみえることもある。感染を伴えば耳漏を生じる。

（2）外耳道炎

外耳道湿疹の耳漏は漿液性で掻痒感を伴い，悪性の腫瘍・外耳道炎など外耳道の骨破壊を生じる疾患では，耳痛とともに出血がみられることもあ

> ♪ 詐聴の検査 ♪♪
>
> 詐聴を見分ける検査には以下のようなものがある。
> 標準純音聴力検査：応答後は不安定，検査に時間がかかる，繰り返しているうちに閾値が上昇する。持続音を用いた閾値が低下する。
> 自記オージオグラム：断続音に比べて持続音で閾値が良好であるⅤ型を示す。
> 他覚的聴力検査：高度難聴にもかかわらずアブミ骨筋反射が確認できる。DPOAE，ABR，ASSRで正常の反応が得られる。
> ロンバールテスト：白色雑音を聞かせ，課題を音読させる。雑音負荷なしの音読課題時よりも雑音負荷時に声の大きさが増加する場合陽性となり，聞こえていると判断できる。
> 遅延側音検査：音読した声を0.2秒後にヘッドホンから聞かせ，音読課題をさせる。声量増加，音読時間の延長，発話の乱れがみられる場合，聞こえていると判断できる。
> ステンゲルテスト：一側ろうの判断に用いる。健聴耳の閾値を測定後，難聴耳に同じ周波数の純音を聞かせながら健聴耳の閾値を測定すると難聴がない場合には閾値が上昇する。

ASSR：auditory steady state response

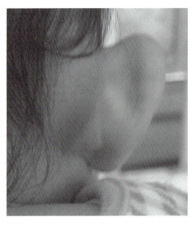
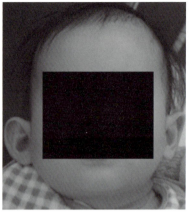

図3-32 急性乳突洞炎による右耳介聳立

る。外耳道炎に起因する痛みは，耳介牽引痛が特徴的といわれる。

（3）中耳炎

急性中耳炎では発熱，耳痛をきたし，鼓膜穿孔をきたすと膿性耳漏を認める。耳漏が多量で耳後部の腫脹や耳介の聳立（しょうりつ）がみられる場合は，急性乳突洞炎（乳様突起炎）を疑う（図3-32）。真珠腫性中耳炎では膿性耳漏に悪臭を伴う。真菌性の場合クリーム色の耳漏を認める。

（4）ラムゼイ・ハント Ramsay-Hunt症候群

難聴，めまい，顔面神経麻痺をきたすが，外耳道内の帯状疱疹による強い痛みや漿液性の耳漏を伴う。

（5）髄液漏

外傷後，漿液性の透明な耳漏が多量に出る場合は，髄液漏を疑う必要がある。

（6）顎関節症・口腔咽頭疾患

顎関節の炎症，口腔・咽頭の放散痛で耳痛を訴えるが，この場合耳漏や難聴は伴わない。

2）耳閉感

「耳が詰まったような感じ」「飛行機に乗ったときのような感じ」などの訴え方をする。外耳道の物理的な閉鎖，耳管機能障害およびそれに伴う中耳疾患，内耳・後迷路疾患など様々な原因で起こり得る。

以下代表的な疾患を示す

（1）外耳疾患

耳垢，外耳炎，外耳道異物などで外耳道が閉塞する場合。

（2）中耳疾患－耳管狭窄症

耳管換気機能の低下で鼓室内・外耳道の圧力に不均衡が生じ鼓膜が牽引され生じる。健常者でも，飛行機の昇降・トンネル通過・ダイビングなどの気圧変化で一時的に生じることがある。

（3）耳管開放症

耳管は通常閉塞しており，あくびや嚥下などを行うことで開放されるが，常時開放されている場合を耳管開放症と呼び，耳閉感が生じる。耳閉感を和らげるために鼻すすりを行い，強制的に耳管を閉塞させる癖があることもある。一般に難聴は認めない。

（4）滲出性中耳炎

鼓室内の貯留液および鼓膜の陥凹に伴い，耳閉感を生じる。

（5）内耳・後迷路性疾患

急性低音障害型感音難聴・メニエール病・突発性難聴などの内耳性難聴により耳閉感を訴える。後迷路性難聴でも耳閉感を訴える場合はある。

3）耳　鳴

外界から刺激がないにもかかわらず音感覚を感じ，日常的に不快な状況があるものを病的なものとして取り上げる。健聴者でも無音空間に入ると耳鳴を生じることは知られているが，通常不快には思わないため，病的なものとしては扱わない。

「風の音」「セミの鳴く声」「モーター音」「ゴー」「ジー」など様々な訴え方をする。耳鳴には拍動性と非拍動性のものが存在する。非拍動性のものは急性，発作性，慢性に分類される。

（1）拍動性耳鳴

多くは血管性のもので，動脈性の場合は心拍に，静脈性の場合は呼吸運動に同期する。動静脈瘻，動静脈奇形，グロムス腫瘍などの疾患でみられる。中耳内で耳小骨に影響を及ぼさなければ難聴は自覚されない。

（2）非拍動性耳鳴

① **急性耳鳴**　突発性難聴，外リンパ瘻，急性低音障害型感音難聴，メニエール病など内耳性難聴に伴い起こることが多い。

② **発作性耳鳴**　ミオクローヌスなど自己生成音による耳鳴があり，筋肉の収縮や耳管の開大に起因する。実際にその音を他者が聴取できる場合もある。

③ **慢性耳鳴**　内耳疾患として加齢性・騒音性難聴など慢性感音難聴が主な疾患であるが，聴神経腫瘍など後迷路性疾患などでも起こる。さらに，滲出性中耳炎，慢性中耳炎，耳硬化症など中耳疾患で耳鳴を訴える場合もある。耳鳴を訴え標準純音聴力検査で異常を認めない場合は無難聴性

耳鳴と分類されるが，心因性，精神疾患に由来する場合以外に，検査周波数外での難聴がある場合も考慮する必要がある。

（3）自声強聴

自分の発する音声が耳に響いて聞こえる症状をいう。割れて聞こえるといった表現をする場合もある。耳垢栓塞など外耳道の閉塞，中耳・耳管機能の障害の他に，感音難聴に伴う補充現象，上半裂隙症候群などで生じ得る。特に耳管開放症においては，臥位・前屈位で自声強調が改善するという特徴的所見がある。

> **上半裂隙症候群**
> 上半規管を覆っている骨迷路・中頭蓋骨が欠損し，膜迷路が露出してしまっている病態。

（4）めまい

めまいの症状には回転性（自分または目の前の景色が回転するような感覚），浮動性・動揺性（地面がふわふわとしているような感覚），起立性（立ち眩みのような，目の前が暗くなったり意識が遠のきそうになる）といった様々なものが存在する。

構音障害，麻痺，感覚や意識の障害，運動失調などその他の神経症状がある場合には，小脳・脳幹障害等中枢性疾患を疑う。また，起立性の場合は不整脈・弁膜症などの循環器疾患，多系統萎縮症・パーキンソン病・椎骨脳底動脈循環不全などの神経疾患，起立性低血圧・体位性頻脈症候群などの血圧関連の疾患を考慮する。難聴に随伴するめまいの場合，以下のような病態が考慮される。

① **突発性難聴・急性低音障害型感音難聴・メニエール病・外リンパ瘻など**　急性の蝸牛障害により前庭障害を伴った場合，難聴にめまいを合併する。

② **真珠腫性中耳炎など中耳疾患**　耳漏，耳痛などを伴う場合は，真珠腫性中耳炎や中耳腫瘍による前庭器破壊によるめまいも考慮する必要がある。顔面神経麻痺を伴う場合もある。

③ **ラムゼイ・ハント症候群**　耳介帯状疱疹，顔面神経麻痺を伴う場合は考慮する。

Ⅵ　平衡覚疾患

めまい疾患は蝸牛症状を伴うことが多いが，ここでは蝸牛症状のない平衡覚疾患を2つ紹介する

（1）良性発作性頭位めまい症

頭位変換により誘発されるめまい発作である。末梢性めまいで最も頻度が高い疾患である。典型的なめまいは，頭位変換後数秒の間を置いて（潜

時），短時間（十数秒〜数分）で消失する強いめまい発作（多くは回転性）である。頭位変換により眼振の向きが逆転する。また，繰り返し同じ動作を行うとめまいは軽くなる。一般に高齢女性に多いが，頭部外傷，突発性難聴・前庭神経炎などの末梢性めまい疾患後にも発症することがある。

良性発作性頭位めまい症（BPPV）は，前庭に存在する耳石が関与するといわれている。耳石が半規管（特に後・外側半規管）に迷入することで起こる。迷入した耳石が頭位変換時に半規管内を動き（半規管結石症），半規管内で内リンパ流に変化を起こしたり，耳石が膨大部クプラに付着する（クプラ結石症）ことで，頭位変換時に耳石の重みでクプラの動きが乱れることなどにより，めまいが生じるといわれる。頭位変換の向きが逆転すると耳石の移動方向，クプラの変位方向も逆転するため，眼振の向きも逆転する。

〔自覚症状，特徴的な訴え〕一般に聴覚障害はない。障害される半規管により特徴的なめまい所見が得られる。

後半規管型BPPV；上下方向での頭位変換により誘発されることが多い。起床時に起き上がるときや，靴ひもを結ぶために頭を下げたとき，物干しをするために上を見上げたときなどにめまいを訴える。

座位から患側懸垂頭位への変換で上眼瞼向き・回旋性眼振を認め，その後懸垂頭位から座位に戻すと逆向きの下眼瞼向き・回旋性眼振を認めるのが特徴的である。

外側半規管型BPPV；臥位にて左下・右下頭位をとると，方向交代性の眼振が認められる。半規管結石症の場合は左下頭位で左向き水平性眼振もしくは右下頭位で右向き水平性眼振の方向交代性下降性眼振を，クプラ結石症の場合は方向交代性上行性眼振を認める。また，クプラ結石症の場合は潜時がなく，頭位を維持する限り持続する。中枢性の場合でも持続性の方向交代性上行性眼振を示す場合があるため，鑑別に注意を要する。

〔治　療〕基本的に予後良好な疾患であり，2週間程度で自然治癒する。半規管内の耳石を卵形嚢へ移動させる頭位治療も有効である。難治性の場合は，手術的な治療として半規管遮断術も検討される。

（2）前庭神経炎

前庭神経炎は急激に発症するめまいを主体とする疾患で，難聴・耳鳴などの蝸牛症状は伴わない。単純ヘルペスウイルスⅠ型の前庭神経節での再活性化が原因といわれている。障害部位に応じて，上前庭神経型・下前庭神経型・両方の3タイプに分類されるが，上前庭神経型が最も多い。

〔自覚症状，特徴的な訴え〕誘因のない突発的な回転性めまいで発症する。強いめまいは数日間持続することが多い。健側下の側臥位をとると症状が緩和される。発作は1回のみで徐々に改善していくが，体動・歩行時のふ

BPPV：benign paroxysmal positional vertigo

らつきは1～3か月程度持続する場合もある。めまいに伴う蝸牛症状はない。発作時には方向固定性の健側向き水平性または水平回旋混合性眼振を認める。カロリック検査では患側半規管麻痺を認める。

〔治 療〕急性期は安静と補液による水分補給，制吐剤や抗不安薬の投与を行う。また，ステロイド投与も行われる。その後は前庭代償を促進するための早期離床と前庭リハビリテーションを行う。

〔引用文献〕

1) 近藤健二・金　玉蓮：らせん神経節細胞の再生医学. 医学のあゆみ, 226(11)：981-985, 2008

2) Lentsch, E.J., Goudy, S., Ganzel, T.M., *et al.*：Rate of persistent perforation after elective tympanostomy tube removal in pediatric patients. *Int J Pediatr Otorhinolaryngol*, 54：143-148, 2000

3) Kitoh, R., Nishio, S.Y., Ogawa, K., *et al.*：Nationwide epidemiological survey of idiopathic sudden sensorineural hearing loss in Japan：a meta-analysis. *Acta Otolaryngol*, 137 (Suppl565)：S8-16, 2017

4) 武田憲昭：急性低音障害型感音難聴VSメニエール病：類似点と相違点，メニエール病の立場から. *Equilibrium Res*, 77：194-200, 2018

5) Kujawa, S.G. and Liberman M. C.：Adding insult to injury：cochlera nerve degeneration after"temporaty"noise-induced hearing loss. *J Neurosci*, 29 (45)：14077-14085, 2009

6) Rawlinson, W., Boppana, S., Fowler, K. *et al.*：Congenital cytomegalovirus infection in pregnancy and the neonate：consensus recommendations for prevention, diagnosis, and therapy. *Lancet Infect Dis*, 7 (6)：e177-e188, 2017

7) Jönsson, R. and Rosenhall, U.: Hearing in advanced age. A study of presbyacusis in 85-, 88- and 90-year-old people. *Audiology*, 37 (4)：207-218, 1998

8) 内田育恵・杉浦彩子・中島　務他：全国高齢難聴者数推計と10年後の年齢別難聴発症率　老化に関する長期縦断疫学研究（NILS-LSA）より. 日本老年医学会雑誌, 49 (2)：222-227, 2012

9) Rosen, S., Bergman, M., Plester, D., *et al.*：Presbycusis study of a relatively noise-free population in the Sudan. *Ann Otol Rhinol Laryngol*, Sep (71)：727-743, 1962

10) Cynthia, C., Morton, L. and Walter, E.N.：Newborn hearing screening－a silent revolution. *N Engl J Med*, 354 (20)：2151-2164, 2006

【第3章　まとめ】
- 外耳・中耳と内耳の発生起源について考えてみよう。
- 耳小骨の構成とその役割について考えてみよう。
- 蝸牛の音受容のメカニズムと外有毛細胞の役割について考えてみよう。
- 難聴をきたす疾患を，伝音難聴と感音難聴に分けて考えてみよう。

第4章
聴覚・平衡覚の検査

【本章で学ぶべきポイント】
- 自覚的聴覚検査と他覚的聴覚検査の種類を知り，検査の実施方法と注意点，検査結果の解釈の仕方を学ぶ。
- 乳幼児の聴覚検査（新生児聴覚スクリーニング検査を含む）の種類を知り，検査の実施方法と注意点，結果の解釈の仕方を学ぶ。
- 基本的な平衡機能検査の種類を知り，検査の実施方法と結果の解釈の仕方を学ぶ。

I 聴覚機能検査とは

1 検査の適応と意義

　聴覚検査では，聴覚機能の異常の有無や程度を知ることができる。様々な検査があり，複数の検査の結果を合わせることでより詳しく聴覚機能の状態がわかる。また，ひとつの検査の結果だけでははっきりわからないことが，複数の検査の結果を合わせることで確定できることがある。そのため，必要な検査を適切に選択して実施することが大切である。
　検査結果を基に，耳鼻咽喉科医が医学的な診断や治療方針の決定，治療効果の判定を行う。検査結果が正しくないと，誤った診断や治療が行われてしまうことになる。したがって，聴覚検査にかかわる者の責任は大きい。

Ⅰ．聴覚機能検査とは

それぞれの検査の目的や適応，原理を十分に理解し，検査方法に習熟した
うえで実施することが必要である。言語聴覚士にとって，聴覚検査の結果
は，聴覚障害の状態を正確に把握し，適切なリハビリテーション計画を立
てるうえで重要な情報となる。

　検査結果を一定の基準に基づいて解釈したり，他の時期や別の施設で実
施した検査の結果と比較できるようにするためには，検査法が基準化され
ている必要がある。日本聴覚医学会は「オージオメータによる純音聴力（閾
値）レベル測定法（2008）」と「語音聴覚検査法（2003）」を定めて，検査
方法を基準化している[1]。

② 聴覚検査にかかわる要因

　聴覚検査には，以下の４つの要因がかかわる。これらの要因に気を配り，
検査が正確に実施できるよう努めることが大切である。

1）被検者

　聴覚検査には，自覚的検査と他覚的検査がある。特に自覚的検査では，
被検者の状態が検査結果に大きく影響する。被検者の体調は検査可能な状
態か，検査で何にどう応答すればよいか正確に理解できているか，検査に
協力的かなどに注意し，そうした条件が満たされないまま検査を行って，
誤った検査結果を出してしまうことがないようにしなければならない。

2）検　者

　聴覚検査を実施できるのは，医師・言語聴覚士・看護師・臨床検査技師
などに限られる。言語聴覚士は，言語聴覚士法第42条・言語聴覚士法施行
規則第22条に基づいて，「医師の指示の下に」行うことになる。

　検査を行う中で，通常の説明の仕方では被検者が理解できないなど，被
検者に合わせた柔軟な対応が求められることがある。こうした際には，説
明内容や検査方法をどこまで変えてよいかの判断が必要となる。的確に判
断するためには，検査機器の操作方法や検査手順のマニュアル的な理解で
は不十分で，各検査の目的や原理を正確に理解していなければならない。

　検査の実施にあたって，医学的な判断が必要なこともあるので，そうし
た場合は独断で判断せず，速やかに耳鼻咽喉科医に報告し，相談する。ま
た，通常と違う手順で検査を行った場合などは，そのことを検査結果に記
載して記録しておく。

　被検者が適切に応答できるように検査方法をわかりやすく説明すること

基準化
質の保証や情報共有のために，統一された共通の基準をつくること。同じ意味で，標準化という用語が使われることもある。

自覚的検査
純音聴力検査や語音聴力検査など，検査を受ける被検者自身の応答を必要とする心理学的な検査。

他覚的検査
聴性脳幹反応や耳音響放射など，被検者の意図と関係なしに何らかの生理的反応を機器が測定する生理学的な検査。

第4章 聴覚・平衡覚の検査

日本産業規格（JIS）
日本における工業製品等の標準を定めた取り決め。2019年に日本工業規格から改称された。国際規格であるISOやIECに準じて制定されている。

JIS T1201
JIS T1201-1：2020（聴覚検査機器－第1部：純音聴力検査及び語音聴覚検査に用いる機器）とJIS T1201-2：2000（オージオメーター第2部：語音聴覚検査に用いる機器）からなる。第2部は第1部に統合されて、2023年に廃止となった。

校 正
オージオメータの場合，指定された音圧が実際に正しく出力されているか確認すること。また，そのように機器の調整をすること。較正と表記されていることもある。

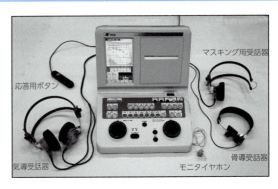

図4-1　オージオメータ（リオン AA-M1C）

や，わからないことを気軽に質問できるようなリラックスした雰囲気をつくることは，検者の重要な役割である。

3）検査機器

純音聴力検査や語音聴力検査などには，オージオメータaudiometerが用いられる（図4-1）。オージオメータに必要な性能は，日本産業規格（JIS）のJIS T1201で定められている。検査にあたっては，機器が正しく機能しているかを確認するため，日々の点検や定期的な校正 calibrationが重要である。オージオメータは聴覚を傷めるような大きな音を出すことができるため，使い方を誤ると事故につながりかねない危険性があることを常に意識しておく必要がある。

4）検査環境

検査は騒音の影響を受けるため，防音室で行う。また，温度，湿度，換気などにも配慮する。検者からは被検者の様子がよくわかり，被検者からは検者の手元がみえないような位置関係で検査を行う。

Ⅱ　純音聴力検査

医科診療報酬点数
保険診療を行う際，医療行為ごとに国で定められた点数。個々の技術やサービスに対し，1点10円で計算される。令和6年度の医科診療報酬点数表では，標準純音聴力検査が350点，簡易聴力検査が110点である。

純音聴力検査には気導聴力検査と骨導聴力検査がある。検査音に純音を用いるため「純音聴力検査」という。医科診療報酬点数を算定する際には「標準純音聴力検査」や「簡易聴力検査」ともいい，それぞれが決められた要件で聴力検査を行う。

純音聴力検査は，耳鼻咽喉科で頻繁に行われる基本的な検査である。ま

JIS：Japanese Industrial Standards
ISO：International Organization for Standardization
IEC：International Electrotechnical Commission

た，聴力の程度や難聴の原因探索，治療方針の決定に欠かせない重要な検査である。

「少しでも聞こえたら応答する」という検査内容は，一見簡単な作業のように思える。しかし，私たちが普段生活している中で，「聞こえるか聞こえないかぎりぎりの音」を集中して聞くという場面はほとんどない。そのため，純音聴力検査は，健聴成人でも集中力を要する検査であることを念頭に置く必要がある。

① 気導聴力検査

1）検査の目的

検査の目的は，測定周波数（標準純音聴力検査では7周波数）の最小可聴閾値を調べ，難聴の有無を判定することである。

2）検査の手順

基本的に日本聴覚医学会「聴覚検査法1．オージオメータによる純音聴力（閾値）レベル測定法（2008）」[2]に従い手順を述べる。

（1）事前準備

① 耳内確認　耳鼻咽喉科医が耳鏡検査（図4-2）を行い，耳垢や鼓膜穿孔，耳漏の有無などを確認する。検査結果に影響する耳垢の除去や，耳漏などによる検査延期の必要性の有無を判定する。

② 騒音からの隔離　聴覚疲労による閾値上昇を防ぐため，検査前に過剰な騒音環境を避ける。具体的には，検査の少なくとも15分前までには

最小可聴閾値
個人が音として知覚できる，最も小さい音圧レベル。

耳鏡検査
耳鏡という漏斗型の金属製の器具を外耳道に挿入し，目視や顕微鏡で外耳道・鼓膜の状態を観察する。内視鏡を用いることもある。

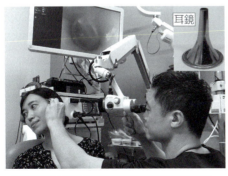

耳鏡を用いて外耳道や鼓膜の状態を観察する。写真では，顕微鏡下に耳鏡を用いている。

図4-2　耳鏡検査の様子

第4章 聴覚・平衡覚の検査

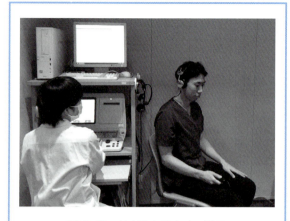

図4-3 純音聴力検査時の様子

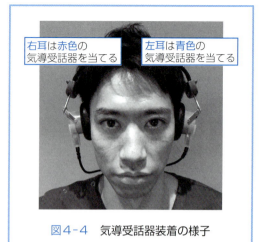

図4-4 気導受話器装着の様子

待合室で音楽を聞くことなどは避けるよう案内する。

③ **眼鏡や補聴器等の除去** 眼鏡やイヤリングなどの装身具は，耳のせ型ヘッドホンが浮き，密閉不足による閾値上昇が起きる可能性がある。また，装身具を傷める可能性もあるため，検査前に外すよう案内する。補聴器を使用している場合は，検査説明後に外すよう案内する。

④ **検査環境の整備** 検査は防音室内で行い，防音室周囲の環境も騒音レベルが高くならないよう配慮する。また，防音室内の温度や湿度が高くなりすぎないよう，検査前後に十分換気を行う。

機器のコード類は，断線や端子の脱落を防ぐため整備しておく。

検査者と被検者が同室する防音室内においては，被検者にオージオメータの画面や検査者の操作動作がみえないように，座る椅子の位置を調整する（図4-3）。

（2）検査説明

「今から聞こえの検査をします。ピッピッピやプップップなどいろいろな音が聞こえてくるので，かすかな音でも聞こえたらボタンを押して下さい」などと説明する。また，聞こえている間は押し続け，聞こえなくなったらボタンを離すよう指示する。ボタンを押すことが困難な被検者には挙手などで応答を求める。

許容できない不快音や体調不良時には，検査者へ申し出るよう説明する。また，検査者と別室の防音室で実施する場合には，窓越しにサインを送るよう伝える。

（3）気導受話器（またはインサートイヤホン）の装着

気導聴力検査は，規格を満たす耳のせ型ヘッドホンもしくはインサートイヤホンを使用する。

Ⅱ. 純音聴力検査

気導受話器は，被検者自身ではなく検査者が装着させる。装着時には，受話器の中央部（スピーカ）が被検者の外耳道入口部に位置し，かつ隙間ができないように<u>受話器と耳介を密着</u>させる（図4-4）。この際，耳介や髪の毛が巻き込まれないよう注意する。

（4）測定周波数

標準純音聴力検査では，125，250，500，1,000，2,000，4,000，8,000Hzの7周波数を測定する。測定周波数の順は，1,000Hzから開始し，2,000→4,000→8,000Hzと徐々に高い周波数を測定する。次に1,000Hzを再測定し，その後500→250→125Hzと低周波数を測定する。

3）検査方法
（1）検査音の提示法

聴覚疲労を防ぐために良聴耳（聴力がよい側の耳）から始める。良聴耳が不明の場合は，右耳から始めるなど施設内で基準を設けておく。

検査音には原則として断続音を用い，<u>上昇法</u>で行う。1回の検査音は同一レベルで1～2秒提示する。自動断続音の断続周期が450msec（0.9秒に2回）であるため，提示ランプの点滅が3～4回で1～2秒に相当する。

（2）予備検査

予備検査は，通常1,000Hzで行う。予備検査の目的は，本検査の前に検査説明が正しく理解できているかを確認することである。以下に予備検査の実施手順をあげる。

① 40dBの検査音を聞かせる。応答があった場合は②～④を実施する。なかった場合は ⑤ ～ ⑥ を実施する。

② 応答があれば，20dB（または10dB）ずつ音を減衰させ，応答がなくなるレベルを確認する。

③ 応答がなくなったレベルから5dBステップで音を上昇させ，応答があるまで検査音を上昇させていく。

④ 応答が得られたら，そのレベルで検査音の提示と休止を1～2回繰り返す。応答が提示パターンと一致したら予備検査を終了とする。

⑤ 応答がなければ，20dB（または10dB）ずつ検査音を上昇させ，応答があるレベルを探す。例えば，40dBで応答がない場合，60dB（または50dB）の検査音を提示する。

⑥ 応答が得られたレベルから20dB（または10dB）いったん減衰させ，続いて5dBステップで音を上昇させる。応答があるまで検査音を上昇させ，応答レベルを確認する。その後④の手順を行う。

応答と提示パターンが一致しない場合や，補聴器なしで音声会話が可能にもかかわらず，70dBを超えても全く応答が得られない場合などは，再度

受話器と耳介を密着
受話器を耳介へ密着させることは正しいレベルを提示するために必要である。しかし，隙間ができないよう過度に受話器を締めつけると，被検者が痛みを感じることがある。また，動脈を圧迫することで拍動音が聴取され，集中力が低下する可能性もある。過度に締めつけすぎないよう注意する。

上昇法
明らかに聞こえないレベルから，徐々に音圧レベルを上げていく方法。明らかに聞こえるレベルから，徐々に音圧レベルを下げていく下降法もある。乳幼児以外は基本的に上昇法を用いて純音聴力検査を行う。

msec
千分の一を表す接頭辞である「m（ミリ）」と，秒（second）を表す記号「sec」とが組み合わさった単位記号。ms，m秒も同義。

第4章　聴覚・平衡覚の検査

> **リクルートメント（補充）現象**
> p.93を参照。

> **開始音圧レベル**
> 1,000Hz測定後2,000Hz以降の検査を行う際，直前の隣接した周波数の閾値より10～20dB低いレベルから測定を始めると検査時間を短縮でき，被検者の負担も少ない。

検査説明を行う。

　70dB以上の音圧レベルを出力する際には，リクルートメント（補充）現象に注意する。

（3）本検査

本検査は以下の手順で実施する。

① 予備検査測定で得られた1,000Hzの応答レベルより10～20dB下げたレベルから提示を始める。

② 5dBステップでレベルを上昇させ，応答レベルを確認する。応答があった際，すぐに休止するのではなく，応答レベルから5～10dB上昇させた明確な検査音を聞かせる。

③ 応答が得られたレベルより10dB減衰し，再度5dBステップでレベルを上昇させて，応答が得られる最小のレベルを求める。

　図4-5に実施例を示す。3回の測定のうち，2回同一レベルで応答が得られたら，そのレベルを閾値とし，次の周波数へ移る。3回とも異なる値の場合には，測定を追加し，過半数の回数以上一致するレベルを求めて閾値とする。3回の測定値内に±15dB以上誤差があれば，検査説明を繰り返し予備検査から測定し直す。

　1,000Hzは2回検査することになるが，5dB以内の差であればよいほうのレベルを閾値とする。10dB以上測定値が異なれば検査の信頼性がないと判断し，検査を最初からやり直す必要がある。

　周波数を変更した際の開始音圧レベルは，直前に測定した周波数の閾値を参考に提示する。

　一側の検査が終わったら，同様の手順で反対側を検査する。両耳検査後，陰影聴取の可能性があればマスキングをして再度測定する（マスキング（p.82）参照）。

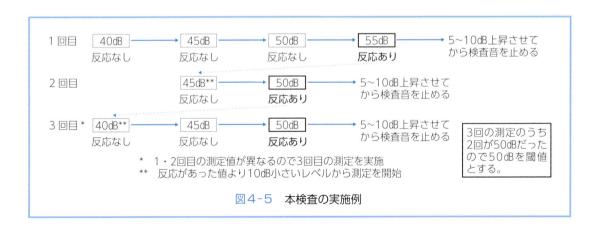

図4-5　本検査の実施例

② 骨導聴力検査

1）検査の目的

通常，伝音系（外耳や鼓膜，耳小骨や中耳腔の状態など中耳）に問題がなければ，気導聴力検査と骨導聴力検査の閾値はおおむね一致する。なお，気導聴力閾値と骨導聴力閾値の差を**気骨導差**という。気導聴力検査と骨導聴力検査の両方を検査することで，感音・伝音・混合性難聴の鑑別が可能となる。

2）検査の手順

（1）検査説明

「耳の後ろの骨から音を響かせます。いろいろな雑音が聞こえることもありますが，雑音ではボタンを押さず，ピッピッピ，プップップといった音で押してください」などと説明する。骨導聴力検査では基本的にマスキングを行うため，雑音が聞こえてもボタンを押さないよう必ず指示しておく。

（2）骨導受話器の装着

骨導受話器を用いて測定する。骨導受話器は耳介後部の乳突部に装着する。この際，受話器が耳介に接しないように，また受話器の下に髪の毛を挟まないよう注意する（図4-6）。反対側の非検耳には，マスキング用受話器を装着する。

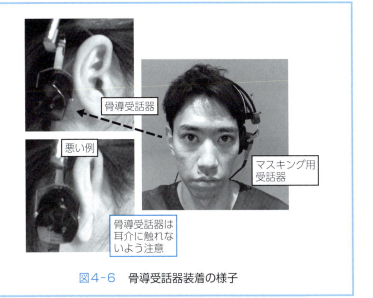

図4-6　骨導受話器装着の様子

> **気骨導差**
> 気導airおよび骨導bone閾値の差を気骨導差，またはA-B gapという。伝音系の障害がなければ通常気骨導差はほとんどない。しかし，健聴者でも10〜20dB程度生じる場合もあると報告されている。そのため，伝音難聴の判定は純音聴力検査のみでは判断できないことがある。

第4章 聴覚・平衡覚の検査

外耳道閉鎖効果
外耳道を閉鎖すると，主に1,000Hz以下の周波数の骨導閾値が5～20dBほどよくなる現象。

スケールアウト
オージオメータで出力できる最大音圧でも聴取が不可な場合をいう。スケールアウトの音圧レベルは一定ではなく，周波数により異なる。また，ブースターを搭載しているオージオメータでは，通常の最大音圧レベルをさらに上回る出力が可能である。

検査側の外耳道が耳栓や綿球などで閉鎖されている場合，外耳道閉鎖効果で低域を中心に骨導閾値が低下し，よい値となる。やむを得ず除去できない場合は結果に記載しておく。

（3）測定周波数と検査結果記載

測定周波数は250・500・1,000・2,000・4,000Hzの5周波数である。125Hzは振動感覚が生じるため，また8,000Hzは骨導受話器から気導音が発生するため，真の骨導閾値より低い値で応答してしまう可能性がある。そのため，125および8,000Hzは通常測定しない。

3）検査方法

骨導聴力検査では予備検査は行わず，本検査のみ実施する。基本的には気導聴力検査の良聴耳から開始し，先述した気導聴力検査の3）検査方法（3）本検査の項と同様の手順で検査を実施する。

また，骨導聴力検査では特殊な例を除き基本的にマスキングを行う（p.82参照）。

③ 純音オージオグラム

1）オージオグラム audiogram

オージオグラムは，純音聴力検査によって測定された気導聴力閾値と骨導聴力閾値を記録するためのグラフのことである。快適閾値や不快閾値，耳鳴検査の記載にも使用されている。

オージオグラムの横軸は周波数（音の高さ：Hz），縦軸は聴力レベル（音の強さ：dB）で示される（図4-7）。

聴力レベル（音の強さ）の単位は，dBHL（ディービー・エイチエル）で示される。なお，オージオグラム上の0dB（基準聴覚閾値）は，健聴成人の閾値の最頻値（さいひんち）に校正されている。

2）オージオグラムの記入法

気導聴力検査の閾値は，右耳は○印，左耳は×印で示し，隣り合う周波数の値は右耳を直線，左耳を破線で結ぶ。ただし，スケールアウトの場合は最大出力音圧の提示音レベルに○（または×）印を記入し，矢印（右耳：↙，左耳↘）を斜め下方に入れ，隣の周波数とは線で結ばない（図4-8）。

骨導聴力検査の閾値は，気導聴力検査を記録した同一のオージオグラム上に右耳を（[），左耳を（]）で示し，原則として線で結ばない。スケールアウトの場合は，気導聴力検査と同様に矢印を斜め下方に入れる。

HL：hearing level

Ⅱ．純音聴力検査

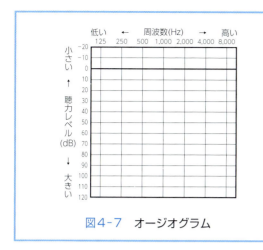

図4-7　オージオグラム

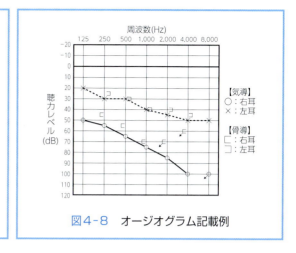

図4-8　オージオグラム記載例

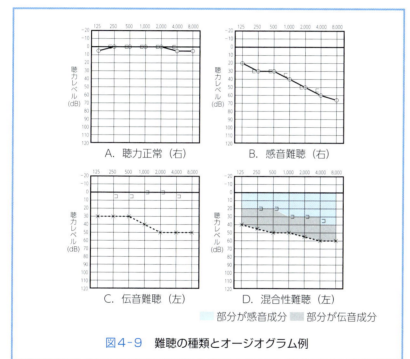

図4-9　難聴の種類とオージオグラム例

正常聴力
日本聴覚医学会難聴対策委員会によると，平均聴力レベル25dB未満で最高語音明瞭度80%以上とされている。

3) オージオグラムによる難聴の分類

　オージオグラムに記入された値や記号から，聴力の程度や難聴の種類などの情報が得られる（図4-9）。聴力の程度から，① 正常聴力，② 感音難聴，③ 伝音難聴，④ 混合性難聴に分類される。以下に難聴の種類を示す。

　① 正常聴力：一般的に平均聴力レベルが25dB未満のもの。

　② 感音難聴：気導閾値および骨導閾値共に正常範囲より同程度上昇しているもの。

　③ 伝音難聴：気導閾値が上昇するが，骨導閾値が正常聴力内にあるもの。

81

④ 混合性難聴：気導・骨導閾値ともに閾値上昇があり，かつ気骨導差
があるもの。

4）平均聴力レベル

　純音聴力検査で得られた聴力の程度は，「平均聴力レベル」で表されることが多い。各周波数における聴力閾値の一部を平均した数値であり，一般臨床では4分法の身体障害者福祉法対応（以下身障法対応）が用いられる。また，3分法，5分法，6分法などもあり，計算方法が異なる。身障法対応計算式では，閾値が105dBHL以上の場合，および100dBHL以上のスケールアウトの場合にその周波数の閾値を105dBとして計算する。以下に，4分法（身障法対応）の計算式を示す。

$$\text{4分法（身障法対応）}$$
$$\text{平均聴力レベル} = \frac{500\text{Hzの}HL + (1{,}000\text{Hzの}HL) \times 2 + 2{,}000\text{Hzの}HL}{4}$$

5）聴力型

　気導オージオグラムのパターンにより，様々な聴力型に分類される（図4-10）。聴力型は，難聴の障害分類や病態の予測，補聴機器の効果予測などに活用できる。

4 マスキング

1）マスキング masking とは

　聴力検査は左右一側ずつ検査を行うが，検耳（聴力検査を行う耳）へ提示した音が，非検耳（反対側の耳）へも伝わり，非検耳で聴取されることがある。その場合，非検耳で聴取された音を検耳の閾値として応答される可能性があり，これを陰影聴取 shadow hearingまたは交叉聴取 cross hearingという。

　検耳の正しい閾値を求めるためには，陰影聴取の可能性があれば非検耳で聴取しないよう雑音を入れて遮蔽する必要があり，これをマスキングという。この雑音（ノイズ）は，純音聴力検査では測定周波数を中心とした帯域ノイズ（バンドノイズ）を使用する。

　マスキングを考える際に必要な知識として，両耳間移行減衰現象と両耳間移行減衰量があげられる。両耳間移行減衰量は，気導では50〜60dB，骨導の場合は0〜5dB（図4-11）であるが，測定周波数や個人によって差がある。

両耳間移行減衰現象
検耳から提示した音が減衰しつつ非検耳の内耳に到達すること。

両耳間移行減衰量
両耳間移行減衰現象が起きている際，非検耳の内耳に到達するまでに減衰する量。

II．純音聴力検査

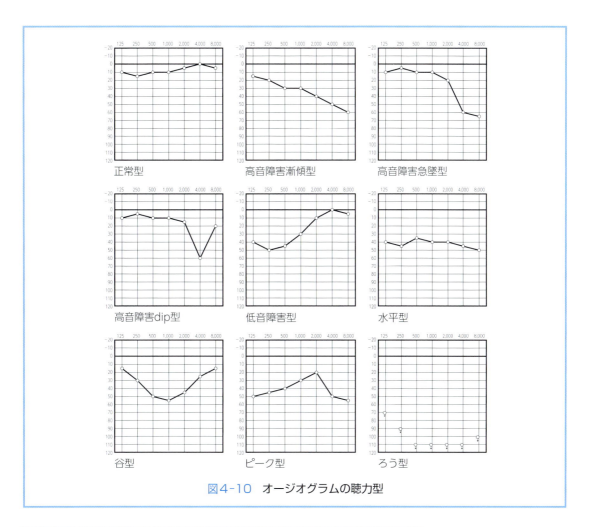

図4-10　オージオグラムの聴力型

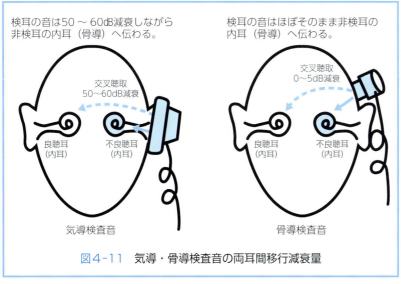

図4-11　気導・骨導検査音の両耳間移行減衰量

第4章　聴覚・平衡覚の検査

簡便法
気導・骨導聴力検査でマスキングが必要，かつ非検耳の聴力レベルが50dB以下の場合，実施の適応。実効マスキングレベル50dBのバンドノイズで一律にノイズを負荷する方法。10dB以上閾値が上昇した場合には，さらに10dBずつノイズを負荷して5dB以上差がない値を真の閾値とする。

ABC法
北里大学の竹内が1980年に報告したマスキングノイズレベルを決定するための方法。
気導air conductionと骨導bone conduction聴力検査の気導・骨導値や両耳間移行減衰量等からマスキングレベルを算出する。プラトー法より検査時間を短縮でき，被検者の負担軽減が可能となる。

実効レベル
個々の耳に対して有効なノイズレベル。50dBの気導聴力レベルの耳に60dBのマスキングノイズを負荷した場合は，実効レベル10dBと表現する。

2）マスキングが必要な場合

　マスキングが必要になるのは，マスキングなしの検耳の聴力から両耳間移行減衰量を引いた値が非検耳の骨導聴力より大きい場合である。

（1）気導聴力検査におけるマスキング

　気導聴力検査の両耳間移行減衰量は約50dBであるため，マスキングなしの検耳の聴力レベルが，非検耳の骨導レベルと50dB以上の差があればマスキングを行う。

　基本的には，非検耳の骨導レベルが確定してからマスキングの必要性を検討する。しかしながら，気導閾値より骨導閾値が悪くなることはないため，気導聴力検査測定時点で左右差が50dBあれば，マスキングが必要なことがわかる。

（2）骨導聴力検査におけるマスキング

　骨導聴力検査の両耳間移行減衰量は0～5dBであるため，ほぼそのまま非検耳の内耳に伝搬される。そのため，ほとんどの場合でマスキングを行う必要がある。しかしながら，一側性高度難聴耳の健側耳測定の場合や，両側の骨導閾値が同一である等特殊な場合にはマスキングを行う必要はない。なお，骨導聴力検査では，非検耳からのマスキング量が大きすぎ，検耳側の内耳が逆にマスクされてしまうオーバーマスキングという現象にも留意する必要がある。

3）マスキングの方法

　適正なマスキングを行うには，プラトー法，簡便法，ABC法などマスキング量を決めるための方法がある。プラトー法，簡便法では，検査時には非検耳での陰影聴取の可能性と，オーバーマスキングが起こり得るマスキング量を考慮する必要がある。

　また，非検耳に高度の伝音難聴がある場合，マスキングには限界がある。骨導閾値がよいためマスキングが必要になる場合が多い一方，非検耳にマスキングが必要であっても，気導閾値が悪いためマスキング量が大きくなり，オーバーマスキングになるというジレンマが起こりやすい。

　本書ではプラトー法を紹介する。

（1）プラトー法

　プラトー法とは，実効レベル10dB（または15dB）の一定のマスキングレベルを非検耳に負荷しながら，検耳の閾値がプラトー（平原）になるレベルを求める方法である。図4-12にプラトー法の原理を図示した。

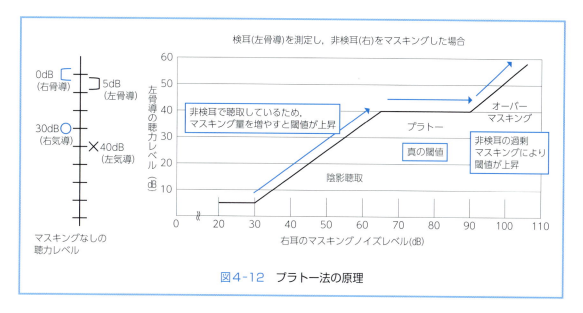

図4-12　プラトー法の原理

（2）プラトー法を用いた気導聴力のマスキング

① 非検耳に実効レベル10dBのマスキングレベルを負荷し，再度検耳を測定する。例えば非検耳の気導閾値が10dBの場合，実効マスキングレベル20dBのマスキングレベルを負荷して検耳を測定する。

② ①で測定した閾値とマスキングなしの聴力レベルの差が5dB以内であれば陰影聴取はないとし，そのレベルを真の閾値とする。なお，オージオグラムにはマスキング量を記録しておく。

③ 実効レベル10dBのマスキングを負荷することで検耳の閾値が10dB以上上昇すれば，陰影聴取の可能性があるためさらに+10dBずつマスキングレベルを増加させ，プラトーになるレベルを求める。

（3）プラトー法を用いた骨導聴力のマスキング

気導聴力のマスキングと手順はほぼ同様だが，骨導聴力検査では陰影聴取が起こりやすく，特に左右差がある場合にはオーバーマスキングを考慮する。

図4-12の例を用いて，左骨導閾値測定時のプラトー法の原理について説明する。

① 左側の「マスキングなしの聴力レベル」より，マスキングなしで求めた左骨導聴力レベルは5dBであることがわかる。また，マスキングをかける非検耳の右の気導聴力レベルは30dBである。

② 右側の「右耳のマスキングノイズレベル（dB）」の図を説明する。右の気導聴力レベル30dBに実効レベル10dB（実効マスキングレベル40dB）のマスキングノイズを負荷する。そうすると，左骨導の聴力レベルが10dB以上悪化している。そのため，さらに右耳へ実効レベル

実効マスキングレベル
純音をマスキングする効果量。オージオメータの「マスキング」のレベルに相当する。60dBのマスキングノイズを負荷した場合「実効マスキングレベル60dB」と表現する。

10dBずつマスキングノイズを増やしながら測定する。

③ 右耳が実効マスキングレベル65dB時に，左骨導聴力レベルが40dBになった。その後，右耳に10dBノイズを増やして負荷しても，聴力レベルが40dBでプラトーである。そのため，左骨導聴力レベルは40dBを真の閾値とする。

通常の検査ではプラトーになった時点で真の閾値とし次の周波数測定へ移る。図4-12では，マスキングノイズが90dBになると，その音が50dB減衰して40dBが検耳の内耳に届くことになり，これ以上はオーバーマスキングであることを示している。オーバーマスキングを起こさないために許容されるマスキングノイズの最大レベルは，両耳間移行減衰量に検耳の骨導聴力レベルを足した値である。

Ⅲ 語音聴力検査

語音聴力検査とは，数字，単音節や単語，文などの言語音を検査刺激として用い，ことばの聞き取り能力（語音了解閾値），およびことばの聞き分け能力（語音弁別能）などを調べる検査である。

検査に用いられる語音リストは，日本聴覚医学会により作成され，現在では57-S語表，67-S語表（図4-13）が普及している。これら語表の単音節には，日本語で出現頻度の高い音節が選ばれている。

言語音を用いて検査することで，社会生活におけるコミュニケーション障害の程度の評価，および補聴器や人工聴覚機器の補聴効果の判定を行う。

また，身体障害者福祉法の適応を判定する資料等として，さらに純音聴力検査や他覚的聴力検査等と組み合わせることで，後迷路性難聴・中枢性難聴の鑑別診断などに広く応用されている。

1 語音了解閾値検査（SRT）

1）検査の目的

純音聴力検査では，純音を用いて各周波数の最小可聴閾値を測定した。一方，語音聴力検査では，数字語表を用い50%の了解度が得られる語音レベル（dB）を閾値とし，これを語音了解閾値という。閾値とされているが，「検知できるレベル」ではなく「50%了解できるレベル」であることに留意する。

SRT：speech recognition threshold

57−S 語表

数字語音表〔語音了解閾値測定用〕

```
5 2 4 3 7 6
7 4 6 5 2 3
2 7 3 6 5 4
3 5 2 4 6 7
6 3 7 2 4 5
4 6 5 7 3 2
```

単音節の語音表（語音弁別検査用）

1表
```
ジ ラ ホ オ ワ エ ア ニ ト テ
バ リ カ コ ケ ル ロ ツ ヒ ミ
メ ド シ ネ ク イ ウ ス ユ レ
ソ キ ズ セ ヨ ガ ム ナ タ サ
ゴ ノ ヤ モ ダ フ ハ マ デ チ
```

2表
```
ラ ヤ ハ サ エ ア カ ム ク チ
ル ワ オ シ バ ジ テ ト ダ ユ
ケ メ イ ガ ゴ ツ ソ ミ レ ウ
ロ ヒ マ ス ヨ ド ネ セ セ ズ
タ ナ キ フ コ リ ニ ホ ノ デ
```

3表
```
ソ ワ フ ヤ イ ヒ ク ゴ ゴ ヨ
ガ マ ツ エ ノ ケ ミ チ サ ダ
ニ ナ リ キ モ ト ル コ ダ ユ
ド レ ジ ハ バ ラ ズ デ ム ネ
シ メ カ ホ ス セ テ ウ ロ オ
```

4表
```
バ ネ マ デ ホ ワ ム ノ ニ ハ
ミ ウ ア ク コ ヤ フ タ ジ オ
ソ モ キ ナ ケ ダ シ ガ レ チ
ズ ユ リ ト カ ル ド ヨ テ セ
メ エ ヒ ゴ ス ラ イ ロ ツ サ
```

5表
```
ミ ヒ ダ ヤ エ ソ ド ニ バ コ
ユ モ ツ ズ ワ ク ル ス フ メ
レ ナ ホ オ ト リ ケ セ シ イ
ヨ ハ ア マ ロ タ サ ガ キ カ
ム チ デ ウ テ ジ ゴ ラ ノ ネ
```

67−S 語表

数字語音表〔語音了解閾値測定用〕

```
5 2 4 3 7 6
7 4 6 5 2 3
2 7 3 6 5 4
3 5 2 4 6 7
6 3 7 2 4 5
4 6 5 7 3 2
```

単音節の語音表（語音弁別検査用）

1表
```
ア キ シ タ ニ ヨ ジ ウ ク ス
ネ ハ リ バ オ テ モ ワ ト ガ
```

2表
```
キ タ ヨ ウ ス ハ バ テ ワ ガ
ア シ ニ ジ ク ネ リ オ モ ト
```

3表
```
ニ ア タ キ シ ス ヨ ク ジ ウ
オ ネ バ ハ リ ガ テ ト ワ モ
```

4表
```
テ ネ ヨ ア キ ジ ハ モ シ ウ
リ ワ タ ク バ ト ニ ス オ ガ
```

5表
```
ネ ア テ ヨ ハ キ モ ジ リ シ
ワ ウ バ タ ト ク オ ニ ガ ス
```

6表
```
ニ ク リ モ テ ア ジ ハ ト ガ
ワ ネ ウ オ バ ス ヨ シ タ キ
```

7表
```
ワ バ ス タ ニ ト リ ジ ア キ
モ ネ ウ シ ヨ ガ ハ オ テ ク
```

8表
```
テ キ ワ タ ガ ア モ シ ト ニ
ヨ ハ ウ バ ス ネ ジ リ ク オ
```

57-S・67-S 語表で使用されている単音節。太字は67-S 語表で使用されている。

```
ア イ ウ エ オ
カ キ ク ケ コ
サ シ ス セ ソ
タ チ ツ テ ト
ナ ニ   ネ ノ
ハ ヒ フ   ホ
マ ミ ム メ モ
ヤ リ ユ レ ヨ
ラ ジ ル   ロ
ワ ズ     ゴ
ガ         ド
ダ
バ
```

図4-13　検査語表（57-S・67-S語表）
（日本聴覚医学会作成）

　語音了解閾値は，純音聴力検査の平均聴力レベルとおおむね同レベルとなることが一般的である。そのため，語音了解閾値が純音聴力検査の閾値より大幅によい場合，純音聴力検査結果の信頼性，または機能性難聴が疑われる。逆に大幅に悪化している場合には後迷路性難聴が疑われる。

２）検査方法

　1桁数字6種類「2/ニ/，3/サン/，4/ヨン/，5/ゴ/，6/ロク/，7/ナナ/」で構成された数字リストを用いる（図4-14）。

　検査開始時の提示音圧レベルは，検耳の純音聴力検査の平均聴力レベル+30dBを目安に確実に聞こえるレベルに設定する。その後，10dBずつ提示音圧を減衰させる。提示音圧の減衰ステップは，高度難聴者では5dBずつ提示音圧を減衰させるなど配慮する。

第4章　聴覚・平衡覚の検査

検査年月日：20xx年xx月xx日　　　　検者：（○○）
検査語表：（67−S）語表
氏名：○○　○○　　　　　　　　　年齢：○○歳　検査耳：右・左

語音了解閾値	45dB

聞こえた通りに横に書いてください。

1行目	5	2	4	3	7
2行目	7	4	6	5	2
3行目	2	7	3	6	
4行目	3	5	2	4	6
5行目	6	3	7	2	4
6行目	4	6	5	7	3

聴力レベル（dB）	85	75	65	55	45	35
明瞭度（%）	100	100	100	83	50	0

図4-14　語音了解閾値検査記入例

　応答は，書き取りか復唱で行い，6行目まで実施する。検査中，検査者はモニターイヤホンを装着し，どの数字が提示されているかモニタリングを行う。

　結果は，各列の正答率（%）で採点し，その値を語音オージオグラムに記載する。語音オージオグラム上に右耳を○，左耳を×印で記載し，いずれも破線で結ぶ。語音オージオグラム上で明瞭度曲線が50%を横切る検査音圧レベルを5dB単位で求め，語音了解閾値とする。

② 語音弁別検査 speech discrimination test

1）検査の目的

　単音節リストを用い，語音の聞き分け（弁別）能力を調べる検査である。語音弁別検査の結果は，補聴器効果の予測や判定，身体障害者手帳の等級認定や後迷路性難聴の鑑別診断などに用いられる。

2）検査方法

　57-S語表，および67-S語表（図4-13）の単音節リスト等を用いて語音（単音節）の聞き分け能力を測定する。なお，57-S語表では1表が50音，67-S語表では1表が20音で構成されている。

　検査開始時の提示音圧レベルは，純音聴力検査の平均聴力レベル+40dBを目安に確実に聞こえるレベルから開始する。ただし，補充現象がある場

合や高音障害急墜型の場合等は平均聴力レベル+30dBに設定するなど配慮する。最初の1表が終わったら，提示音圧レベルを10～15dB低下させ，次の表に進む。

応答は書き取り，または復唱で行う。通常は，3～4種以上の異なる提示音圧レベルで行い，異なった語表を用いて検査する。それぞれのレベルごとに正答率（％）で採点する。検査者は，モニタリングを行う。

結果は，語音オージオグラム上に右耳を○，左耳を×で記載し，いずれも実線で結ぶ。このグラフを語音明瞭度曲線 speech recognition curveといい，最も明瞭度の高い値を最高語音明瞭度 maximum speech recognition score，または語音弁別能という。結果には，最高語音明瞭度（語音弁別能）とその際の提示音圧レベルを記載する（図4-15，4-16）。

グラフを記載した後，提示音圧レベルが大きいほど正答率が高く，ロールオーバー現象が起きていない場合は，さらにレベルを上げることで最高語音明瞭度が更新されないか確認する。ただし，提示音圧が不快音とならないよう注意する。

語音弁別検査の結果は，語音弁別能だけでなく異聴（いちょう）分析にも活用される。異聴分析を行うことで，本人の誤り方の特徴を把握することができ，聴覚リハビリテーション時などに有効活用できる。

ロールオーバー現象
提示音圧レベルを上げることで，明瞭度が最高明瞭度より徐々に低下する現象。補充現象を有する感音難聴に多く出現する。

♪ コラム：異聴分析 ♪♪

異聴とは，刺激された音が異なった音へ聴取されることをいう。語音弁別検査で得られた結果は，どのように異なって聴取されたかの誤り方を分析することで傾向がつかめ，対策へとつなげることができる。

図4-15の語音弁別検査では，m/nと通鼻音同士の異聴と/ha/→/a/の子音抜けの多いことがわかる。また，tʃ/ʃ，ts/s，tʃ/kへの異聴も起きている。このように結果の異聴分析を行うことで，日常会話の中であらかじめ注意を促すよう助言できる。また，聴覚リハビリテーションにおいて上記の弁別課題を設定した訓練が可能となる。

集団の分析には異聴マトリックス表が有用である（表4-1）。表中の斜めの塗りつぶし部分には，各子音の正答率が表記される。小寺は，57-S語表を用い感音難聴者の異聴を分析し，感音難聴者は構音様式では無声子音同士の異聴が多く，構音位置ではサ行がハ行，タ行がカ行，バ行とガ行がラ行に異聴しやすいと報告している[3]。

異聴分析は，個人や対象集団の聞き誤り方の特徴をつかむ，有効な方法である。

第4章 聴覚・平衡覚の検査

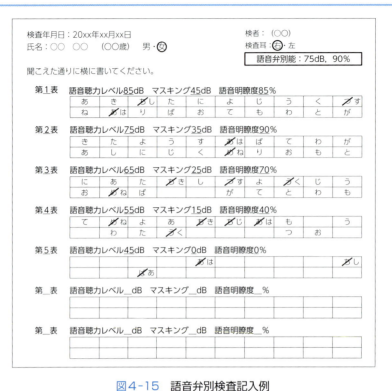

図4-15 語音弁別検査記入例

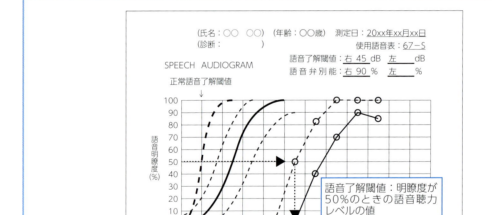

図4-16 語音（スピーチ）オージオグラムと記入例

Ⅲ．語音聴力検査

表4-1　異聴マトリックス表

| | | | 有声子音 | | | | | | | | | | 無声子音 | | | | | | | | | | | |
| | | | 破裂音 | | | 通鼻音 | | 接近音 | | 破擦音 | | 弾音 | 破裂音 | | | 摩擦音 | | | | | 破擦音 | | |
			b	d	g	m	n	w	j	dz	dʒ	r	t	p	k	ɸ	s	ʃ	ç	h	ts	tʃ	合計
有声子音	破裂音	b																					
		d																					
		g																					
	通鼻音	m																					
		n																					
	接近音	w																					
		j																					
	破擦音	dz																					
		dʒ																					
	弾音	r																					
無声子音	破裂音	t																					
		p																					
		k																					
	摩擦音	ɸ																					
		s																					
		ʃ																					
		ç																					
		h																					
	破擦音	ts																					
		tʃ																					

了解度検査用単語・文
67語表以外に，補聴器適合評価用CD（TY-89）や人工内耳装用者の評価用に作成された語音聴取評価検査「CI-2004（試案）」などがある。リスト数が多く，経時的な評価を行う補聴器装用者や人工内耳装用者にはこれらの語表の使用が有用である。

③ 了解度検査 intelligibility test

1）検査の目的

　単語や文章，質問などの語音を用い，その正答率を調べる検査である。了解度検査は，語音了解閾値検査および語音弁別検査の補助検査として補足的に用いられており，必須検査ではない。

　単語や文を検査素材として用いることで，本人の言語能力も含めたより日常に近い条件でコミュニケーション能力を評価することができる。

2）検査方法

　67語表の了解度検査用単語や文等を用いる。提示音圧レベルは，十分に聞き取れる音圧レベルに設定し，検査リストごとに正答率を求める。

　語音弁別検査とは異なり，音圧レベルを低下させながらの測定は基本的に行わない。またリストが1種類であるため，定期的に評価を行う場合には学習効果が出ないよう評価時期に注意する。

第4章　聴覚・平衡覚の検査

スピーチノイズ
語音をマスキングするための広帯域雑音。純音聴力検査では，提示周波数をちょうどマスクするバンドノイズが用いられる。語音聴力検査では，より広い周波数帯域である語音をマスクするスピーチノイズが用いられる。

非検耳に伝音難聴がある場合のマスキング
気骨導差分ノイズを負荷する際には，500・1,000・2,000Hzの気導聴力閾値のうちよいほう2つの平均値と，骨導聴力閾値のうちよいほう2つの平均値との差を用いる。

4 語音聴力検査のマスキング

　ヘッドホン等で一側ずつ語音聴力検査を行う際には，必要に応じてマスキングを行う。語音聴力検査では原則としてスピーチノイズを使用する。マスキングが必要になる場合は，提示音圧レベルが非検耳の聴力レベルより40dB（両耳間移行減衰量最小値分）以上大きい場合である。この際の聴力レベルは，語音の周波数成分を多く含む500・1,000・2,000Hzの骨導聴力閾値のうち，よいほう2つの平均値を用いる。

　マスキングレベルは，検査語音の音圧レベルから40dBを引いた値である。例えば80dBの音圧レベルを提示する際に，マスキングが必要であれば，マスキングレベルの計算式は80－40（dB）の40dBとなる。非検耳に伝音難聴がある場合のマスキングでは，気骨導差分さらにノイズを負荷して測定する。

5 スピーチ（語音）オージオグラム

　語音聴力検査の結果を示す図のことをスピーチ（語音）オージオグラムという。スピーチオージオグラムは横軸に語音聴力レベルをdBで示し，縦軸は語音明瞭度を％で示したグラフである。また，目盛りの間隔は10dBと20％が等しくなるように表示されている（図4-16）。

1）スピーチ（語音）オージオグラムの記載方法
　純音聴力検査と同様に右耳を〇，左耳を×で記入し，隣接する値を線で結ぶ。このとき，語音了解閾値検査の結果は破線，語音弁別検査の結果は実線で記載する。このグラフを（語音）明瞭度曲線という。

　スピーチオージオグラム上には，あらかじめ正常基準値となる正常基準曲線 reference speech recognition curveが記載されている（図4-16）。太い破線は，語音了解閾値の正常基準曲線を示し，太い実線は語音弁別検査の正常基準曲線を示している。また，太い実線の両端の薄い破線内であれば，語音弁別検査の結果は正常範囲であることを示している。

2）スピーチ（語音）オージオグラムの見方
　語音聴力検査が正常の場合は，スピーチオージオグラム上の正常基準曲線の正常範囲内に収まる。また，語音聴力レベルが大きくなるにつれて語音明瞭度も高くなる。

伝音難聴では，正常範囲内には収まらず右方向へずれた型となるが，提示レベルを大きくすると語音明瞭度は100%に近い値になる。

　感音難聴の場合，補充現象を有することが多い。そのため，ロールオーバー現象が起こり，ある程度音圧レベルが上がると逆に明瞭度が低下し，曲線が下降する型となる。また，最高明瞭度が100%に近い値にならないことも多い。後迷路性難聴では，純音聴力検査の閾値と比較して最高明瞭度が明らかに悪い。提示音圧レベルにかかわらず明瞭度は低値を示す。

3）検査語表

　語音検査用に標準化された検査語表は，いずれも日本聴覚医学会が作成している。一番古い語表は1957年に作成された57語表，続いて1967年に作成された67語表がある。これらはレコード盤で録音されたためテープの劣化があり，デジタル録音で再編集されたものが，現在普及している57-S語表，67-S語表である。

　最新のオージオメータには検査語表が内蔵されていることが多い。CDで再生する場合には，外部出力端子でオージオメータにつなぎ，オージオメータを通して出力する。また，検査語表の出力レベルを，校正用の基準音で確認する。

　語音聴力検査では，目的に応じて語表を利用し，使用した語表を明記する。

Ⅳ　内耳機能に関する検査

　内耳性難聴の特徴として，**補充現象** loudness recruitment phenomenonがある。音の大きさに対する感覚異常で，わずかな音量の変化にも，正常耳よりも過度に敏感になり，大きく聞こえる現象である。

　主として補充現象の有無や程度，感音難聴の内耳性・後迷路性の鑑別，聴覚の質（聞こえ方）の評価に用いられるもので，内耳機能検査と総称される。

補充現象
内耳性（迷路性）難聴に伴う音の大きさの感覚（ラウドネス）の異常。音の物理的強度のわずかな増大に対して，ラウドネスの増大が異常に大きい症状のこと。
リクルートメント現象ともいう。

① 自記オージオメトリー，ベケシー検査
automatic audiometry, Bekesy test

1）概　要

　本検査は，1947年ベケシー Bekesyによって開発され，Bekesy型オージオメトリーともいわれる。被検者の閾値を自動的に記録することから

連続周波数記録
通常125〜8,000Hzまでを連続的に周波数を上昇させながら検査が進行する。

固定周波数記録
検査者が選択した周波数の検査音が呈示され検査が進行する。

automatic audiometryともいわれる。

機器の構成は，通常のオージオメータに自記装置を加えたもので，検査音の周波数と強度を自動的に変更し記録していく。今日では通常のオージオメータに自記オージオメトリー検査が内蔵され，簡単に検査できる機種もある。

自記オージオメトリーにおける検査刺激の強度変化と被検者の反応との対応関係を示す（図4-17）。検査がスタートすると，刺激強度が自動的に変更される。

検査刺激の周波数は，連続周波数記録と固定周波数記録の2つの測定方法がある。検査刺激の持続時間については，持続音と断続音の両方について検査を行い，反応波形の比較を行う（図4-18）。

2）検査手続き

被検者へ音が聞こえている間は応答ボタンを押し続け，聞こえなくなったら離すように教示する。連続周波数記録の場合は検査音のピッチ（高さ）が徐々に高くなっていくこと，断続音での検査の場合は「ピッ，ピッ，...」と聞こえ続けている間はボタンを押したままにすることなど，被検者が十分に手続きを理解できたらレシーバを装着し，スタートボタンを押して検査を開始する。

3）結果の解釈

連続周波数記録ではグラフの横軸が周波数（同時に経過時間にも対応する）であるのに対し，固定周波数記録では経過時間を表している点が異なる。

検査時間は，連続周波数記録は10分以上，固定周波数記録では1周波数で3分程度必要である。連続周波数記録は広範囲の周波数帯域のデータが得られるが，固定周波数記録では，ある1周波数についてのデータしか得られない。各記録方法には特徴はあるものの，両者の結果は基本的には同じ傾向を示す。

ジャーガー Jerger(1966)は，持続音記録および断続音記録の波形パターンからⅠ〜Ⅴ型の5類型に分類した（図4-18，表4-2）。

Ⅳ．内耳機能に関する検査

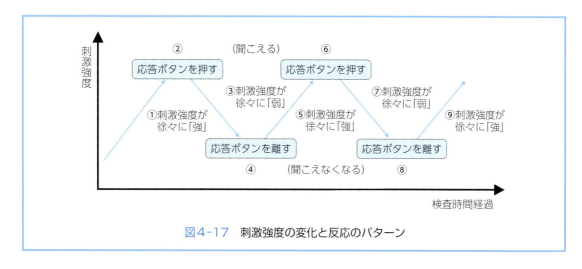

図4-17 刺激強度の変化と反応のパターン

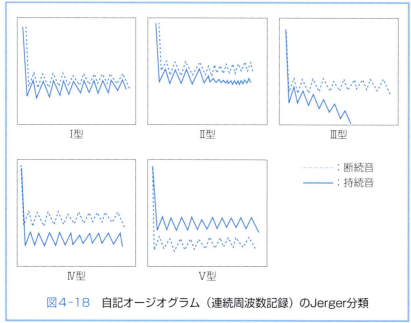

図4-18 自記オージオグラム（連続周波数記録）のJerger分類

表4-2　Jerger分類，難聴の種類と概要

Jerger分類	難聴の種類	概　　要
Ⅰ型	正常 伝音難聴	持続音記録と断続音記録とが全周波数に渡ってほぼ同じ閾値レベルを示す。
Ⅱ型	内耳性難聴	1kHz以上の中高音域において，持続音のほうが断続音より閾値レベルが上昇する。 高音域において，補充現象により持続音の振幅が減少する。
Ⅲ型	後迷路性難聴	持続音のみ一過性閾値上昇を示す。
Ⅳ型	後迷路性難聴	持続音のほうが断続音より閾値レベルが上昇するが，ほぼ一定のレベル差を保つ。
Ⅴ型	機能性難聴	断続音のほうが持続音より閾値レベルが上昇する。

第4章　聴覚・平衡覚の検査

ラウドネス
loudness
音の大きさ感覚（大小感覚）のこと。音の物理的強度の強弱と対応していて，基本的には強い音は大きく，弱い音は小さく感じる。ただし，人間の聴覚は周波数によって大幅に感度が異なり，低音域の感度が最も鈍く，中音域の感度が最も敏感で，高音域の感度は若干鈍い。

陰影聴取
検耳に提示した検査音を，反対側の非検耳で聴取すること（p.82参照）。

2 ABLB検査（バランス検査，Fowler検査）
alternate binaural loudness balance test, balance test, Fowler test

1）概　要

ABLB検査は，ファウラー Fowler（1936）の考案によるもので，片側感音難聴例（他側耳は正常）に対する補充現象の検査である。正常耳と難聴耳に交互に純音を聞かせ，同じ大きさ（ラウドネス）に感じる音の強度を測定する。オージオメータに，ABLB検査がメニューに含まれている場合は，検査手続きが自動化されているため，複雑な操作を行うことなく検査が実施できる。

2）検査手続き

純音聴力検査の結果，一側が正常閾値で，他側が約15〜50dB HLの軽度・中等度感音難聴の場合が対象である。良聴耳に明らかな感音難聴が認められる周波数では実施不能であり，両耳の閾値差が約15dB以下の場合，また50dB以上になると陰影聴取が起きることから測定が難しくなる。

臨床上，全周波数を検査する場合は時間を要するので，閾値差が大きい周波数のうち，低・中・高音域の代表的な周波数（例えば，250Hz，1kHz，4kHz）について検査を実施する。

被検者には，左右交互に検査音を聞きながら，同じ大きさとして感じる強度を求めることが本検査の課題であることを教示する。難聴耳に閾値上10〜20dBの検査音を聞かせ，次に正常耳に聞かせ同じ大きさに聞こえる音のレベルを求める。検査音は，持続音ではラウドネスが減衰する可能性があるため，断続音を使用する。

3）結果の解釈

測定値の記載方法には，ラダーグラム laddergramとSteinberg Gardner plotsがある。ラダーグラムでは，オージオグラム上に，正常耳と難聴耳で同じ大きさに聞こえたレベルを左右に記し，線でつなぐ。

補充現象陰性例（図4-19）では，正常耳への提示音圧に難聴耳の閾値上昇分を加算して難聴耳へ提示する。難聴耳での音の大きさと正常耳での音の大きさが等しくなり，その関係は提示音圧を上げても一定のまま保持され，グラフの傾きは平行となる。

補充現象陽性例（図4-20）では，提示音圧が弱い段階では正常耳と難聴耳との間に難聴耳の閾値上昇分の差があるが，提示音圧を強くしていくと両者の差が縮小する。最終的には正常耳と難聴耳とが同じ提示音圧で同じ大きさ感覚を得るようになる。その結果，グラフの傾きは提示音圧の上

Ⅳ．内耳機能に関する検査

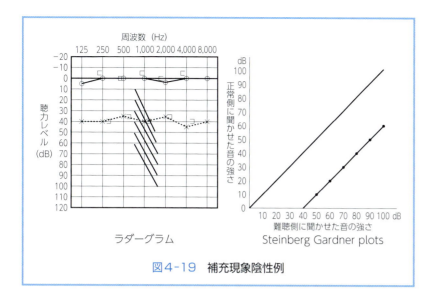

図4-19　補充現象陰性例

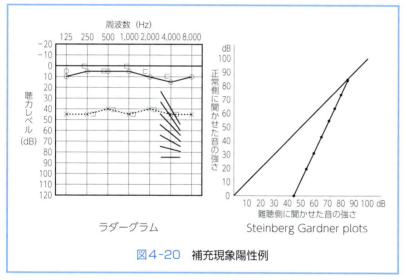

図4-20　補充現象陽性例

昇に伴って小さくなり水平に近づく。

　Steinberg Gardner plotsは，正常耳に聞かせた音の強さと難聴耳側に聞かせた音の強さを記述する。補充現象陰性例（図4-19）では，正常耳，難聴耳ともに変化量は変わらないため45度の線に平行となる。補充現象陽性例（図4-20）では，難聴耳側では閾値を超えると音の感覚が急に増加するため45度の線と交叉する。

第4章 聴覚・平衡覚の検査

> **感覚レベル**
> 感覚刺激（音波，光など）の強度を表すのに，ある被検者の感覚閾値を基準値とする方法。ここでは聴覚閾値を基準値として用いると，例えば「閾値上10dB」というように，聴覚閾値の異なる複数の人に対して，同じ影響を与えると考えられる強度での刺激提示が可能となる。

3 SISI検査 SISI test

1）概　要

　本検査は，一側耳のみで測定可能な検査法である。持続音のわずかな強度変化を検知できるか否かによって，補充現象の有無を判断する。

　通常は閾値上20dBの刺激強度が，5秒間に1回の割合で200msec，1dBだけ強度が上昇する（図4-21）。こうした刺激の強度変化が，100秒間に計20回生じるようになっている。

　被検者は，音が大きくなったと感じたら，その都度応答ボタンを押すことが求められる。オージオメータには，100秒間に被検者が応答ボタンを押した回数が表示される。

2）検査手続き

　被検者に応答の仕方を正しく理解してもらうための練習では，1dBではなく5dBの増強変化になっている。検査音の強度は，閾値上20dBとする。本検査を開始するためのスタートボタンを押すと，自動的に検査が進められる。

3）結果の解釈

　刺激音の強度変化20回に対して，被検者が応答ボタンを押した回数のパーセントを求める。その値をSISIスコアという。Jergerの判定基準では，SISIスコア60%以上が補充現象陽性，20～55%は疑陽性，15%以下は陰性としている。

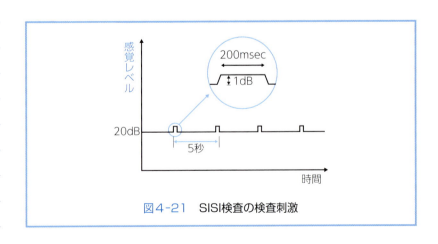

図4-21　SISI検査の検査刺激

SISI：short increment sensitivity index

④ MCL・UCL検査

1）概　要

この検査では最小可聴閾値，MCL，UCL，そしてDRとの関係から補充現象を判定する。MCLとは，やかましすぎず，小さすぎもせず，快適に聞いていられる大きさに対応した音の強度のことである。UCLとは，やかましすぎ，不快で聞いていられない大きさに対応した音の強度のこと，DRは，聴覚閾値と最大可聴値あるいはUCLとの間の幅のことである。

難聴耳は聴覚閾値が上昇しているために，DRが狭まっている。本検査は，個人差，測定誤差が大きいことから，補充現象の検出でなく，主に補聴器適合における評価法として利用されている。

2）検査手続き

検査法としては，閾値上5dBステップで強くし，MCL，UCLそれぞれを合図してもらう。1周波数について3回繰り返し検査を行う。しかしこれは一例であり，測定法として確立したものはない。検査音は，純音を用いるが，バンドノイズ，文章等が利用される場合もある。

3）結果の解釈

聴覚機能が正常な場合，MCLは50〜60dB，UCLは約90dBである。DRは正常耳では，1,000Hzで90〜100dBである。可聴閾値とMCL，UCLとの差，またDRを求める。補充現象陽性の場合は，難聴側の閾値が上昇し，UCLが低くDRが狭くなる。

⑤ 耳鳴検査

1）概　要

耳鳴検査には，自覚的表現の検査と客観的に評価する検査がある。自覚的表現の検査では，質問票を用いて被検者自身の耳鳴をどのように感じているかを表現させる。客観的検査では，純音聴力検査，ピッチマッチ検査，ラウドネスバランス検査，遮蔽検査，RI検査などがある。

（1）自覚的表現の検査

耳鳴質問票や耳鳴評価尺度が重症度の分類に使用される。耳鳴の種類・大きさ・高低・音色・持続性や，心理的苦痛度・生活障害度などについて評価する。

MCL
快適レベル。

UCL
不快レベル。

DR
ダイナミックレンジ。

自覚的表現の検査
参考資料
・日本聴覚医学会：標準耳鳴検査法1993
・日本聴覚医学会：耳鳴診療ガイドライン2019

RI
耳鳴りを純音またはバンドノイズで遮蔽し，提示終了後にも耳鳴りが抑制される現象。

MCL：most comfortable loudness level　　UCL：uncomfortable loudness level
DR：dynamic range　　RI：residual inhibition

① 耳鳴の自覚的表現の評価法　耳鳴患者の表現によると，耳鳴音は，ジー，ゴー，キーン，ピー，シャー，ドックン・ドックン（拍動性耳鳴）など多様である。表現によって周波数が推測できることもあり，主訴から得られる情報は貴重である。

② THI新版　日常生活に与える耳鳴の苦痛度を数値化する。苦痛度は，正常：0～16点，軽度の苦痛：18～36点，中等度の苦痛：38～56点，高度な苦痛：58～100点の4段階に分類される。

（2）客観的検査

聴覚検査としては，純音聴力検査，ピッチマッチ検査，ラウドネスバランス検査，遮蔽検査を行う。

① ピッチマッチ検査　固定周波数，連続周波数の2種類がある。

固定周波数ピッチマッチ検査では，通常はオージオメータを使用し，耳鳴に似ている検査音を選択させ耳鳴周波数を決定する。結果はオージオグラムの最上端に，耳鳴と似ている周波数に○（右），×（左）を記入する。

連続周波数ピッチマッチ検査では，自記オージオメータを用いて周波数を連続的に変化させ，耳鳴に似ている周波数を調べる。

② ラウドネスバランス検査　耳鳴の大きさを調べる検査で，ピッチマッチ検査で得られた耳鳴周波数音を用いて，ラウドネスが耳鳴と一致する強さを求める。

③ 遮蔽検査　ピッチマッチ検査で得られた耳鳴周波数のバンドノイズを用いる。耳鳴のある耳にバンドノイズを聞かせて，耳鳴が聞こえなくなる遮蔽音の最小レベルを求める。

④ RI検査　ピッチマッチ検査で得られた耳鳴周波数の純音やバンドノイズを提示し，提示終了後に，耳鳴の消失時間と元の大きさに戻った時間を計測する。

> **固定周波数ピッチマッチ検査**で使用する比較音
> 10周波数（125・250・500・1,000・2,000・3,000・4,000・6,000・8,000・10,000Hz）の純音，バンドノイズ，またはホワイトノイズなどの音源を比較音として使用する。

V　中耳機能に関する検査

1　インピーダンス・オージオメトリー

インピーダンス・オージオメトリー impedance audiometryは，他覚的聴覚検査のひとつで，外耳道に入力された音に対する中耳伝音機構（鼓膜，耳小骨連鎖など）のインピーダンス（抵抗）を測定することで，中耳機能を調べるものである。

THI：tinnitus handicap inventory

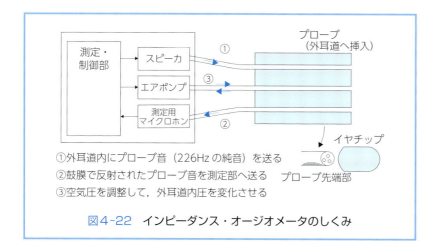

図4-22　インピーダンス・オージオメータのしくみ

コンプライアンス
インピーダンスの逆数。コンプライアンスが高いほど、中耳伝音機構のインピーダンス（抵抗）が低く、鼓膜が動きやすいことを示す。

静的コンプライアンス
外耳道圧が+200daPaのときのコンプライアンスの値とグラフのピーク（山の頂上）の値との差。

daPa（デカパスカル）
da（デカ）は「10倍」を表す。1 daPa = 10Pa。

鼓膜が動きにくければ、抵抗が大きくなるため鼓膜で反射される音圧が大きくなる。反対に、鼓膜が動きやすければ、抵抗が小さくなるため鼓膜で反射される音圧は小さくなる。インピーダンス・オージオメータでこの音圧を測定し、動きやすさの指標である<u>コンプライアンス</u> complianceを求める。コンプライアンスは、測定した音圧を空気の容量（等価空気容量）に換算して、単位はmL（ミリリットル）で示される。

インピーダンス・オージオメータには、① 外耳道内にプローブ音（226Hzの純音）を送るスピーカ、② 鼓膜で反射されて戻ってきたプローブ音を本体の測定部に送るマイクロホン、③ 外耳道内の圧力を変化させるエアポンプに連結されたプローブがあり、そのプローブに被検者の外耳道の大きさに合ったイヤチップ（耳栓）を装着して外耳道に挿入し、測定を行う（図4-22）。

インピーダンス・オージオメトリーには、ティンパノメトリーと音響性耳小骨筋反射検査の2種類の検査がある。

1）ティンパノメトリー
（1）概　要

ティンパノメトリー tympanometryは、外耳道内の圧力を変化させながらコンプライアンスを測定し、中耳伝音機構の状態を調べる検査である。検査の結果は、縦軸がコンプライアンス、横軸が外耳道圧のティンパノグラム tympanogramというグラフで示される（図4-23）。縦軸は通常、<u>静的コンプライアンス</u> static complianceで表示し、この値が鼓膜の可動性（動きやすさ）の指標となる。外耳道圧は+200daPa（デカパスカル）から開始し、0daPa（エアポンプから圧をかけない、検査室内の大気圧と同じ状態）を経て、-200daPaまで変化させる。

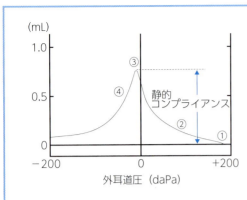

図4-23 ティンパノグラム

① 外耳道に強い陽圧（鼓膜を中耳側に押す力）がかかっているため，鼓膜が振動できず，可動性が最小になっている

② 外耳道圧が下がるにつれて，鼓膜の可動性が上がってくる

③ さらに外耳道圧が下がり，鼓膜の可動性が最大（ピーク）になる。このとき，外耳道の圧と中耳腔の圧が等しくなっている

④ 外耳道に陰圧（鼓膜を外耳道側に引っ張る力）をかけていくと，再び鼓膜の可動性が制限され，コンプライアンスが低下していく

(2) 手　順

検査にあたって，測定中，外耳道内の圧力を変化させると耳に圧迫感を感じるが心配ないこと，また，発声・嚥下・鼻すすりをしないよう被検者に説明する。プローブに装着したイヤチップ（耳栓）をアルコール消毒し，プローブを外耳道に挿入する。プローブの先端が外耳道壁でふさがれていたり，圧漏れがある場合はエラーが表示されるので，プローブの向きやイヤチップの大きさを変えて調整する。自動，または，スタートボタンを押すと測定が開始される。

(3) 結果の解釈

ティンパノグラムに示される静的コンプライアンスのピーク（最大値）の有無や高さ，位置から，A・B・Cの3つの型に分類される（図4-24）。この検査の結果だけでは診断が確定できない場合も多く，純音聴力検査の結果や鼓膜の所見などと合わせて，耳鼻咽喉科医が総合的に診断を行う。

2）音響性耳小骨筋反射検査（アブミ骨筋反射検査）

(1) 概　要

アブミ骨に付着するアブミ骨筋（顔面神経支配）とツチ骨に付着する鼓膜張筋（三叉神経支配）は，強大音が入ると反射により収縮し，耳小骨の動きを制限して，内耳を保護する働きをする。反射が起こると鼓膜のコンプライアンス（動きやすさ）が低下するため，その変化をインピーダンス・オージオメータで記録する。鼓膜張筋は反射閾値が高い（より強大な音でないと反射が起きない）ため，実際に測定しているのはアブミ骨筋反射なので，音響性耳小骨筋反射検査 acoustic reflex test は，アブミ骨筋反射検査 stapedius reflex test とも呼ばれる。アブミ骨筋反射は両側性であり，

型	A	Ad	As	B	C
ティンパノグラム	(ピーク)	(高いピーク)	(低いピーク)	(平坦)	(-100左寄り)
グラフの特徴	ピークが0daPa付近（±100daPa以内）。Ad (deep A) はピークが高すぎる。As (shallow A) はピークが低すぎる。ピークの正常値は0.23〜1.22 mL（中央値0.46mL）と報告されている[4]。			ピークがなく，平坦	ピークが-100daPa以下（-100daPa以下をC$_1$，-200daPa以下をC$_2$と分ける）
状態	外耳道圧と中耳圧に差がないため、0daPaのときに鼓膜の可動性が最も高くなっている。	鼓膜が過度に伸展して，動きやすくなりすぎている。	鼓膜の動きが硬く，動きにくくなっている。	鼓膜の動きが極端に悪い状態。滲出液が多量に貯留している場合にも起こる。	換気不全や貯留液のため、中耳腔が陰圧（鼓膜が中耳側に引かれた状態）になっている。外耳道側に引っ張る圧をかけることで、鼓膜が動きやすくなる
主な疾患	正常，感音難聴	耳小骨連鎖離断，鼓膜の萎縮	耳硬化症，耳小骨固着，鼓膜の肥厚	滲出性中耳炎，癒着性中耳炎	耳管狭窄症，滲出性中耳炎（初期・回復期）

図4-24　ティンパノグラムの型

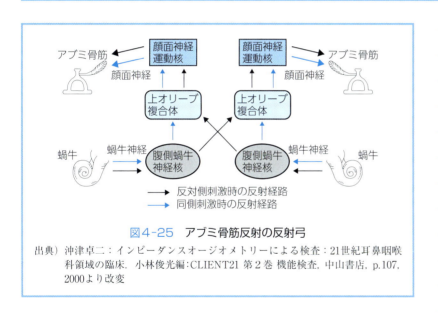

図4-25　アブミ骨筋反射の反射弓

出典）沖津卓二：インピーダンスオージオメトリーによる検査．21世紀耳鼻咽喉科領域の臨床．小林俊光編：CLIENT21 第2巻 機能検査．中山書店，p.107，2000より改変

どちらの耳に強大音が入っても両耳に反射が起こる（図4-25）。

（2）手　順

大きな音（70〜110dBの刺激音）が出ることをあらかじめ被検者に説明しておき，被検者が驚かないよう配慮する。刺激音は，500・1,000・2,000・4,000Hzが用いられ，検査耳と同側（ipsilateral）の刺激はプローブから，反対側（contralateral）の刺激は対側耳に装着した気導受話器から出力される。対側耳用の気導受話器を装着後，ティンパノメトリーと同様に検査

第4章 聴覚・平衡覚の検査

求心路
末梢から中枢に向かう神経経路。

遠心路
中枢から末梢に向かう神経経路。

耳にプローブを挿入して検査を開始する。外耳道圧は，ティンパノグラムのコンプライアンスがピークのとき（鼓膜の可動性が最も高い）の値に調整される。

（3）結果の解釈

結果は図4-26のようなグラフで示される。反射が起こってアブミ骨筋が収縮している間，グラフの線にコンプライアンスの低下を示す凹みができる。凹みができる最も低い刺激音圧をアブミ骨筋反射閾値（SR閾値）とする。正常耳のSR閾値は，70～100dBである。

アブミ骨筋反射の求心路は蝸牛神経（聴神経），遠心路は顔面神経である。反射が起こる経路（図4-25）と，一側の耳に刺激音を入れたときにどちらの耳に反射が起こったか，または起こらなかったかの関係を考え合わせて，診断的情報を得る。例えば，右耳に刺激音を入れたときは左右とも反射が起こるのに，左耳に入れたときには左耳にしか反射が起こらない場合，

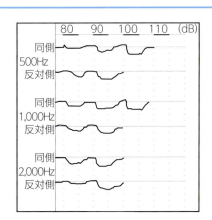

- グラフの線は，コンプライアンス（鼓膜の動きやすさ）を示す。
- 刺激音の周波数ごとに，同側刺激・反対側刺激に対する反応が記録される。
- 刺激音に対して反射が起こると，鼓膜の動きが制限されるため，グラフに凹みができる。
- 明確な反応が得られたら，それ以上の大きさの刺激音は出さない設定になっている。
- 反応が得られた最小の音圧をアブミ骨筋反射閾値（SR閾値）とする。
- 同側刺激に比べて，反対側刺激のほうが低いSR閾値が得られることが多い。

図4-26 アブミ骨筋反射検査の結果

表4-3 難聴の種類によるアブミ骨筋反射検査への影響

難聴の種類	アブミ骨筋反射検査への影響
伝音難聴	刺激耳に伝音難聴があると，刺激の強度が不足するため，対側耳でも反射が出にくくなる。検査耳に伝音難聴があると，検査耳自体の中耳伝音機構の問題のため，反射が記録されないことが多い。
内耳性難聴	刺激耳に内耳性難聴があっても，60dBぐらいまでならSR閾値は正常耳と変わらない。そのため，純音聴力検査の聴覚閾値とSR閾値の差が少ない場合は，内耳性難聴が疑われる（差が55dB以下の場合をMetzテスト陽性とし，補充現象ありの指標とする）。
後迷路性難聴	刺激耳に後迷路性難聴（聴神経腫瘍など）があると，軽度であっても，高い率で両側とも反射が出なくなる。
機能性難聴	純音聴力検査で高度の難聴があるのに，SR閾値が正常な場合，機能性難聴が原因のことがある。

SR：stapedial reflex

左耳の情報を反対側に伝える経路に障害があると考えられる。

難聴の診断にかかわる情報（表4-3）が得られる他，顔面神経麻痺や脳幹障害の診断にも用いられる。いずれも，この検査の結果だけでは確定できないことが多いため，他の検査の結果なども含めた総合的判断が必要である。

② 耳管機能検査

耳管の通過性や開大能を調べる検査で，耳管機能検査装置を用いて行う方法として，耳管音響法 sonotubometryや耳管鼓室気流動態法 TTAGなどがある。結果はグラフで表示される。検査結果が耳管狭窄症や耳管開放症の診断に直結するわけではなく，耳鼻咽喉科医による総合的な診断が必要である。

1）耳管音響法

プローブ（マイクロホン）を検査耳の外耳道に挿入し，同側の鼻孔に当てたスピーカから中心周波数7,000Hzのバンドノイズを提示して，嚥下を行う。正常では，嚥下により耳管が開大（能動的開大）するので，音が鼻咽腔から中耳腔に導かれ，プローブで測定している音圧に，嚥下に同期した音圧上昇が認められる。

2）耳管鼓室気流動態法

プローブ（圧力センサー）を検査耳の外耳道に挿入し，同側の鼻孔に鼻咽腔圧検出チューブの先端を密着させ，対側の鼻孔は指で押してふさいだ状態で検査を行う。正常では，この状態でバルサルバ Valsalva 法を行うと鼻咽腔圧が高まって耳管が開大（受動的開大）するため，中耳腔・外耳道の圧も高まって，プローブで測定している外耳道圧の上昇が認められる。また，これに続いて嚥下を行うと，耳管の開大に伴って圧が元に戻るため，外耳道圧の低下が記録される。

バルサルバ法
口と鼻を閉じた状態で強い呼気を行うと，鼻咽腔圧が上昇し，耳管が開大して中耳腔に空気が送り込まれる。

TTAG：tubo-tympano aerodynamic graphy

Ⅵ 耳音響放射検査

クリック音
録音データを再生するときに瞬発的に起こる「ブツッ」といった雑音のような音。波形に立ち上がり時間や立下り時間がない瞬発的な音。

トーンバースト音
波形の始まりに立ち上がり時間の傾斜があり，波形の終わりに立下り時間の傾斜がある純音。比較的持続時間が短い。

　耳音響放射（OAE）検査は，他覚的検査のひとつであり，2000年頃から新生児聴覚スクリーニングを施行する医療施設が増えるにつれ普及した背景がある。

　OAE検査は比較的簡単に検査できること，自動的に結果を判定する機器があること，寝ている状態でも検査が可能であることなどの理由から自覚的検査が難しい新生児・乳幼児，詐聴を含む機能性難聴に対して用いられてきた。

1 耳音響放射とは

　OAEは，蝸牛の中にある外有毛細胞の能動的な運動によってもたらされる音響的なエネルギー放射である。1978年に初めてKempによってOAEが発見された。現在，誘発耳音響放射（TEOAE）と歪成分耳音響放射（DPOAE）の2種類が広く用いられているが，刺激音が異なる以外原理は同じである。

1）TEOAE

　クリック音やトーンバースト音など短い刺激音を耳に与えると，少し遅れて外耳道でTEOAEが検出される。クリック音がスクリーニング検査として用いられることが多い。約10msec遅れて同じ音が検出できるが，検出するためには約300回の加算平均を要する。

　トーンバースト音を刺激音として使用する場合は，刺激音の周波数にほぼ一致したTEOAEが検出できる。また，TEOAEは低周波数の刺激音でも検出されることから，低音域から中音域にかけての聴力評価ツールのひとつとして有用性は高いとされている。

2）DPOAE

　2つの異なる周波数帯域の音を刺激音として使うと，刺激音とは異なる周波数の歪成分がDPOAEとして検出される（図4-27）。OAEは歪成分の中で一番顕著な音が$2f_1-f_2$で計算され，DPグラムという図で表示される（図4-28）。

　聴力レベルが低下している周波数帯域では，DPOAEが検出できなくな

OAE：Otoacoustic Emissions　　TEOAE：Transient-Evoked OAE
DPOAE：Distortion Product OAE

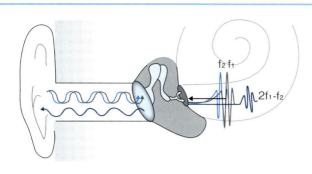

f₁と f₂の波形のように2つの刺激音を提示する。蝸牛内で反応して十分な大きさの歪音（2f₁−f₂）が出力される場合，パス（反応あり）となる。

図4-27　DPOAE

♪　2f₁−f₂の不思議　♪♪

　DPOAEでは，周波数f₁の音とそれよりも高いf₂の音を同時に外耳道内で提示した場合，蝸牛内の外有毛細胞の働きによって主に2f₁−f₂で計算される高さの歪音が放射される（図4-27）。例えば，1,000Hz（f₁）の音と1,200Hz（f₂）の音があった場合，2f₁-f₂に周波数をそれぞれ当てはめて2×1,000Hz−1,200Hz=800Hzと計算する。この場合は，800Hzの歪音が出るという計算になる。

　なぜこのように計算される周波数帯の音が歪音として一番大きく放射されるのか，どのような仕組みで放射されるのかまだ不明な点が多い。また，f₁の音圧（L1）がf₂の音圧（L2）よりも5〜15dB大きいとき（例えばL1=70dBSPL，L2=60dBSPLのとき）にOAEが最大になることが知られている。また，f₁とf₂の周波数の比率は1.2になるように設定されることが多い。

る。図4-28では高音の4kHz以上が検出できておらず，対応する周波数帯域では軽中等度以上の聴力低下が疑われる。

② 耳音響放射検査

1）OAEの測定機器

　OAE機器には，スクリーニングを目的につくられたものとそうでないものがある。スクリーニングを目的としたものは画面がわかりやすく簡易で，自動判定機能が入っており，持ち運びやすい機器が多い（図4-29）。スクリーニングを目的としていないものは，一般的には機器につながった

SPL：sound pressure level

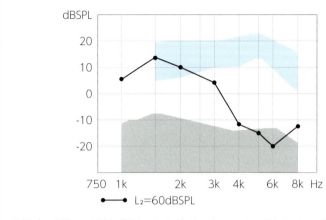

横軸が周波数で，縦軸が検出された放射の音圧レベル（dBSPL）で表示される。図の例では，2 kHz では，DPOAE が検出され正常範囲に入っているが，4 kHz 以上では，検出できていない。図の下部分のグレー色の範囲はノイズを表す。

図4-28　DPグラム

パソコン画面に図4-28のような結果が表示される。いずれにしても静かな部屋で行うことが推奨されるが，体動によるノイズやいびきのほうが影響が大きいので注意する。

　測定に必要なパーツは，① 外耳道の中に音を提示するための音刺激用イヤホン，② 小さい音でも拾うことができる感度の高いマイクを備えたイヤプローブ，③ 音を提示するための装置と拾った音を分析するためのアナライザである。DPOAEのイヤプローブには計3つの穴があるが，どれかひとつでも耳垢などでふさがってしまうと正しく測定できなくなるので，検査前に必ず穴がふさがっていないかを確認する。

2）一般的な手順

① 説明を理解できる年齢の被検者であれば以下のように検査前に説明する。「今からこの柔らかい耳栓を耳に入れます（小児であれば触ってもらい耳栓が柔らかいことを確認してもらうのも有効）。耳栓から音が出ますが，大きすぎる音になることはありません。片方の耳につき数分で終わります。リラックスして終わるのを静かに待っていてください。」

② 検査耳にフィットした耳栓のサイズを選び，耳介を優しく後方に引っ張りながら奥までイヤプローブを挿入する（図4-30）。挿入が緩いと周囲のノイズが入りやすくなり，かつ提示する音が漏れる，OAEを検出しにくくなるなどの問題が起きやすくなる。

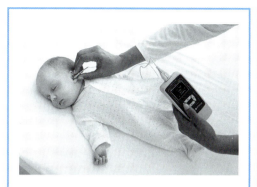

図4-29 寝ているときにOAEスクリーナーを使用して検査している様子
(画像提供：ダイアテックカンパニー(画像所有：Maico))

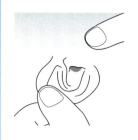

挿入する前に，耳介を後方に優しく引っ張ると外耳道が広がり入れやすくなる。

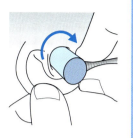

回すように入れると入れやすくなる。

図4-30 イヤプローブの挿入

③ 検査中は，周囲や体動のノイズに注意する。耳栓のサイズが合ってない場合はサイズを変更し測定し直す。

④ 検査が終了するまで，耳栓やノイズの状態を画面でモニターする。画面で検査が終わったことを確認できたら，プローブ耳栓を外す。

⑤ 耳垢などでイヤプローブの先端部分が詰まっていないことを目で確認してから，反対側の耳も同じように行う。

3）TEOAE/DPOAEの結果の解釈（スクリーニングの場合）

　自動OAEの場合はスクリーニングを目的としているものが多く，その場合は，「パス pass（異常なし）」か「リファー refer（要再検）」という二者択一の結果が出る。ノイズが理由で検査できない「検査不可」の場合もあり，その場合はノイズを抑える工夫をする必要がある。乳児であれば，睡眠時に検査することが最適である（図4-29）。

4）OAEの結果の解釈（スクリーニングではない場合）

　いずれのタイプのOAE検査機器を使うとしても結果の解釈は共通している。通常，6dB以上のOAEがノイズを上回って検出されるときにOAEありと判定される。DPOAE機器のときは，DPグラムが画面上に表示されるのが一般的であるが，検出されたOAEが画面の正常範囲内に入っているかどうかが目安になる（図4-28）。一般的に純音聴力レベルが35dBHL以上になるとOAEの検出率は極端に低下する。

5）OAE検査結果からわかること

　OAEが検出された場合，以下の1つ以上が該当することを意味する。

- 外耳・中耳に音の伝達を妨げるような大きな病変がない。
- 蝸牛の外有毛細胞が問題なく機能している。
- 聴力に問題がない可能性が高い（聴力低下があったとしても軽度）。

OAEが検出されない場合，以下のうちの1つ以上が該当することを意味する。

- 外耳・中耳に音の伝達を妨げるもの，例えば中耳炎などの病変がある。
- 蝸牛の外有毛細胞の機能が低下している。
- 聴力が軽中等度難聴以上である可能性がある。

VII 聴性誘発反応検査

1 聴性誘発反応検査とは

聴性誘発反応（AER）は，音刺激に同期する加算処理により，脳波の中に生じる微細な変化のことをいう。聴性誘発反応を利用して聴力を推定することを電気反応聴力検査（ERA）ともいい，主要な他覚的聴覚検査のひとつである。

聴性誘発反応は10種類以上報告されているが，臨床上検査に応用されているものは以下の4つであり，現在最も広く用いられているものが聴性脳幹反応（ABR）である。また後述の聴性定常反応（ASSR）もよく用いられる。

- 蝸電図（EcochG）：内耳と蝸牛神経由来の反応で，蝸牛の病態評価に用いる。
- 聴性脳幹反応（ABR）：蝸牛神経から内側膝状体の脳幹付近由来の反応。
- 聴性中間（潜時）反応（MLR）：内側膝状体から側頭葉由来の反応。
- 頭頂部緩反応（SVR）：大脳聴皮質を含めた広範な部位が関係。

2 聴性脳幹反応（ABR）検査

1）概　要

聴性誘発反応のうち，主として蝸牛神経から脳幹部の聴覚伝導路に由来する反応で，音刺激を与えてから10msec以内に認められる反応のことを

AER：auditory evoked response　　ERA：electric response audiometry
ABR：auditory brainstem response　　ASSR：auditory steady-state response
EcochG：electrocochleogram　　MLR：middle latency response　　SVR：slow vertex response

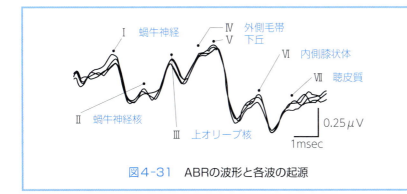

図4-31　ABRの波形と各波の起源

> **潜時**
> 刺激を与えてから実際に反応が始まる潜伏時間のこと。誘発電位の反応潜時では，刺激を与えてから波形のピークまでの時間をいう。

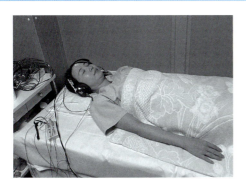

図4-32　ABR検査の様子

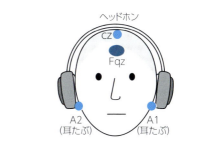

図4-33　ABRにおける電極の装着部位

聴性脳幹反応（ABR）という。

図4-31に示すように，波形のピークにおいて潜時 latencyが短いものから順にⅠ波，Ⅱ波，…Ⅶ波と区別される。各波の起源については諸説あるが，Ⅰ波は蝸牛神経，Ⅱ波は蝸牛神経核（延髄），Ⅲ波は上オリーブ核（橋），Ⅳ波は外側毛帯（橋），Ⅴ波は下丘（中脳）と考えられている。

2）検査の手順

検査は，シールド防音室内にて仰臥位または楽な座位で行う。軽く目を閉じリラックスするよう指示する（図4-32）。検査結果には，被検者の覚醒状態は影響を及ぼさないが，頭部や身体の動きによる影響を受ける。低年齢児や長時間安静を保つことが難しい被検者に対しては，あらかじめ睡眠導入剤を服用して眠った状態で検査を行う。

被検者の，頭頂部（Cz）・両耳たぶ（A1・A2）・鼻根部（Fqz）の4か所にⅢ電極を装着する（図4-33）。Czが導出電極（陽極），A1・A2が基準電極（陰極），Fqzが接地電極（アース）となる。

電極装着の手順は下記のとおりである。

第4章 聴覚・平衡覚の検査

接触抵抗
2つの導体を接触させたとき，その接触面に生じる抵抗（電流の流れにくさのこと）。接触部分の密着が弱いと接触抵抗は大きくなり，電流が流れにくくなる。

下降法
大きい音圧から徐々に音圧を下げて検査音を提示することで，反応が得られなくなる音圧を閾値とする方法。標準純音聴力検査では一般的に上昇法（小さい音圧から徐々に音圧を上げていく方法）が用いられる。

nHL
聴性誘発反応検査に関して各検査施設において検査時の音刺激条件（検査機器，検査音波形，刺激間隔など）に対して決められた0dB規準値。検査音の中心周波数に関して聴力正常若年成人5名以上の最小可聴値の平均値をその検査施設のその検査条件の0dBnHLという。この聴力正常者とは若年成人で0dBHLより5dBを超えない範囲のものとする。

① 電極を装着する皮膚をアルコール綿で十分に清浄する（表面の皮脂を取り除く）。
② 脱脂ペン（プレスクリーン）などで表皮の角質層をこする。
③ 電極ペーストを十分に塗った皿電極を貼付する。
④ 電極が外れないようテープを貼るなどして固定する。

皮膚と電極間の接触抵抗を下げることで，より正確な波形を計測することができる。接触抵抗は5kΩ以下にすることが望ましい。接触抵抗が大きいと波形にノイズが入ってしまうため，測定開始後，波形にノイズが観察されるようであれば，再度電極の装着をていねいにし直す必要がある。

最後に気導受話器を装着し，スタートボタンを押して検査音を流す。検査の刺激音はクリック音（2k～4kHz）が最も多く用いられる。大きい音圧から検査を開始し，徐々に音圧を下げる下降法で検査を実施する。

3）結果の解釈

正常耳のABRの結果を図4-34に示す。提示された音圧が大きいほど各波の振幅が大きく，閾値に近づくにつれ振幅が小さくなり，潜時が延長する傾向が見て取れる。一方で，ろう耳のABRの結果を図4-35に示す。各波のピークがはっきりせず，反応が得られていない様子が見て取れる。波の振幅がⅤ波で最大となるため，最後までⅤ波のピークが確認できる音圧を閾値（dBnHL）とする。

潜時については，神経学的病変部位の診断においても重要となるため，出現時間を記録しておく必要がある。ただし，新生児や乳幼児および高齢者では潜時が延長する場合があるため，留意が必要である。伝音難聴例では，Ⅰ波の潜時が延長する傾向があり，鑑別診断に有用な情報となる。

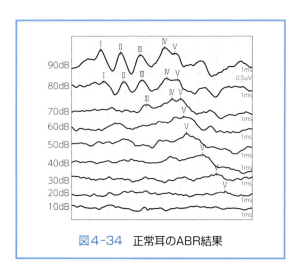

図4-34　正常耳のABR結果

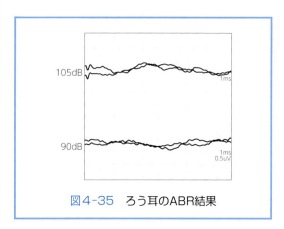

図4-35　ろう耳のABR結果

また，睡眠の深さに影響されないことから，脳死の判定のひとつとして用いられることがある。

4）留意点

検査音にクリック音を用いるため，比較的高周波数帯（2～4kHz付近）の閾値を測定することができるが，低周波数帯の反応については計測することができない点に留意する。つまり，低音障害型難聴の判別が困難であり，高音急墜型の難聴であった場合に，ABRの結果のみで補聴器を調整してしまっては低音域に過大音を聞かせる危険性がある。

1,000Hz付近の低音域の反応を得ることができるトーンバーストを用いる場合もあるが，クリック音に比べてABR波形の分離が不鮮明になるため，あくまで参考値として扱うべきである。そのため，自覚的聴力検査や日常の聴性行動の観察など，総合して検査結果を判断する必要がある。

③ 聴性定常反応（ASSR）検査

1）概　要

誘発反応において，繰り返し頻度の高い刺激では各反応波形が干渉し合い正弦波状の波形が得られる。このように高頻度刺激による誘発電位のうち，刺激が音の場合を聴性定常反応（ASSR）という。

振幅や周波数を変調した音刺激を提示し，聞こえている場合には脳波上で刺激に伴った正弦波状の波形が記録できるため，この反応を臨床に応用し，聴力検査として用いている。

ABRとは異なり，波の発生起源となる脳の部位の特定は困難であるが，周波数特異性がある。そのため，周波数別のオージオグラムを得られることから，近年では他覚的聴力検査として広く使用されるようになった。

2）検査の手順

ABRと同様に，シールド防音室内に被検者を仰臥位にし，専用の電極を規定の位置に装着する。電極の装着位置は基本的にはABRと同様であるが，検査に用いる機械によって異なる場合があるため，各検査機器のマニュアルを参考にされたい。

気導受話器を装着し，スタートボタンを押して検査音を流す。加算回数が多いほど信頼性は高く，一般に95～97％以上の信頼度で反応が検出された最も小さな音圧を閾値（dBnHL）とする。ただし，加算回数が増すと検査時間が長くなり被検者の負担となるため，留意が必要である。

周波数特異性
刺激音のパワーが特定の周波数に集中する度合。誘発反応がどれくらいの周波数帯の聴力レベルのみを反映するかを示す。

骨導ASSR
閾値の測定には信頼性が欠けるとされており，伝音難聴鑑別のための気骨導差の測定のために用いられる。

骨導受話器を装着して検査音を提示する骨導ASSRにより，骨導値の推定が可能である。

市販されている測定機器によって，検査音や記録された脳波の解析方法は異なる。検査音には主にSAM音（正弦波的振幅変調音）やMM音（混合変調音），振幅変調を2度かけた変調音（AM^2），CE-Chirp®音などが使用されている。周波数特異性はSAM音が高く，その他の音ではSAM音よりも反応の出現性が高いとされている。

3）結果の解釈

ASSRの判定には，正弦波を呈する波形の形状から高速フーリエ変換（FF）を用いた自動判定が用いられる。このため，判定結果のみが表示されて反応波形は表示されない。図4-36のように，オージオグラムに対応させてASSR閾値が記録された測定画面が表示される（通常のオージオグラムとは異なり，500Hz，1kHz，2kHz，4kHzの4周波数で測定結果が表示される）。

4）留意点

推定聴力レベルは，ASSR閾値より一般に10dB程度小さく見積もられるが，特に低周波数帯の500Hzでは誤差は大きいことが知られている。正常聴力や軽度難聴ではより差が大きく，高度難聴では小さい傾向がある。

ABRと同様に，ASSRの閾値だけでなく自覚的聴力検査結果や日常の聴性行動の観察などを総合して検査結果を解釈する必要がある。

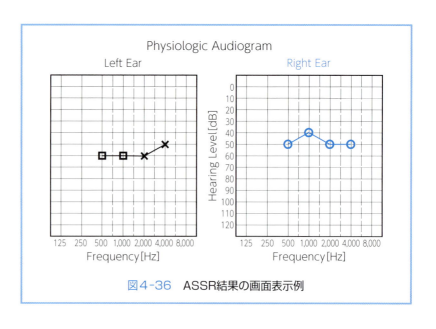

図4-36　ASSR結果の画面表示例

SAM音：sinusoidally amplitude-modulated tone　　mm音：mixed modulation
FF：fast Fourier transform

Ⅷ 乳幼児聴力検査

1 新生児聴覚スクリーニング検査

新生児聴覚スクリーニング検査（NHS）は早期に難聴を発見し療育へとつなげることを目的として実施されるスクリーニング検査である．中等度以上の先天性難聴の出現頻度は1,000人に1～2人とされており，先天性疾患の中では比較的頻度が高い．

1）結果解釈とその対応

新生児聴覚スクリーニング検査は出生後，おおむね生後3日までに分娩施設で行われる．結果は「パス pass（反応あり）」もしくは「リファー refer（要再検）」で示され，「refer」の場合には，おおむね生後1週間までに確認検査を実施する．確認検査でも「refer」であると，精密聴力検査機関に紹介される（図4-37）[5]．防音室や睡眠導入剤の投与は不要で，新生児の自然睡眠中にベッドサイドで行われる（図4-38）．

スクリーニングを目的とした検査であり，「refer」イコール「難聴あり」というわけではない．スクリーニング結果が「refer」であり精査の結果「難

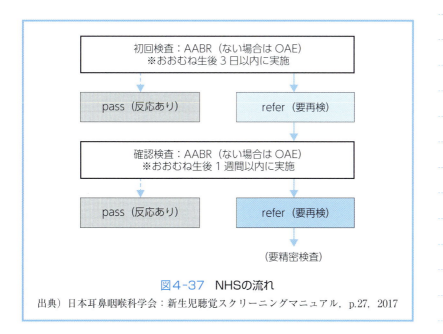

図4-37 NHSの流れ
出典）日本耳鼻咽喉科学会：新生児聴覚スクリーニングマニュアル，p.27，2017

NHS：newborn hearing screening

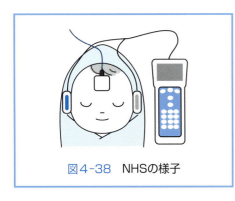

図4-38　NHSの様子

表4-4　新生児聴覚スクリーニング検査の結果の解釈

		NHSの結果	
		refer（要再検）	pass（反応あり）
精密検査の結果	難聴あり	真陽性	偽陰性
	難聴なし	偽陽性	真陰性

感度
真の難聴児のうち検査でreferと判定される割合。AABRの感度はほぼ100％であるのに対し，OAEでは95〜98％とされている。

特異度
難聴のない児のうち検査でpassと判定される割合。新生児聴覚スクリーニング検査（NHS）の特異度は98％とされている。

Auditory neuropathy
OAEでは正常，ABRでは閾値上昇を示す後迷路性の聴覚障害。詳細は第3章Ⅳ-2（p.62）を参照のこと。

聴なし」の場合を「偽陽性」という。一方で，スクリーニング結果が「pass」であっても実際には難聴が発覚する「偽陰性」もごくわずかではあるが存在する（表4-4）。

「偽陽性」率は分娩施設によっても様々であるが，おおむね40％程度と報告されている[6]。そのため，「今回の結果はあくまでも詳しい検査を受けることを勧めるものであって，耳が聞こえていないと判断できるものではない」と養育者にていねいに説明する必要がある。

2）使用機器

（1）自動聴性脳幹反応検査（AABR）

他覚的聴力検査として使用されているABR（p.110参照）に自動解析法を導入したものである。35dBnHLの音刺激で反応が検出されない場合に「refer」，反応が確認された場合に「pass」と判定される。

新生児の自然睡眠下にベッドサイドで行う。3つの電極を新生児の皮膚に装着し，イヤカプラの耳介装着あるいはイヤプローブの挿入により実施する（図4-37）。刺激音にはクリック音が用いられる。

AABRは以下に紹介するOAEより感度，特異度ともに高いとされている。

（2）耳音響放射検査（OAE）

主に自動OAEが用いられる（OAE検査概要についてはp.106〜を参照）。設定された基準に基づいて自動的に判定され，「pass」「refer」と表示される。ただし，OAEで「pass」であったとしても，Auditory neuropathyなどの後迷路性難聴の可能性が残ることには留意が必要である。

検査は，イヤプローブの挿入のみで，AABRよりも簡便に実施できる。しかし，OAEは耳垢や羊水など外耳道や中耳の状態による影響を強く受けるため，偽陽性が生じやすい。そのため，新生児聴覚スクリーニング検査にはAABRが用いられることが推奨されている。

AABR：automated ABR

② 乳幼児聴力検査

乳幼児の場合，検査の目的を理解した協力的対応を得ることは困難であり，児に合わせた工夫が必要となる。聴力検査を実施するにあたり，聴覚機能の発達に関する知識や高い検査技術と聴性行動観察のスキルが求められるため，言語聴覚士の専門性がおおいに発揮できる業務であるといえる。

全乳幼児聴力検査共通で，留意する必要がある点を表4-5に示す。

1）聴性行動反応聴力検査（BOA）

聴性行動反応聴力検査（BOA）は，音に対する乳幼児の反応（聴性行動）を観察することで聴力程度や聴覚的発達を評価する方法である。一般的には1歳前の乳幼児や重複障害児に適応される。

表4-5　乳幼児聴力検査における留意点

① 事前に診療録等に目を通し，被検児の基本情報（生活年齢や発達障害の有無），他覚的聴力検査の結果等を確認しておく。

② 待合や検査室への移動の様子から，被検児の状態をすばやく観察し，被検児の発達を考慮して検査方法を選択する。

③ コミュニケーションをとりながら，被検児の過度な緊張や警戒心をほぐす。

④ 被検児の集中力や疲労を考慮して，短時間で要領よく実施する。

⑤ 一連の検査が達成できなくても深追いをせず，時間や日を改めて実施する。

⑥ 検査結果の信頼性が低い場合にはオージオグラムに「不確実」「要再検」などと明記し，検査場面で観察された被検児の聴性行動は記録しておく。

表4-6　聴性行動反応の発達

月　齢	閾値の目安 warble tone	聴性反応	聴性反応の内容
0～3か月	60～70dBHL	モロー反射 眼瞼反射 吸啜反射 呼吸反射	四肢または全身のびくつき 瞬目，閉眼，開眼 サッキング運動 呼吸のリズムの変化
3～7か月	50～60dBHL	驚愕反応 傾聴反応 詮索反応 定位反応	泣く，動きの停止，覚醒など 集中して音に耳を傾ける 音の方を向く，探す，目を動かす 左右の音源へ顔を向ける
7～9か月	40～50dBHL	定位反応 詮索反応	左右方向へ素早く定位する 下方向の音を探る
9～16か月	30～40dBHL	定位反応 詮索反応	左右下方向を素早く定位する 上方向の音を探る
16～24か月	20～30dBHL	定位反応	上下左右，あらゆる方向を定位する

注）正常聴力乳幼児の聴性行動反応検査（BOA）での反応の目安。

出典）城間将江・中村公枝：聴覚と聴覚障害．中村公枝・城間将江・鈴木恵子編：標準言語聴覚障害学　聴覚障害学　第2版，医学書院，p.5，2015

BOA：behavioral observation audiometry

第4章 聴覚・平衡覚の検査

幼・小児用オージオメータ
周波数ごとに音圧を変えて震音（ワーブルトーン）を提示することができる。

聴性行動は発達とともに変化する（表4-6）。また反応閾値は発達とともに下降するが，成人の閾値とは一致しないことを考慮する必要がある。

検査に用いる音素材（音源）に規定はなく，下記のような素材が使用されることが多い。

- 楽器音：カスタネット，鈴，トライアングル，ラッパ，太鼓など。
- 玩具音：ガラガラ，オルゴール，人形など。
- 日常生活用具音：紙を丸める音，ビニール袋がこすれる音，指がこすれる音，ハサミやスプーンなどの金属類が当たる音など。
- ささやき声：被検児の名前を呼ぶなど。

幼・小児用オージオメータ（図4-39）を用いる場合もある。対象や目的に合わせて選択する。音素材はあらかじめ騒音計等により音圧や周波数特性を計測しておくことで，聴力の推定が行いやすくなる。

検査方法は，定頸前であればタオルケット等の上に仰臥位で寝かせ，定頸後であれば養育者の膝の上で正面を向いて座って実施することが多い（図4-40）。被検児の視界に入らない位置から音を出し，被検児の反応を表4-6と照らし合わせて観察する。

2）条件詮索反応聴力検査（COR）

条件詮索反応聴力検査（COR）は，鈴木・荻場（1960）によって日本で開発された乳幼児聴力検査法である。CORでは左右2つのスピーカーを音源とし，玩具の入った視覚報酬を光源として，音源と光源が一体化した装置（図4-41）を用いて検査を実施する。

適応年齢は，定頸してから2歳頃までとされているが，月齢が小さいと検査になかなか集中できないことがあり，1歳半過ぎではルールが単純すぎて飽きてしまうことがある。

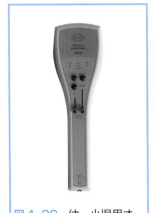

図4-39 幼・小児用オージオメータ（ネオメータ）
（Interacoustics社製PA5）

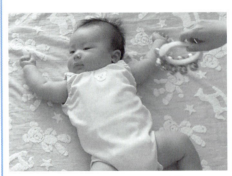

生後2か月児（モロー反射）

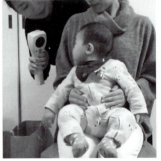

生後6か月児（定位反応）

図4-40 BOA検査の様子

COR：conditioned orientation response

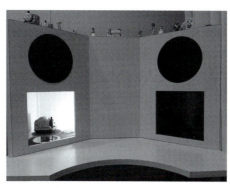
左右とも上段がスピーカ，下段が視覚報酬（光ると玩具がみえる）

図4-41　COR検査装置

> 再現性
> 同じ音圧で2回以上同様の反応が得られた場合に「再現性あり」と判断する。

（1）検査手順

① 一方のスピーカから被検児が十分に聞こえると思われる音圧で音提示をする。同時もしくは少し遅らせて視覚報酬を光らせる。次に反対のスピーカでも同様に行う。

② ①を繰り返しながら，徐々に視覚報酬を光らせるタイミングを遅らせていき，音がしたら自発的に被検児が定位反応を示せるよう促す。視覚報酬を光らせる前に被検児が自発的に定位反応を示したら，条件づけが成立したと判断する。

③ ②で条件づけが成立したら，提示音圧を下げ，徐々に音圧を上げていく。初めて定位反応が得られた音圧を記録（記憶）しておく。左右ランダムに実施し，再現性が得られた値を閾値としてオージオグラムに記載する。

④ オージオグラムの表記は，裸耳では「△」，補聴機器装用下では「▲」で表す。周波数ごとの閾値は線で結ばない。

⑤ 検査を繰り返すうちに条件づけがあいまいになってきた場合には，再度①に戻って条件づけを形成する。

（2）検査の留意点

① **音提示の留意点**　音提示のタイミングや方向が一定になると，音への反応ではなくタイミングで振り向き反応をしてしまう場合がある。そのため，左右ランダムに音提示する，タイミングをずらす，注意を正中に向けてから再提示するなどの工夫が必要である。

② **条件づけの注意**　条件づけが成立していない状態で音圧を下げてしまうと，正確な検査結果が得られない。条件づけ形成の段階では音の提示時間を長くして検査音を十分に聞かせることが大切である。

③ **検査の限界** スピーカ法による検査であるため，両耳聴での反応となり，左右耳別の聴力が測定できない。またスピーカから提示できる音圧の限界のため高度難聴児では測定が困難であり，聴力の左右差がある児では定位反応が困難となる点に留意が必要である。

3) 視覚強化聴力検査 (VRA)

視覚強化聴力検査 (VRA) は，CORを原型に欧米で改良されて生まれた乳幼児聴力検査法である (図4-42)。音刺激に対する振り向き反応を光刺激による視覚報酬で強化する原理は，CORと同様である。CORはスピーカを2台使用し定位反応を促すのに対し，VRAでは1つの音源で振り向き反応を促す点が異なる。また音源の出力はスピーカに限らず，インサートイヤホン (図4-42)，骨導端子などを用いることができる (表4-

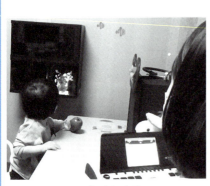
スピーカによる

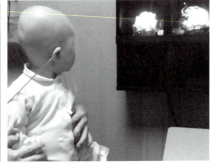
インサートイヤホンによる

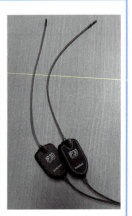
インサートイヤホン

図4-42　VRAの様子とインサートイヤホン

表4-7　CORとVRAの違い

	COR	VRA
音源の設置	左右の2方向（視覚報酬と同方向）	視覚報酬と無関係でよい
視覚報酬の設置	左右の2方向（音源と同方向）	1方向
音提示	スピーカのみ	スピーカ，インサートイヤホン，骨導端子
条件づけタスク	条件づけは二方向。被検児は，左右のいずれかの提示音が聞こえたら方向の視覚報酬の方へ振り向く。提示音の検知と音源方向定位の2つのタスクを求める。	条件づけは一方向のみ。被検児が提示音が聞こえたとき，一方向に設置された視覚報酬の方へ振り向く。提示音の検知は求めるが，音源方向定位は求めない。
検査設備の配置	S+V　S+V　○	S　V　○　S：スピーカ　V：視覚報酬

出典）富澤晃文：乳幼児の純音聴力測定：VRAによる気導・骨導聴力の把握．立入　哉・中瀬浩一編著：教育オーディオロジーハンドブック．ジアース教育新社, p.78, 2017より作成

VRA: visual reinforcement audiometry

7)。また，インサートイヤホンを用いることで左右耳別に測定することができる。

適応年齢はCORと同様に定頸してから2歳頃までとされている。

（1）検査手順

音提示はスピーカ，インサートイヤホン，骨導端子など目的に合わせて選択する。条件づけや検査手順はCORとおおむね同様であるが，CORでは定位反応を示すよう促すのに対し，VRAでは音がしたら自発的に被検児が視覚報酬を振り向く反応を示せるよう促す。

（2）検査の留意点

CORと同様に被検児への音提示のタイミングや条件づけの形成には留意が必要である。

インサートイヤホンは，被検児が使用している補聴器のイヤモールドと接続するため，検査にはイヤモールドの作成が必要となる。イヤモールドの代わりに専用のイヤチップもあるが，VRAの適応となる月齢の児では嫌がって装用できない場合が多い。

また，現在国内で流通しているオージオメータでは，インサートイヤホンが接続できない機種がある。

4）ピープショウテスト peep-show test

ピープショウテストは，音が聞こえたときに応答ボタンを押すとピープショウボックス（図4-43）ののぞき窓の中が点灯し，楽しい玩具等を「のぞき見るpeep-show」ことができる装置を利用する検査方法である。音が聞こえたときに応答ボタンを押すと点灯するが，音を出力していないときに押しても点灯しないシステムとなっている。この原理を利用して，電車

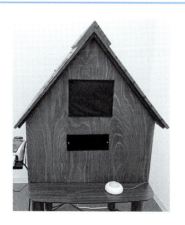

図4-43　ピープショウボックス

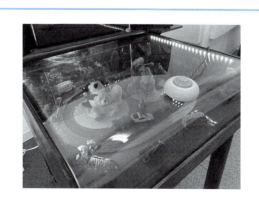

図4-44　電車が動く装置

が動く装置（図4-44）やビデオ映像が映る装置もある。

適応年齢は1歳半〜3歳の発達段階の児とされている。低年齢児ではスピーカで行うことが多いが，ヘッドホンを装用して左右耳別や骨導の聴力検査も可能である。

（1）検査方法

① 検査装置の前に被検児を座らせる（養育者の膝上でもよい）。

② 確実に聞こえる音圧で検査音を聞かせ，検者はすかさず「聞こえた」という反応を表情や身振りを加えて被検児に伝えつつ，応答ボタンを押す見本を示す。

③ ②を複数回繰り返し，音が聞こえたら応答ボタンを押すというルールを被検児が理解し，自発的に応答ボタンを押せることを確認する（条件づけの成立）。十分にほめることで，条件づけを強化する。

④ 検査音が提示されていないときに応答ボタンを押してしまう場合は，「聞こえないね」「光らないね」と伝え，音がないときには点灯しないことを確認する。

⑤ ③で条件づけが成立したら，提示音圧を下げ聴力閾値を測定する。

⑥ 検査途中で条件づけがあいまいになってきてしまった場合には，③に戻って十分に聞こえる音圧の検査音で条件づけ形成をやり直す。

（2）検査の留意点

ピープショウテストの実施には，「音が聞こえたらボタンを押す」というルール理解が可能な発達段階に達していることが前提となる。被検児のルール理解が困難であると判断した場合には，検査を中断してVRA等検査に切り替えて実施するなどの対応が必要となる。

5）遊戯聴力検査 play audiometry

音刺激に対する応答方法を遊びの一部として実施する聴力検査を遊戯聴力検査 play audiometryという。広義の遊戯聴力検査のひとつとして前項のピープショウテストが位置づけられているが，狭義の遊戯聴力検査は「Barr法（数遊び法）」とも呼ばれ，ピープショウテストとは区別する。

通常，ヘッドホンを装用して行われるが，被検児に合わせてスピーカから音提示をする場合もある。適応年齢は教示が理解可能なおおむね3歳以上とされている。

（1）検査方法

標準純音聴力検査の方法に準じて行う。音への応答方法は被検児の興味関心を持続させることができ，かつ単純で繰り返しが可能なものを複数用意しておく（例：ペグさし，ビー玉，貯金箱とコイン，ままごと，はめ板，シール貼り，パズルなど）。その中から被検児に合わせて選択する。

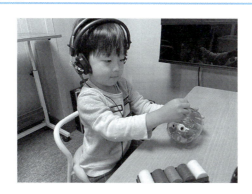
図4-45　遊戯聴力検査の様子

「聞こえたらコインをこの中に入れるよ」など被検児にわかるように教示を行い，十分に聞こえる音圧で検査音を聞かせて応答を促し，複数回練習してから実施する。上手に応答ができた場合には，十分にほめて反応を強化する（図4-45）。

（2）検査の留意点

本検査の適応年齢である3歳以上の発達段階になると，検査で期待されていることへの理解が進み，タイミングを見計らって反応するなどの誤反応が生じやすくなる。検者は，オージオメータの操作が被検児からみえないようにし，音提示のタイミングをずらす，表情に現れないようにするなどの留意が必要である。

ヘッドホンを装用しての左右耳別の聴力検査や骨導聴力検査が可能となるが，マスキングの理解が可能となるのは早くてもおおむね5歳以上であるため，実施が困難な場合が多い。無理にマスキングをかけて検査を実施する必要はないが，聴力の左右差が大きい場合には真の閾値と検査結果が異なってしまうため，オージオグラム上に「マスキング未実施」と必ず明記する。

6）ことばの聞きとり検査

語音聴力検査（詳細はp.86を参照）には，語音了解閾値検査（SRT）と語音聴取能検査の2種類あるが，小児においては主に語音聴取能検査を測定する。

通常の単音節語表を用いた評価は，小児では集中が持続しづらく，筆記や正しい構音による復唱での応答が不確実であるために実施困難である場合が多い。そのため，子どもの応答性や言語力に合わせた評価が必要である。しかし，現在日本には標準化された幼児用の語音聴力検査はない。

IT-MAIS
英語版質問紙が、アドバンスト・バイオニクス社のHPよりダウンロード可能。

リトルイヤーズ
日本語版質問紙は、メドエルジャパン社HPより購入可能。

（1）検査音の提示方法

録音音源もしくは検者の肉声による。録音音源では、TY-89やCI-2004などが市販されている。

単音節・単語・文レベルの言語素材を、目的や被検児の言語力に合わせて選択する。

（2）応答方法

低年齢であるほど筆記や復唱での応答が困難な場合が多い。絵カードのポインティングを用いて難易度を下げることで、被検児の協力が得やすくなる。選択肢のある課題 closed setと選択肢のない課題 open setがある。選択肢があるほうが簡便であり、応答しやすくなる。そのため、closed setでは、学習効果により正確な語音聴取能が得られなくなる可能性を留意し、難易度を調節する。

③ 聴覚機能の観察：質問紙

聴力検査は音への検知を測定しているにすぎない。子どもの聴覚機能の発達がどの段階にあるのかを評価するために、養育者が質問紙に回答する主観的な評価法が用いられることが多い。以下に、代表的な質問紙を紹介する（田中らの「乳児の聴覚発達チェック項目」は表1-1（p.3）を参照）。

1）IT-MAIS

IT-MAISは、日常生活における音への子どもの自発的な反応に関する10項目の質問に対して、養育者から聴取された情報に基づいて専門家が5段階で評価する。主に補聴器や人工内耳を装用した子どもの聴性行動を得点化して継時的に発達を評価するために使用され、満1歳以上に適応される。

2）リトルイヤーズ

リトルイヤーズ聴覚発達質問紙（LEAQ）は、人工内耳または補聴器を装用した聴覚障害児の聴性行動を評価するために作成された養育者向けの質問紙である。聴覚発達の段階別に合計35項目で構成され、養育者が「はい／いいえ」で回答し、「はい」の項目数で評価する。24か月までの健聴児より得られた標準値との対比により、年齢相応の聴覚発達が得られているか確認することができる。

IT-MAIS：Infant-Toddler Meaningful Auditory Integration Scale
LEAQ：LittlEARS Auditory Questionnaire

3）EASD質問紙

EASD質問紙は，0〜3歳未満の日常生活における聴性・音声行動の発達的マイルストーンを指標として，全39項目からなる発達段階表である。専門職が養育者に聴取し5段階評価する。EASDは得点化を想定したものではなく，聴覚障害児の聴覚発達の確認と次の段階を見通した養育者への助言を行うために有用である。

EASD質問紙
日本語版質問紙が日本教育オーディオロジー研究会のHPよりダウンロード可能。

Ⅸ 平衡機能検査

1 平衡機能検査とは

ヒトの身体平衡は，視覚・前庭感覚・体性感覚からの入力情報が中枢神経系で統御され，四肢・躯幹の骨格筋や外眼筋に出力されることで，維持される（図4-46）。平衡機能検査は，身体平衡がどのように維持されているかを調べる検査であり，平衡障害の発見および病巣の探索を主な目的としている。本項では，臨床で行われる代表的な平衡機能検査について概説する。

本項で紹介する主な平衡機能検査の分類を表4-8に示す。平衡機能検査は，特定の感覚器への刺激を与えない状態，あるいは日常の行動で受ける程度の刺激を与えた状態で行う非刺激検査と，前庭感覚刺激や視覚刺激などを与えて行う刺激負荷検査がある[7]。非刺激検査には，身体の平衡状態を観察し評価する体平衡機能検査，眼振や異常眼球運動を評価する眼振

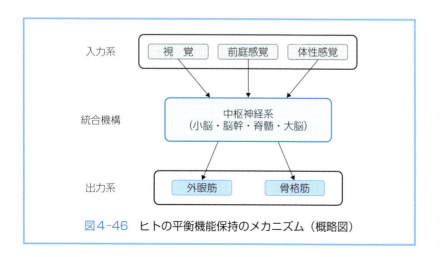

図4-46　ヒトの平衡機能保持のメカニズム（概略図）

EASD：Early Auditory Skill Development for Special Populations

第4章　聴覚・平衡覚の検査

表4-8　主な平衡機能検査の分類

非刺激検査	体平衡機能検査	静的体平衡検査：両脚起立検査，Mann検査，単脚起立検査，重心動揺検査
		動的体平衡検査：書字検査，足踏み検査，歩行検査
	眼振検査	注視時の検査：注視眼振検査*，異常眼球運動検査*
		非注視時の検査：自発眼振検査*，頭位眼振・頭位変換眼振検査*
刺激負荷検査	迷路刺激検査	温度刺激検査：温度刺激検査*#，visual suppression検査*
		瘻孔症状検査*
		前庭誘発筋電位検査（VEMP）：前庭誘発頸筋電位検査(cVEMP)#，前庭誘発眼筋電位検査（oVEMP)#
		ビデオヘッドインパルス検査（vHIT)#
	視刺激検査	追跡眼球運動検査*
		急速眼球運動検査*
		視運動性眼振検査*

＊眼振電図検査（電気眼振図検査）で測定可能な検査，#前庭機能検査

両脚起立検査　方法の詳細
・60秒間の観察を行う。
・動揺が明らかであるもの，動揺が強く60秒間の両脚起立が不能なものを陽性とする。
・開眼と比べ閉眼の動揺が著しく大きい場合は，Romberg現象（徴候）陽性とする。

Mann検査　方法の詳細
・両足を前後一直線上にそろえ，足尖と踵を接して，体重を両足に均等に荷重して直立するように指示する。開閉眼ともに30秒間観察する。前後に置く足については，左右交互に変えて検査を行う。
・動揺が明らかである場合，動揺が強く30秒間の起立が不能な場合を陽性とする。

検査がある。刺激負荷検査には，前庭感覚に刺激を与える迷路刺激検査，視覚に刺激を与える視刺激検査がある。前庭感覚に刺激を与え前庭機能を評価する目的で行う検査は，前庭機能検査と呼ばれる。

　なお，上記，眼振検査，刺激負荷検査にて，眼球運動を他覚的に測定する方法として，眼球の偏位による角膜網膜電位の変化をとらえることで，眼球運動の振幅，速度などを計測する眼振電図検査（電気眼振図検査，ENG）についても概説する。

② 体平衡機能検査

1）静的体平衡検査
　静的体平衡検査は，直立姿勢における身体平衡を評価するものである。
（1）両脚起立検査
　開眼・閉眼時に両脚起立させて身体動揺を観察する検査である。
　本検査で転倒傾向や動揺が認められる場合は，平衡障害の存在が示唆される。病巣診断は難しいが，一側への転倒傾向が顕著な場合，同側の平衡受容器〜前庭神経〜小脳系の障害が疑われる。また，開眼と比べ閉眼の動揺が著しく大きい場合（ロンベルグ Romberg現象陽性）は，末梢前庭障害や下肢深部知覚障害の可能性を考える。一方，小脳障害では，開眼，閉眼ともに身体動揺が顕著である。
（2）マン Mann検査
　開眼・閉眼時に，両足を前後一直線上にそろえ，身体動揺を観察する検査である。
　本検査は，左右への転倒傾向の観察に適する。病巣診断は難しいが，足

ENG：Electronystagmography　　VEMP：vestibular evoked myogenic potential
HIT：head impulse test　　vHIT：video head impulse test

IX．平衡機能検査

の前後を変えても常に同側に転倒する場合は，同側の平衡受容器～前庭神経～小脳系の障害が推察される。

（3）単脚起立検査

開眼・閉眼時に単脚起立させて身体動揺を観察する検査である。単脚起立させる間，他側の大腿はほぼ水平に保ち直立するように指示する。

本検査での転倒傾向や動揺は，平衡障害の存在が推定される。

（4）重心動揺検査

重心動揺検査は，直立姿勢における身体の動揺を足圧中心の動揺としてとらえ，重心動揺計から出力された足圧中心動揺の電気信号変化を記録・分析することにより，静的体平衡機能を評価する検査である。より定量的に静的体平衡を評価することが可能である。

足圧中心の動揺を記録したものを重心動揺図，特に，被検者の左右方向をX軸，前後方向をY軸とした2次元平面に足圧中心の移動を図示したものをX-Y記録図という（図4-47）。X-Y記録図は，検査時間中の足圧中心の動揺を平面的に把握できる。

主な評価項目には，総軌跡長，外周面積，Romberg率などがある。

・総軌跡長：足圧中心の総移動距離。

・外周面積：重心動揺図の外周を囲む線で包まれる面積。

・Romberg率：総軌跡長，外周面積などの評価項目に関し，閉眼時の数値を開眼時の数値で割った値。Romberg現象陽性の場合，数値が大きくなる。Romberg率の高値は，末梢前庭障害や下肢深部知覚障害の可能性を考える。

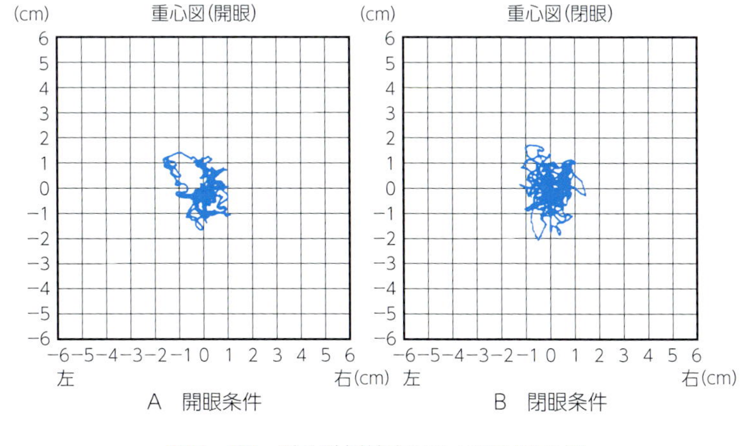

単脚起立検査　方法の詳細

・開閉眼ともに30秒間観察する。明らかな動揺や転倒を示す場合を陽性（異常）とする。

・陽性判定は，開眼時に30秒以内に挙上足が1回以上接床する場合，閉眼時に30秒以内に挙上足が3回以上接床する場合を目安とするが，高齢者についてはその限りではない[8]。

重心動揺検査　方法の詳細

・正面の壁の被検者の眼の高さに視標を設定する。

・裸足での検査が望ましいが，薄い靴下でもよい。

・両上肢を軽く体側に接した姿勢で，両足をそろえ足の内側縁を接して直立させる。

・開閉眼条件ともに，記録時間は60秒間であるが，困難な場合は30秒間とする。

・動揺が強く転倒のおそれがある場合は，適宜中止する。

図4-47　重心動揺検査のX-Y記録図の例

第4章　聴覚・平衡覚の検査

書字検査　方法の詳細
・ペン先のみを紙に接触させ，4〜5字の文字を縦書きに書くように指示する。
・まず開眼で1〜2行書く練習をさせ，遮眼または閉眼で同様に2〜3行書いてもらう。
・開眼と遮眼（閉眼）の文字を比べ偏倚を測定する。
・文字の偏倚が5°以内を正常，6〜9°を境界，10°以上を異常とする。
・失調文字や振戦文字は異常とする。

足踏み検査　方法の詳細
・履物を脱ぎ，同心円の中心に足をそろえて立たせる。手のひらを下にした状態で両上肢を前方に伸ばすように指示する。遮眼（閉眼）で足踏みを50歩ないし100歩行うように指示する。
・足踏み中の動揺，転倒傾向の有無を観察し，足踏み終了後の停止位置における回転角（体軸の回転角度），移行角（体軸の移動方向の角度），移行距離（体軸の移動距離），軌跡などを測定する。
・回転角については，50歩では45°，100歩では90°を超えれば異常とする[7), 9)]。
・移行距離については，100歩で1m以上を異常とする。明らかな動揺，失調性歩行，転倒も異常とする。

代償期
急性の一側の末梢前庭機能障害が生じるとめまい・平衡障害を起こすが，中枢前庭系の可塑性による前庭代償により，めまい・平衡障害が軽快していく時期。

歩行検査　方法の詳細
・履物を脱ぎ，開眼にて6mの直線上を前進・後退する練習をさせる。次いで閉眼にて同様に前進・後退を行わせる。
・前進・後退終了後の偏倚距離を測定し，歩行中の動揺や転倒傾向の有無を観察する。閉眼では検査を3回行う。
・閉眼歩行中に前進で1m以上，後退で1.4m以上の左右への偏倚があれば異常とする。また，動揺，失調性歩行，転倒傾向の明らかなものは異常とする。

2）動的体平衡検査

　動的体平衡検査は，身体を動かしている際の身体平衡を評価する検査である。

（1）書字検査

　遮眼または閉眼にて，大きい一定の文字を縦書きさせ，偏倚（かたより）の有無や文字の特徴を観察する検査である。

　本検査は，上肢の筋緊張の不均衡を表すとされている。偏倚文字は主に末梢前庭障害を示し，多くは患側に偏倚する。失調文字は小脳障害，振戦文字は脳幹障害でみられることが多いが，失調文字の定義・判定法が不明確であることが，この検査の問題点であるという意見がある。

（2）足踏み検査

　遮眼（閉眼）条件にて定点で足踏みをしてもらい，偏倚や平衡失調（動揺，転倒）を検出する検査である。

　本検査は，中枢性または末梢前庭性不均衡に基づく下肢の筋緊張の左右差を検出すると考えられている。一側前庭障害では患側に偏倚することが多いが，代償期には健側へ偏倚することもある。著明な動揺や転倒は，両側前庭障害，中枢性障害，脊髄後索後根障害，末梢前庭疾患の急性期などが考えられる。開眼時においても，動揺や転倒，失調性歩行が認められる場合は，中枢性障害を示唆することが多い。

（3）歩行検査

　直線上を閉眼にて歩行させ，左右への偏倚や平衡失調（動揺，転倒）を検出する検査である。

　本検査は，中枢性または末梢前庭性不均衡に基づく下肢筋緊張の左右差を検出すると考えられる。病巣診断は難しいが，一定方向への偏倚は前庭障害を疑う。開眼歩行時の歩行動揺は中枢性障害を疑う。

　その他，10m歩行テスト，time up and go test，モーションキャプチャーなどの計測システムを用いた方法など，様々な方法がある。

③ 眼振検査

1）注視時の検査

（1）注視眼振検査

各方向を注視させて眼振の有無を検出する。

- ・注視方向性眼振：注視した方向に出現する眼振である。左右注視方向性眼振，全方向性注視眼振などの所見があるが，小脳や脳幹の障害により眼位保持機構が障害された場合に生じると考えられる。
- ・下眼瞼向き眼振：小脳障害で認められることが多い。
- ・上眼瞼向き眼振：延髄や中脳といった脳幹障害で認められることが多い。
- ・回旋性眼振：延髄などの脳幹障害で認められることが多い。
- ・方向固定性水平性眼振：急性一側末梢前庭障害で出現する眼振は，注視時においても認められるが，健側向きの方向固定性水平性（水平回旋混合性）眼振として記録される。一方，延髄外側症候群などの延髄病変による前庭神経核の障害，前庭神経核の抑制制御機構をもつ小脳の血管障害など，中枢性の病変においても記録され得る。

本検査時に，水平および垂直方向にゆっくり視標を移動し追跡眼球運動を観察する。また，各方向の視標をすばやく移動し急速眼球運動を観察するが，これらの解説は視刺激検査の項で説明を行う。

（2）異常眼球運動検査

自発性の異常眼球運動を観察する。方法は注視眼振検査に準じるが，適宜非刺激条件での反応を調べる。諸種の中枢神経系障害で認められる異常眼球運動については成書に譲る。

2）非注視時の検査

非注視時の検査は，自発眼振，頭位眼振，頭位変換眼振がある。

（1）自発眼振検査

非注視下正面視における眼振の有無を観察する。

急性一側末梢前庭障害による末梢前庭性めまいで出現する方向固定性水平性（水平回旋混合性）眼振は，非注視時にも認められるが，一般的に末梢前庭性めまい（内耳障害）による眼振は，非注視では視標の固視による眼球運動の抑制がはずれるため，より強くなる。

（2）頭位眼振・頭位変換眼振検査

頭位眼振検査は，非注視下での静的な頭位変化による眼振を観察する。頭位変換眼振検査は，急激な頭位変換により，動的な前庭刺激を与えて生

注視眼振検査　方法の詳細
- ・被検者の眼前50 cm正面の位置に検者の指先（指標）を示し，両眼で注視させる。正面，左30°，右30°，上30°，下30°の各指標を30秒以上注視させる。
- ・次いで一側眼を遮蔽し，単眼視で同様に各指標を注視させる。

自発眼振検査　方法の詳細
- ・非注視での観察は，フレンツェル眼鏡下，赤外線CCDカメラ下，遮眼，暗所開眼，ENG記録時の閉眼などの条件で行う。
- ・観察時の頭位は，座位ないしは仰臥位正頭位下とする。

頭位眼振・頭位変換眼振検査
- ・頭位眼振検査は，主として仰臥位で検査を行い，正面および左右下頭位，懸垂頭位正面および左右下頭位の6頭位で観察する。
- ・頭位変換眼振検査は，座位正面から懸垂頭位およびその逆の頭位変換，座位頭部を右（あるいは左）に45°捻転し，捻転したまま懸垂頭位およびその逆の頭位変換を与えて観察する。

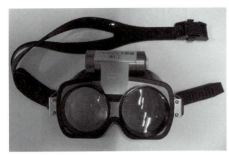
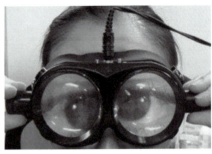

A 全体像　　　　　　　　B フレンツェル眼鏡を用いた眼球の観察

フレンツェル眼鏡は凸レンズと照明ランプを有し，
凸レンズにより固視を弱めた状態で，拡大された眼球を観察する。

図4-48　フレンツェル眼鏡

温度刺激検査：冷温交互刺激法の詳細
- 30℃の冷水と44℃の温水を用いて左右の耳を順番に刺激する方法で，世界的に用いられている。以下の式によりCP％（半規管麻痺：canal paresis），DP％（眼振方向優位性：directional preponderance）を算出する。
- CP％＝｜(右30℃＋右44℃)－(左30℃＋左44℃)｜／(眼振総反応量)
- DP％＝｜(左30℃＋右44℃)－(右30℃＋左44℃)｜／(眼振総反応量)
- 眼振総反応量＝右30℃＋左30℃＋右44℃＋左44℃
- 一般的にCP％，DP％とも20％を超える場合，異常と判定する。

温度刺激検査：冷水刺激法の詳細
- 冷水あるいは氷水を使用して左右耳の刺激を行う方法であり，日本で比較的よく用いられる。以下の式によりCP％を算出する。
- CP％＝｜(右耳刺激－左耳刺激)｜／｜(右耳刺激＋左耳刺激)｜
- 一般的にCP％が20％を超える場合に異常と判定する。
- 自発眼振が認められる場合は，暗所開眼時の自発眼振の緩徐相速度を，各耳温度刺激による最大緩徐相速度より加減してCP％を算出する。

じる眼振を観察する。フレンツェル眼鏡（図4-48）下，赤外線CCDカメラ下，あるいは，遮眼や暗所開眼のENG記録時に行う。

耳石が半規管に迷入することにより発症する良性発作性頭位めまい症は，どの半規管が刺激されるかにより眼振所見が異なる。頻度が多いのは後半規管型と外側半規管型である。

- 後半規管型：患側を下にする懸垂頭位への頭位変換で眼球の上極が患側に向かう回旋性眼振を認める。
- 外側半規管型：右下頭位と左下頭位で方向が逆転する方向交代性眼振を認める。眼振の方向が地面に向かう場合（向地性，下行性）は耳石が半規管内を浮遊するタイプ（半規管結石症）であり，天井に向かう場合（背地性，上行性）は耳石がクプラに付着するタイプ（クプラ結石症）である。

4　迷路刺激検査

1）温度刺激検査

外耳道の温度を変化させて前庭を刺激すると，内リンパ流動が生じ，眼振が誘発される。温度刺激検査（カロリックテスト）は，この眼振を指標として前庭機能評価を行う検査である。また，外耳道の温度刺激により誘発された前庭性眼振は，固視により抑制される。VS検査は，この固視機能を評価する検査である。

（1）温度刺激検査

温度刺激検査は，外耳道の温度を変化させて前庭を刺激し，誘発される

CCD：charge coupled devices　　VS：visual suppression

眼振を指標として，主に外側半規管由来の前庭眼反射の機能を評価する検査である．興奮性の刺激となる温水刺激において刺激耳向きの眼振を生じ，抑制性の刺激となる冷水刺激において非刺激耳向きの眼振を生じる．前庭性眼振の緩徐相は前庭眼反射による運動であり，急速相は脳幹由来の眼球運動である．

　検査方法は，冷水と温水の２種類の刺激を行う冷温交互刺激法と，冷水刺激のみを行う冷水刺激法（図4-49）に大別される．温風と冷風にて刺激を行うエアーカロリック法なども考案されている．仰臥位にて頭部を30°前屈させ，外側半規管がほぼ垂直となる頭位にて検査を行う．ENG記録では眼振の最大緩徐相速度を測定し，ENGを用いない場合は眼振の持続時間を測定する．ENGで記録する場合は，暗所開眼下で行う．適宜CCDカメラなどで眼振の観察を行う．

　CP％（半規管麻痺）の異常はその側の外側半規管～上前庭神経由来の前庭眼反射系の機能障害と判断する．両側ともに温度刺激による反応が弱い場合，両側性の障害と考えられる．両側障害については，施設により様々な基準が使用されており，ここでは割愛する．

（2）Visual suppression検査

　前庭性眼振は固視により抑制されるが，この現象は小脳片葉・小節が重

Visual suppression検査　方法の詳細
- ENG装着下に冷水刺激による誘発眼振を暗所開眼条件で記録中，眼振が最高に達したところで点灯し，眼前約50 cmの検者の指先を5～10秒間固視させる．VS％は以下の式により算出する．
- VS％ = 100 x (a − b) /a
  a：明所固視直前の緩徐相速度
  b：明所固視下の緩徐相速度
- VS％が10～40％のときVSの減少，10％以下のときVSの消失とする．

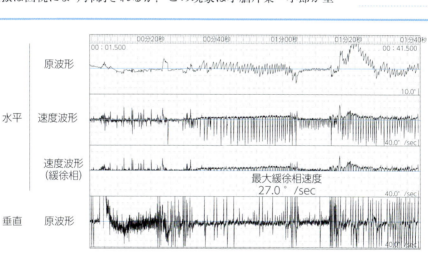

図4-49　温度刺激検査における眼振をENGで記録した例

温度刺激検査にて，右耳を氷水刺激した際の眼球運動を記録している．原波形・速度波形ともに，上方向が眼球の右方向，下方向が眼球の左方向を示す．波形の下方向すなわち眼球の左方向への速い動き（急速相）と，波形の上方向すなわち眼球の右方向への遅い動き（緩徐相）を反復する眼振が記録されている．眼振の向きは急速相の向きと定義され，この眼振は左向き眼振である．上から3段目の水平成分の速度波形は，クリッパーをかけて眼振急速相をカットし，緩徐相成分のみ表記している．この被検者の最大緩徐相速度は 27.0°/sec であり，visual suppression は70.4 ％と算出される．

CP：canal paresis

第4章　聴覚・平衡覚の検査

瘻孔症状検査　方法の詳細
・眼振は，フレンツェル眼鏡下，赤外線CCDカメラ下，遮眼や暗所開眼のENG記録時に観察する。
・仰臥位にて，ポリッツェル球を用いて外耳道に急激に圧変化（加圧，減圧）を加え，その際に発現する眼振を観察する。
・外耳道圧変化により眼振あるいはめまいが生じれば瘻孔症状陽性とする。定型的な瘻孔症状は，加圧刺激で刺激側へ，減圧刺激で非刺激側へ向かう眼振が誘発される。

前庭誘発頸筋電位検査　方法の詳細
・誘発電位検査装置を用い，関電極を胸鎖乳突筋筋腹に，不関電極を胸骨上端外側縁に貼付する。一般的には，120〜135 dBSPLの500 Hzトーンバーストなどの強大音をヘッドホンより提示する。臥位で頭部を挙上させる方法や，頭部を回旋させる方法で，胸鎖乳突筋を緊張させながら測定する。
・振幅の左右比については，VEMP asymmetry ratio（VEMP AR）という指標を用いることが多い。
・VEMP AR = $100 \times | (Al - As) / (Al + As) |$
　Al: 大きい方の振幅
　As: 小さい方の振幅
・cVEMPのARの正常上限は，33%（緩やかな基準）あるいは50%（厳しい基準）と設定する[13]。大まかな判断として，一側の振幅が対側の振幅の半分以下の場合（ARの正常上限33%に相当）を異常としてよい。cVEMPの振幅は，背景の胸鎖乳突筋の筋活動と正の相関があるため，検査中の背景筋活動から振幅を補正する方法も用いられている。

要な役割を果たすと考えられている。VS検査は，この固視機能を評価する検査である（図4-48）。

一側の小脳片葉の障害では，患側に向かう眼振に対するVSは減少〜消失し，健側に向かう眼振に対しては正常反応を示す[10]。小脳小節の障害では，VSは両側ともに減少〜消失すると考えられている[10]。また，小脳が広範囲に障害された場合，VSは消失する。一方，明所固視により眼振の増強が認められる場合があり，橋や下頭頂葉の障害時などにおいて報告がある[11]。

2）瘻孔症状検査

骨迷路に瘻孔のある場合，外耳道に圧を加えることにより内リンパ流動が生じ，眼振が誘発される。瘻孔症状検査は，この圧刺激による眼振を観察する検査である。

瘻孔症状は，中耳炎，特に真珠腫性中耳炎による外側半規管瘻孔で陽性になることがある。また外リンパ瘻でも陽性になり得る。しかし，瘻孔がなくても内耳梅毒やメニエール病でも陽性となることがあるとされる（仮性瘻孔症状，Hennebert症候）。前庭機能が高度に障害されている場合は，瘻孔があっても陽性にはならない。

3）前庭誘発筋電位検査

前庭誘発筋電位（VEMP）は，気導音，骨導音などにより誘発された前庭頸反射および前庭眼反射，特に耳石器頸反射および耳石器眼反射によって生じた筋電位を平均加算して記録する検査の総称である。耳石器機能検査として用いられる。

記録法は様々あるが，一般的な方法を簡単に述べ，詳細な条件については成書に譲る。なお，気導刺激を用いる場合，中耳伝音連鎖の異常のために聴力に気骨導差のある症例では記録できない。

（1）前庭誘発頸筋電位検査

前庭誘発頸筋電位（cervical VEMP, cVEMP）は，球形嚢〜下前庭神経系から同側の胸鎖乳突筋に至る耳石器頸反射の反応である[12]。

健常者においては，刺激耳と同側に，潜時13 msec 付近にピークをもつ陽性波と潜時23 msec 付近にピークをもつ陰性波からなる2相性の波形として記録される（図4-50）。少なくとも2回の記録を行い，再現性のある場合に反応ありと判定する。再現性のある波形が得られない場合は，無反応と判定する（図4-50）。振幅の異常については，左右の比を判定に用いる。

cVEMPが無反応または一側の振幅低下は，その側の球形嚢〜下前庭神

経由来の耳石器頸反射系の機能障害と考えてよい。

（2）前庭誘発眼筋電位検査

　前庭誘発眼筋電位（ocular VEMP, oVEMP）は，卵形嚢～上前庭神経から対側の下斜筋に至る卵形嚢眼反射の反応である[12]。

　健常者においては，刺激側と対側に，潜時10 msec 付近にピークをもつ陰性波と潜時15 msec 付近にピークをもつ陽性波の組み合わせによる波形として記録される（図4-51）。少なくとも2回の記録を行い，再現性の

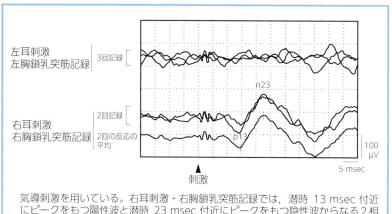

気導刺激を用いている。右耳刺激・右胸鎖乳突筋記録では，潜時 13 msec 付近にピークをもつ陽性波と潜時 23 msec 付近にピークをもつ陰性波からなる2相性の波形が確認できるが，左耳刺激・左胸鎖乳突筋記録では，再現性のある波形が確認できない。

図4-50　cVEMP の左耳刺激無反応の症例

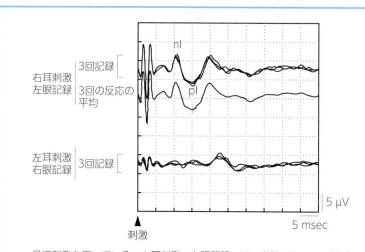

骨導刺激を用いている。右耳刺激・左眼記録では，潜時 10 msec 付近にピークをもつ陰性波と潜時 15 msec 付近にピークをもつ陽性波からなる2相性の波形が確認できるが，左耳刺激・右眼記録では，再現性のある波形が確認できない。

図4-51　oVEMP の左耳刺激無反応の症例

前庭誘発眼筋電位検査　方法の詳細
・誘発電位検査装置を用い，関電極を下眼瞼直下に，不関電極をその1～2 cm下方に貼付する。気導刺激や骨導刺激が用いられることが多い。
・気導刺激の場合，500 Hzトーンバーストなどの強大音をヘッドホンより提示する。
・骨導刺激は，強力な骨導刺激器や骨導レシーバーを用いる。被検者に上方視をさせた状態で記録する。
・振幅の左右比については，VEMP ARを用いることが多い。大まかな判断として，一側の振幅が対側の振幅の半分以下の場合を異常としてよいが，各施設で正常範囲を設定することが望ましい。

第4章 聴覚・平衡覚の検査

追跡眼球運動検査　方法の詳細
- 注視眼振検査を行う際に，水平および垂直方向にゆっくり指標を移動し眼球運動を観察する。
- ENG記録する場合は，正弦波による運動視標を眼で追わせて，その追従機能を評価する。

ある場合に反応ありと判定する。再現性のある波形が得られない場合は，無反応と判定する（図4-51）。振幅の異常については，左右の比を判定に用いる。

　oVEMPが無反応または一側の振幅低下は，無反応・反応低下側と対側の卵形囊〜下前庭神経由来の耳石器頸反射系の機能障害と考えてよい。ただし，気導刺激では健常者でも約10％で反応が記録できないという報告もあり[14]，結果の解釈には注意が必要である。

5 視刺激検査

1）追跡眼球運動検査

　ゆっくり動く視標の網膜像を中心窩付近に維持し，その動きに合わせて視線を滑らかに動かすときに起こる追跡眼球運動（滑動性眼球運動）の機能を評価する検査である。

　視標運動に一致した円滑な追跡眼球運動がみられるのが，正常である（図

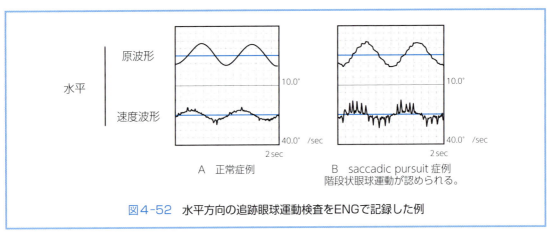

図4-52　水平方向の追跡眼球運動検査をENGで記録した例

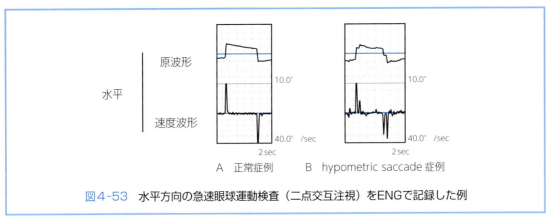

図4-53　水平方向の急速眼球運動検査（二点交互注視）をENGで記録した例

4-52A）。視標速度に対する遅れを補正するために急速眼球運動が生じる異常所見があり，saccadic pursuitと呼ばれる。ENG記録された眼球運動が階段のようにみえるため，階段状眼球運動とも呼ばれる（図4-52B）。Saccadic pursuitは，小脳障害，脳幹障害で認められる。病態の進行により，階段状眼球運動から失調性眼球運動ataxic patternに障害が進行する例もある。

2）急速眼球運動検査

視野を急速に偏倚させる眼球運動である急速眼球運動（衝動性眼球運動）の機能を評価する検査である（図4-53A）。

運動速度の低下は，脳幹障害，外眼筋麻痺など，様々な疾患で起こり得る。振幅については，視標の振幅に対し一致するかで判定する。眼球運動の振幅が視標の振幅に対して小さいものをhypometric saccadeといい（図4-53B），大きいものをhypermetric saccadeという。前者は，小脳障害，脳幹障害で認められるが，加齢などの非特異的な所見として認められることもある。後者は，小脳障害，特に小脳虫部の障害で認められることが多い。

3）視運動性眼振検査

視運動性眼振（OKN）は，視野内を移動する対象物の動きを眼で追跡し，続いて新たに視野内に現れる対象物に眼球を戻して注目することによって出現する。等間隔の線状刺激を用い，一定速度で刺激する等速度法や，等加速減速法（OKP）といった刺激方法を用いて，ENGで眼球運動を記録する。

等速度法において，正常では刺激中ほぼ一定した緩徐相速度をもつ眼振が誘発される（図4-54A）。小脳・脳幹障害において，眼振の解発が不

急速眼球運動検査　方法の詳細
・注視眼振検査を行う際に，水平および垂直方向の指標をすばやく移動し眼球運動を観察する。
・ENG記録する場合は，離れた部位にある視標を点滅させて（二点交互注視），あるいは視標を急激に移動させ，眼で追わせて，その追従機能を評価する。眼球運動速度，振幅，潜時を評価する。

視運動性眼振検査　方法の詳細
・30°等間隔の線状刺激を視標パターンに用いる。等速度法は一定速度で刺激する。OKPでは一般的に，刺激速度 0～150°/secまで 4°/sec² で加速し，150～0°/secまで 4°/sec² で減速する。

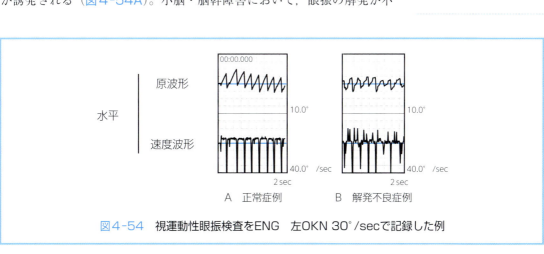

図4-54　視運動性眼振検査をENG　左OKN 30°/secで記録した例

OKN：optokinetic nystagmus
OKP：optokinetic pattern

第4章　聴覚・平衡覚の検査

眼振電図検査　方法の詳細
・電極の装着については，水平誘導は両外眼角に装着し，垂直誘導は正中視の瞳孔の線上で眉の直上と眼窩下縁に装着する。アースは前額部中央が適当である。
・非共同性の眼球運動が疑われる場合など，左右個別の動きを記録したい場合は，鼻根部にも電極を置き，単眼誘導にする。
・眼球運動を定量的に記録するには，校正を行う必要があるが，方法は装置によって異なるため，ここでは割愛する。

良となると考えられている（図4-54B）。

OKPでは，緩徐相速度の上昇，眼振頻度，眼振方向などを評価する。正常では，視刺激速度が80〜100°/secまで眼振が解発され，その後プラトーになり，減速とともに低下する。小脳・脳幹障害では，緩徐相速度の上昇が不十分，眼振頻度が低下し櫛抜け状，といった所見になる。先天性眼振では，正常のOKNでみられる急速相と逆方向の急速相があるようにみえる錯倒現象が認められる。

6 眼振電図検査（電気眼振図検査）

眼球は角膜がプラスに，網膜はマイナスに帯電しており，眼球が偏位すると，角膜網膜電位の電位差は変化する。角膜が近づく側の電位は上昇し，遠ざかる側の電位は低下する。ENGは，眼窩の左右上下に貼付した電極でこの電位の変化をとらえることで，眼球運動の振幅・速度などを計測する検査である。ENGは，これまでに解説した，眼振検査，温度刺激検査，視刺激検査などにおいて，特に眼球運動を定量したい場合に用いる。眼球運動の動きそのものを記録した波形を原波形，それを微分した速度を記録した波形を速度波形という。

♪　ビデオヘッドインパルス検査　♪♪

ヘッドインパルス検査（HIT）は，被検者に固定視標を注視するよう指示したうえで，被検者の頭部を半規管対の平面内で急速に予測不可能に回転させ，瞬時の眼球運動反応を観察する，半規管眼反射系の機能検査である。近年，高速度カメラの開発により眼球運動の高速度記録が可能となり，HITをビデオで定量的に評価するvHITシステムが臨床応用されている。前庭眼反射は，頭部が動いても視線がぶれない機構であり，正常であれば頭部の運動と逆向きに眼球が動く。すなわち，理想的には，前庭眼反射のゲインが1となる。しかし，前庭機能障害がある場合，頭部が動くと眼球も同時に頭部と同方向へ動いてしまう（前庭眼反射のゲインが低下する）ため，視標に視線を戻すcatch-up saccadeと呼ばれる代償性の衝動性眼球運動が出現する。vHITは，前庭眼反射のゲインとcatch-up saccadeの有無を評価することで，単一の半規管における機能障害を検出することが可能となる。

〔引用文献〕

1）日本聴覚医学会：聴覚検査の実際 改訂第5版，南山堂，pp.207-230，2024

2）日本聴覚医学会：聴覚検査法1．オージオメータによる純音聴力（閾値）レベル測定法（2008）．*Audiology Japan*，51（3）：242-249，2008

3）小寺一興：補聴器のフィッティングと適用の考え方 改訂第1版，診断と治療社，pp.202-205，2017

4）市村恵一・小寺一興・船坂宗太郎：インピーダンス聴力検査の判定基準の検討，ならびに伝音難聴耳への応用について．日本耳鼻咽喉科学会会報，79（5）：555-567，1976

5）日本耳鼻咽喉科学会：新生児聴覚スクリーニングマニュアル，2016 日本耳鼻咽喉科頭頸部外科学会HP，https://www.jibika.or.jp/uploads/files/publish/hearing_screening.pdf

6）熊川孝三・三澤 建・真岩智道他：新生児聴覚スクリーニングの偽陽性率を減らすための試行制度の検討．*Audiology Japan*，56（2）：163-170，2013

7）平衡機能検査法基準化のための資料－2006年平衡機能検査法診断基準化委員会答申書，及び英文項目－．*Equilibrium Res*，65（6）：468-503，2006

8）吉本 裕：一般外来におけるめまい検査としての単脚起立検査．*Equilibrium Res*，60（3）：197-201，2001

9）肥塚 泉：平衡障害の評価とリハビリテーション．日耳鼻，114（9）：784-787，2011

10）Takemori, S. and Cohen, B.：Loss of visual suppression of vestibular nystagmus after flocculus lesions. *Brain Res*, 72（2）：213-224, 1974

11）竹森節子・須田南美・別府宏圀：Visual Suppression Testによる小脳・脳幹障害の鑑別について．*Equilibrium Res*, 37（1）：88-92, 1978

12）岩﨑真一：気道刺激と骨導刺激，oVEMPとcVEMPを臨床の場でどのように使い分けるか?．*Equilibrium Res*, 72（3）：198-203，2013

13）Papathanasiou, E.S., Murofushi, T., Akin, F.W., *et al.*：International guidelines for the clinical application of cervical vestibular evoked myogenic potentials：an expert consensus report. *Clin Neurophysiol*, 125（4）：658-666, 2014

14）Iwasaki, S., Egami, N., Inoue, A., *et al.*：Ocular vestibular evoked myogenic potential elicited from binaural air-conducted stimulations：clinical feasibility in patients with peripheral vestibular dysfunction. *Acta Otolaryngol*, 133（7）：708-713, 2013

〔参考文献〕
- 日本聴覚医学会編：聴覚検査の実際 改訂第5版，南山堂，2024
- 語音聴覚検査法．*Audiology Japan*，46（6）：621-637，2003
- 服部　浩：基本的聴覚検査マニュアル 改訂第3版，金芳堂，pp.67-91，2010
- 立木　孝：純音聴力検査．神崎　仁編：21世紀耳鼻咽喉科領域の臨床6　聴覚，中山書店，p.133，2000
- 古川茂人編著：聴覚，日本音響学会，2021
- 山田弘幸編著：言語聴覚療法シリーズ5　改訂 聴覚障害1－基礎編，建帛社，2007
- 石神寛通：聴覚心理検査　Ⅰ補充現象の検査　Ⅱ短音閾値検査．*Audiology Japan*，50（2）：83-100，2007
- 標準耳鳴検査法1993，耳鳴研究会，1993
- 日本聴覚医学会編：耳鳴診療ガイドライン2019年版，金原出版，2019
- 大政遥香・神崎　晶・高橋真理子他：Tinnitus handicap inventory 耳鳴苦痛度質問票改訂版の信頼性と妥当性に関する検討．*Audiology Japan*，62（6）：607-614，2019
- 小川　郁：総説 他覚的聴覚検査法としての耳音響放射検査．*Audiology Japan*，49（3）：219-226，2006
- 日本耳鼻咽喉科学会：新生児聴覚スクリーニングマニュアル，2016
- 日本めまい平衡医学会編：「イラスト」めまいの検査 改訂第3版，診断と治療者，2018

【第4章　まとめ】

- 各聴覚検査の結果が，どのような数値・グラフで示されるか確認してみよう。
- 各聴覚検査の結果から考えられる聴覚・平衡覚の機能の状態を整理してみよう。
- 乳幼児の聴覚検査をする際の重要な注意点について確認してみよう。
- 対象者を想定して，各聴覚検査を行うために説明（教示）をしてみよう。
- 伝音・感音・混合性難聴の純音オージオグラムの特徴と，その理由を考えてみよう。

第5章
聴覚補償機器

【本章で学ぶべきポイント】
- 補聴器・人工内耳など聴覚補償機器の種類，構造，機能を理解する。
- 補聴器・人工内耳などの調整原理，調整方法，適合に至るまでの考え方や方法を学ぶ。
- 人工聴覚器の種類や適応の違いを理解する。
- 補聴援助システムの種類や機能について知る。

I 補聴器

1 構造と種類

補聴器は，聴覚障害者の聴覚を補助することを目的とした携帯用装置である。また，医療機器でもあるため，製造，販売，製品の認証等について医薬品医療機器等法（薬機法）で定められた管理が必要である。

1）構造としくみ
（1）原　理

補聴器は，使用者が装用可能な大きさであり，音を大きくして聞こえを補助するための小型の拡声装置といえる。耳かけ型補聴器の代表的な構造

> 医薬品医療機器等法
> 医薬品，医療機器等の品質，有効性及び安全性の確保等に関する法律（旧：薬事法が2014年に題名改正）。

トリマー抵抗
小型ドライバーを用いて回転させることにより抵抗値を可変できる半固定抵抗器。

音響利得
出力音圧と入力音圧の差。利得は英語でgainといい，音響利得は，acoustic gainと呼ばれる。

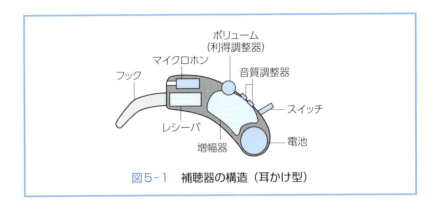

図5-1　補聴器の構造（耳かけ型）

を図5-1に示す。基本的な構成部品は下記のとおりである。
- マイクロホン：音を電気信号に変換する音響電気変換器である。
- 増幅器：音を拡声するため電気的に増幅する。
- 音質調整器：増幅器の前後に接続され，低域／高域周波数の出力を調整可能な部品（トリマー抵抗等）である。この調整機能はデジタル補聴器では，パソコン等につなげてフィッティング調整ソフトウエアで行うことが多い。
- ボリューム：全体的な音響利得（音量）を調整する。
- スイッチ：電源のON/OFFを行う。
- 電　池：電気回路駆動用の電池である。耳かけ型補聴器や耳あな型補聴器用の小型の一次電池としては，ボタン型の空気亜鉛電池が使用される。最近では，充電電池を内蔵しているものもある。
- レシーバ：電気信号を音響信号に変換する電気音響変換器（小型スピーカ）のことをいう。レシーバからの出力は，フック，チューブ，耳あなに挿入する耳栓を通じて提示される。

（2）主な調整機能

補聴器の基本構成をブロック図で図5-2に示す。

① 利得調整器　　全体の利得を調整する音量ボリュームのことをい

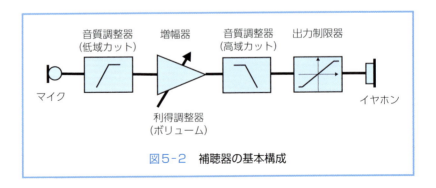

図5-2　補聴器の基本構成

う．使用環境に応じて装用者が利得を調整できる機能である．アナログ補聴器では，回転式のボリュームが使用されてきたが，デジタル補聴器では，上下のプッシュ式やリモコンによるものが多い．

② **出力制限装置**　大きな出力音圧を制限する機能である．基本的に補聴器は音を増幅する機器であるため，大きな音が入ってきたときに出力が大きいと不快に感じることがある．このため，装用者に合わせて最大出力音圧を調整し，制限する機能である．

③ **音質調整器**　音質調整器は，高域通過フィルタや低域通過フィルタで構成される．使用者の聴力特性に合わせて低域の利得調整や高域の利得調整に使用され，図5-3のように低域や高域の出力音圧を変化（調整）させる．アナログ補聴器では，半固定式トリマー抵抗を小型ドライバーで回転させることにより調整する．デジタル補聴器の普及とともに，音質調整を含めた特性設定は，パソコンによるフィッティングソフトウエアにより行われるようになった．

（3）その他の調整機能

補聴器の周波数レスポンスの調整は，電気的な音質調整器のほかにレシーバから出力された後の音響的な特性の変更により調整することができる．図5-4に耳かけ型補聴器にイヤモールドを介して装着した図を示す．代表的な調整箇所は，フック内に挿入する音響抵抗の異なるダンパーの選択，ベントの長さ・大きさの調整，イヤモールドの音道の長さ・大きさの調整である．

図5-5にベント，ダンパー，音道が影響する周波数範囲を示す．

① **ダンパーによる調整**　ダンパーは，フック内に挿入し，音道の共鳴周波数での利得や最大出力を低減する．音響抵抗別にいくつかの種類がある．図5-6にダンパー特性の例を示す．チューブで発生する音響特性

イヤモールド
個人の外耳の形に合わせて樹脂で作成された耳栓．補聴器を外れにくくし，安定した装着を可能にする．

ダンパー
円筒形で，内側はメッシュ構造で音響抵抗をつくり出している．音響抵抗の大・小でいくつかの種類がある．

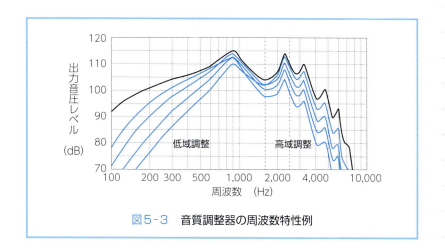

図5-3　音質調整器の周波数特性例

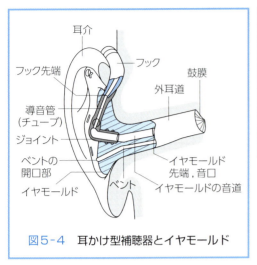

図5-4　耳かけ型補聴器とイヤモールド

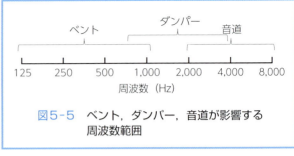

図5-5　ベント，ダンパー，音道が影響する周波数範囲

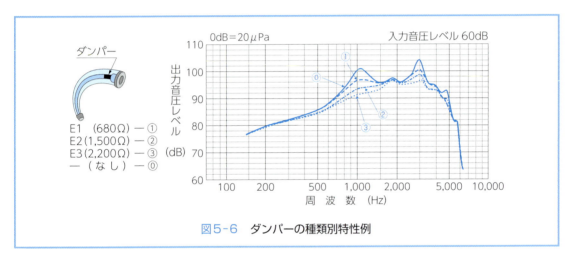

図5-6　ダンパーの種類別特性例

ベント
その種類はいくつかある。図5-4は平行ベントと呼ばれるもので，その他にスペースが限られている場面などに用いるYベントや溝ベント等がある。

認証基準
厚生労働大臣の登録を受けた認証機関（登録認証機関）がその基準への適合性を確認することにより認証審査を行う医療機器等に関する基準である。
補聴器については，厚生労働省告示第478号：平成27年12月24日（改正）
・別表3-361：ポケット型補聴器等基準
・別表3-362：骨導式補聴器基準　等がある。

のピーク（1 kHz，3 kHz）は，ダンパーをチューブに入れて抑えることができる。大きな音響抵抗のダンパーほどピークを抑えるが，チューブへの挿入位置によっては抑えられないピークもある。

②　ベントによる調整　　ベントは，外耳道と外を空洞でつなげたものである。こもり感や閉塞感がある場合に有効であり，穴径が大きいほど低域の利得が小さくなる。図5-7にベントによる効果を示す。

③　音道による調整　　イヤモールドの音道の内径は，太くなると高域のピークは大きくなり，細くするとピークは小さくなる。図5-8に音道の内径による特性例を示す。

2）形態からみた補聴器の種類

補聴器の認証基準には，「使用目的又は効果」は，「身体に装着して，難

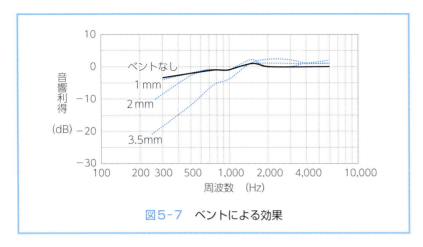

図5-7　ベントによる効果

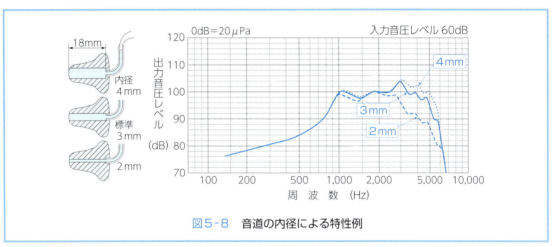

図5-8　音道の内径による特性例

聴者が音を増幅して聞くことを可能とすること。ただし，気導式のものに限る」と明示されている。

（1）耳かけ型

耳介の後ろに装着する部分とそれに連結して外耳道に増幅音を出力する部分からなる形状のものをいう。耳かけ型には2つのタイプがあり，レシーバが補聴器本体に内蔵されており，音道はフックにより音を導く従来タイプのものと，レシーバが外の耳あな装着部にあり，補聴器本体と細いワイヤー線で接続されたRICタイプがある（図5-9）。RICタイプは，レシーバが外にあるため補聴器本体の小型化に優れている。

（2）耳あな型

機器全体を外耳道を含む耳介内に装着して，外耳道に増幅音を出力する形状のものをいう。耳あな型には2つのタイプがあり，既製品タイプと個人の耳に適合するよう作製されたケース（シェル）をもち，回路が使用者に適するように調節されているオーダーメイドタイプがある（図5-10）。

気導式
音を増幅して増幅された音が外耳道を通り気導音として鼓膜に伝える方式。一般的な補聴器の方式。

RIC
リックと呼ぶ。レシーバは外耳道に挿入して使用する。

RIC：receiver in canal

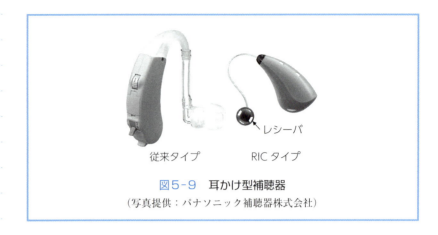

従来タイプ　　　　　RICタイプ
　　　　　　　　　　　　レシーバ

図5-9　耳かけ型補聴器
(写真提供：パナソニック補聴器株式会社)

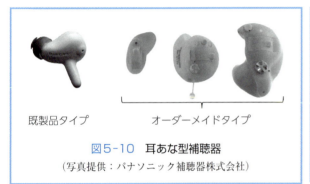

既製品タイプ　　　オーダーメイドタイプ

図5-10　耳あな型補聴器
(写真提供：パナソニック補聴器株式会社)

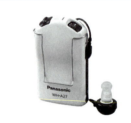

図5-11　ポケット型補聴器
(写真提供：パナソニック補聴器株式会社)

PMDA
医薬品医療機器総合機構の略称。
平成14年法律第192号　独立行政法人医薬品医療機器総合機構法により2004年4月1日に設立された。
機構は、「許可医薬品等の副作用又は許可生物由来製品等を介した感染等による健康被害の迅速な救済を図り、並びに医薬品等の品質、有効性及び安全性の向上に資する審査等の業務を行い、もって国民保健の向上に資することを目的とする」(第3条)。

（3）ポケット型
　頭部以外に装着する部分とそれに連結して外耳道に増幅音を出力する部分からなる形状のものをいう（図5-11）。

3）その他の補聴器
（1）骨導補聴器
　眼鏡型またはヘッドバンドに取りつけることができる頭部装用式の補聴器で、骨振動受話器を介して出力されるものをいう（図5-12）。イヤホンの代わりに骨振動端子を耳の後ろの乳突部皮膚に圧着させ、振動を頭蓋骨経由で内耳に伝える。

（2）軟骨伝導補聴器
　補聴器の振動子を外耳の軟骨部分に接触させ、振動子によって発生した軟骨部の振動が、鼓膜、中耳または内耳へ伝わることで聞こえる新しいタイプの補聴器である（図5-13）。新しい方式のため認証基準がないことから、PMDAによる審査と承認が必要である。

（3）CROS（クロス）・BICROS（バイクロス）補聴器
　片側の耳が聞こえない場合に、聞こえない耳の方向からの音を有線／無

PMDA：Pharmaceuticals and Medical Devices Agency
CROS：contralateral routing of signal　　BICROS：bilateral contralateral routing of signal

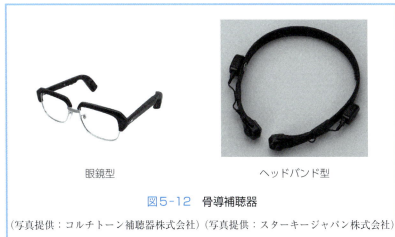

眼鏡型　　　　　　　　ヘッドバンド型

図5-12　骨導補聴器

（写真提供：コルチトーン補聴器株式会社）（写真提供：スターキージャパン株式会社）

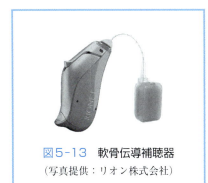

図5-13　軟骨伝導補聴器
（写真提供：リオン株式会社）

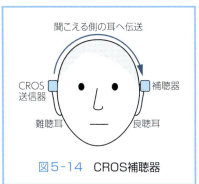

図5-14　CROS補聴器

線伝送で健聴耳または良聴耳の補聴器に伝送するタイプの補聴器である（図5-14）。難聴耳側に装用しているCROS送信器の補聴器から健聴耳側の補聴器へ伝送するだけで，特に補聴処理を行っていないものをCROS補聴器という。よいほうの耳に難聴があり，通常の補聴処理に加えてCROS補聴器から伝送された音をミックスするタイプのものをBICROS補聴器という。

2　特性測定装置と調整

　補聴器の性能を適切に維持管理し，その特性を合理的に正しく測定することは，補聴器の選択と調整にとって大切なことである。補聴器の性能評価と測定方法については，日本産業規格（JIS）の「補聴器 JIS C 5512:2015」（以下，補聴器JIS）で定められている。ここでは，補聴器の主な特性について述べる。

補聴器 JIS C 5512:2015
2015年版の主な改正点は，次のとおり。
①性能特性を測定する際に使用する音響カプラを，これまでの密閉形擬似耳から2cm³カプラに変更。
②これまで音響利得，出力音圧レベルの測定は1,600Hzの周波数における数値を使用してきたが，3つの周波数1,000，1,600，2,500Hzの平均値である高周波数平均値（HFA）が新たに定義され使用。

HFA：high frequency average

1）音響特性
（1）周波数特性
　補聴器JISでは，$2cm^3$カプラを用いて周波数200〜5,000Hzの範囲を測定する。入力音圧としては，50〜90dBまでを測定するが，特に50，60，90dBの<u>周波数レスポンス曲線</u>は，補聴器の性能を決めるうえで重要である。測定時に入力される音源は，純音（正弦波）で与えられ，周波数を<u>スイープ（掃引）</u>して測定される。

（2）入出力特性
　補聴器の動作特性を特定の周波数にて，入力音圧に対する出力音圧として示した特性図である。特に，<u>圧縮補聴器（ノンリニア）</u>の動作を確認するのに都合がよい。<u>図5-15</u>に入出力特性の例を示す。

2）音響特性の測定
（1）補聴器特性測定装置
　補聴器特性測定装置は，補聴器JISに基づく測定を行うことができる（<u>図5-16</u>）。補聴器の測定は音響測定であるため，遮音され，内部の反響音も少ない防音箱の中で行われる。防音箱の中には，試験音を出力するスピーカがあり，補聴器は音の出力口から音響カプラを介して接続されたマイクロホンで出力音圧が測定される。<u>図5-17</u>に防音箱内に設置されたRICタイプ補聴器の例を示す。

　① 音響カプラについて
　a．$2cm^3$カプラ：イヤホンまたは補聴器の125〜8,000Hzの周波数範

周波数レスポンス曲線
周波数を変化パラメータとした入力音圧に対する出力音圧または利得を示す曲線。表示する場合は，すべて縦軸をデシベル線形目盛として，横軸を対数周波数目盛とし，横軸の10倍と縦軸の50dB±2dBの長さとが等しいグラフとしてプロットしなければならない。

スイープ（掃引）
この場合は，周波数200〜5,000Hzの範囲で周波数を下から上（または上から下）へ一定時間で変えていくこと。

圧縮補聴器（ノンリニア）
入力される音の大きさによって増幅量を細かく設定する方式。小さな音は聞こえる幅まで増幅し，大きな音は不快に感じない幅まで圧縮する。

リニア補聴器
音の大小にかかわらず，設定した値を増幅する方式。小さな音はよいが，大きな音の場合には不快な大きさにまで増幅してしまうことになる。

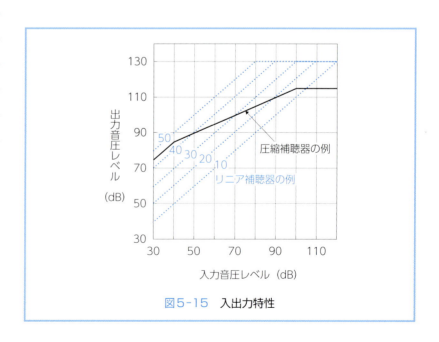

図5-15　入出力特性

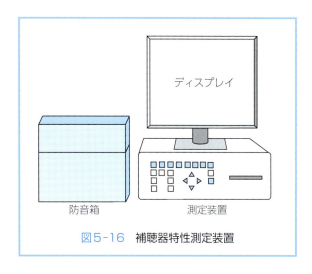

図5-16　補聴器特性測定装置

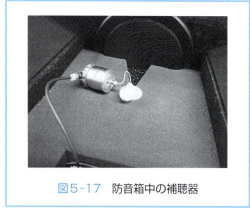

図5-17　防音箱中の補聴器

囲の物理的性能特性を決定する際に，既定の音響インピーダンスをもって負荷するためのものである。

　イヤホンによってカプラ内に発生する音圧は，一般に人の耳内とは異なる。しかし，補聴器の仕様，物理的データの交換および聴覚検査に使用する指定の挿入形イヤホンの校正のための，簡単ですぐに使える手段としてこれを用いる。図5-18に2cm^3カプラの種類を示す。測定対象の補聴器の種類により，使用するカプラが異なる。

　b．密閉形疑似耳：補聴器においては消費者の便宜を図るために，IEC 60318-4による密閉形擬似耳を用いた測定に基づく性能を併せて表示する場合がある。密閉形擬似耳は，挿入形イヤホンを使用する場合に対する，人の耳の平均的な伝達音響インピーダンスを模擬するように製作されたものである。

　図5-19に実際のカプラを示す。測定に用いる音響カプラにより出力音圧レベルは異なるため，特性をみる際には注意が必要である。密閉形疑似耳は2cm^3カプラに比べ，周波数によっては4～10dB程度高い値になる。

（2）90dB入力最大出力音圧レベル（OSPL90）

　定められた試験条件下で，利得調整器を利得最大に設定した状態における90dB入力時の周波数レスポンスであり，補聴器の最大出力音圧レベル特性を示す。図5-20に90dB入力最大出力音圧レベルの周波数レスポンス曲線の例を示す。

　① HFA-OSPL90（OSPL90の高周波数平均値）　90dB入力最大出力音圧レベルの代表値は，高周波数平均値（1,000, 1,600, 2,500Hzにおける出力音圧レベルの平均値）（HFA）で，カタログに示す公称値に対して±4dB以内でなければならない。図5-20の例では，

　　HFA-OSPL90 =（131 + 122 + 126）/ 3 = 126

音響インピーダンス
音波が伝わるときの音圧P，音波の波面の面積S，媒質の速度vとしたとき，音響インピーダンスZは，Z＝P/Svで表される。Svは体積速度と呼ばれる。音を電気回路における電圧と電流に対比させ交流理論としての類推を可能としたもの。インピーダンスは抵抗に似たものであるが複素数であるので，周波数依存がある。

IEC
国際電気標準会議。電気および電子技術分野における国際的な標準化や適合性評価等に関する活動，規格の策定を行う機関。

高周波数平均値（1,000, 1,600, 2,500Hzにおける出力音圧レベルの平均値）（HFA）
補聴器の出力音圧レベルまたは利得の，1,000, 1,600, 2,500Hzの平均値であり，「補聴器の性能を代表させる」値として用いる。
改訂前のJISの規準周波数（1,600または2,500Hz）に代わって用いる。

IEC：International Electrotechnical Commission
OSPL90：output SPL for 90-dB input SPL
HFA：high-frequency average

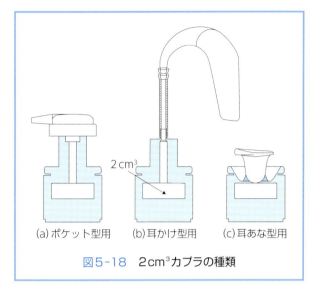

図5-18 2cm³カプラの種類
(a)ポケット型用　(b)耳かけ型用　(c)耳あな型用

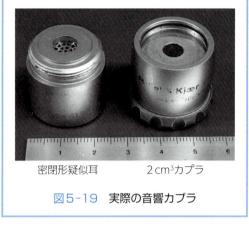

密閉形疑似耳　　2cm³カプラ

図5-19 実際の音響カプラ

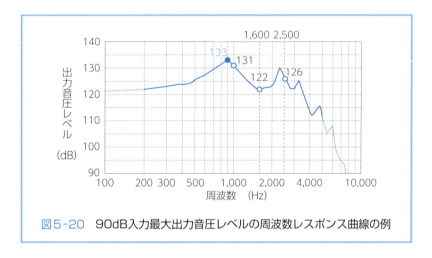

図5-20 90dB入力最大出力音圧レベルの周波数レスポンス曲線の例

となる。

② **最大OSPL90**　90dB入力最大出力音圧レベルの最大値（ピーク値）は、カタログ等に示す公称値＋3dBを超えてはならない。図5-20の例では、最大OSPL90は、133となる。

（3）最大音響利得

定められた試験条件下で、利得調整器を利得最大に設定した状態における50dB入力時の音響利得を示す周波数レスポンスであり、補聴器の音響増幅度の最大値の特性を示す（図5-21）。

① **HFA-FOG（最大音響利得高周波数平均値）**　最大音響利得の代表値は、高周波数平均値とし、カタログ等に示す公称値に対して±5dB以内でなければならない。図5-21の例では、

HFA-FOG：high frequency average full on gain

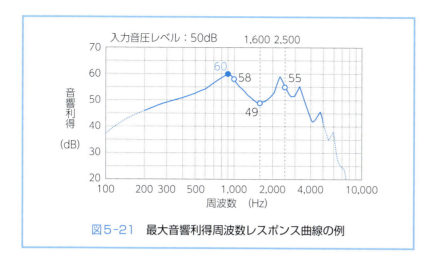

図5-21　最大音響利得周波数レスポンス曲線の例

規準利得
60dBの入力音圧レベルに対する音響利得のHFAが，HFA-OSPL90-17-60になるような利得調整器の設定（HFA-FOGを超える場合にはHFA-FOGとする）。
利得調整器以外の設定は，下記のとおり音圧，周波数ともに最も出力が出て，周波数も広い状態とする。
①可能な最も広い周波数レスポンスの範囲を与える設定。
②可能な最大のHFA-OSPL90を与える設定。
③可能な最大のHFA-FOGを与える設定。
④自動利得調整器の効果が最小になる設定。

　HFA-FOG ＝（58 ＋ 49 ＋ 55）/ 3 ＝ 54
となる。

　② 最大値（ピーク値）　最大音響利得周波数レスポンス曲線上の最大値（ピーク値）は，カタログ等に示す公称値＋3dBを超えてはならない。図5-21の例では，最大音響利得の最大値（ピーク値）は60となる。

（4）規準周波数レスポンス曲線

　定められた試験条件下で，60dBの入力音圧に対する出力音圧の高周波数平均値が90dB入力最大出力音圧レベルの高周波数平均値よりも17dB低い音圧になるように利得調整器を調整した状態（規準利得）において60dB入力時の周波数レスポンスであり，通常の動作状態を想定した代表的な特性である（図5-22）。図5-22の例では，HFA-OSPL90が126なので，60dB入力時に，それより17dB低い109dBの出力音圧HFAになるよ

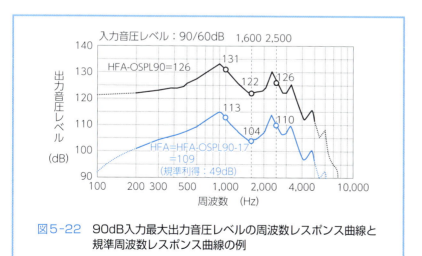

図5-22　90dB入力最大出力音圧レベルの周波数レスポンス曲線と規準周波数レスポンス曲線の例

第5章 聴覚補償機器

国際音声試験信号（ISTS）
女性が朗読（アラビア語、英語、中国語、スペイン語、フランス語、ドイツ語）した音声を、意味がわからない程度に短く分断し、ランダムにつなぎ合せた60秒の信号。EHIMA（欧州補聴器工業会）から入手できる。

EHIMA

実耳挿入利得
補聴器を装用したときの鼓膜面での利得。

推定挿入利得（EIG）
ある人の集団で共通に得られるであろう実耳挿入利得の推定値。

うに利得調整器を設定したものが、規準周波数レスポンス曲線になる。利得は出力音圧と入力音圧の差なので、この例での規準利得は49dB（109－60dB）となる。

規準周波数レスポンスに対するレベルの許容差は、2,000Hzまでは±4dB、それ以上の周波数では±6dB以内である。

（5）規準利得の設定

規準利得の設定は、平均65dBの会話音は12dBの音圧変動を有するため、最大77dBの入力音圧が想定されるが、このときHFA-90dB入力最大出力音圧レベル（OSPL90）をちょうど超えないように定めたものである。

（6）その他の特性測定

補聴器JISは、気導補聴器の品質保証を目的に測定方法が定められた。測定は、純音信号のスイープ（掃引）によるため、雑音抑圧処理やハウリングキャンセラー等の信号処理機能を有効にしたままでは正確に行うことは困難である。このような機能はOFFにして測定をするため、実際に使用する状態の補聴器の性能の客観的評価は難しい。

そこで、そのような信号処理機能が動作している状態であっても補聴器が音声を実質的にどれだけ増幅しているかを測定する方法として、「音声に近い試験信号による補聴器の信号処理特性の測定方法 JIS C5516:2015」が制定された。

この規格では、入力する試験信号として、音声に似た国際音声試験信号（ISTS）を用いる。

測定結果は、音響利得ではなく実耳挿入利得の推定値である推定挿入利得（EIG）として表示される。EIGの算出方法の詳細はJIS C5516を参照されたい。

測定は、ISTSを用いて最初の15秒間は、補聴器を安定させるために用い、

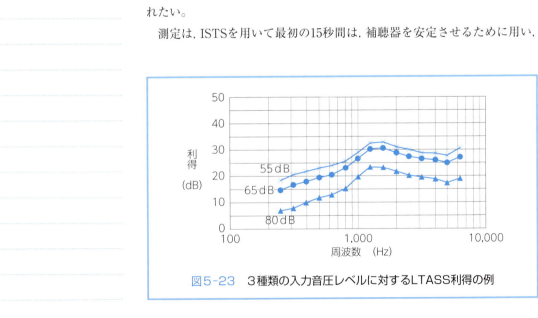

図5-23　3種類の入力音圧レベルに対するLTASS利得の例

ISTS：International Speech Test Signal　　EIG：Estimated Insertion Gain of a hearing aid

後半の45秒間を分析に使用する。入力音圧は，65dBおよび80dBで行い，55dBは任意とする。

　分析は，試験信号を125msecの時間区分に分割し，1/3オクターブバンド内の音圧レベルを求める。長時間平均音声スペクトルを有するISTSに対するEIGまたはカプラ利得をLTASS利得と呼ぶ。図5-23に3種類の入力音圧レベルに対するLTASS利得の例を示す。実際に入力音圧の違いによる利得の違いがわかり，ノンリニア補聴器の場合，圧縮比が大きいほどその差が大きくなる。この他に30，65，99パーセンタイル利得があるが，詳細説明は割愛する。

③ 補聴器のフィッティング

　補聴器のフィッティングは，順を追って調整項目に対処していけば適切な設定となるわけではない。補聴器には互いに影響し合う多くの事柄が関与する。そのため，連動する複数の項目を視野に入れ，統合的に対応することが求められる。

1）フィッティングの流れ（図5-24）

　補聴器のフィッティングは，その適応の検討から始まる。聴力検査結果から障害の状況を解説し，補聴器装用で生じる効用と負担を具体的に示し，下記のフィッティング過程も含め，対象者へのガイダンスを行う。

　そのうえで希望があれば補聴器を選択して調整し，1〜2週間貸し出して実生活で試聴してもらう。試聴後，装用感や補聴効果測定などによって

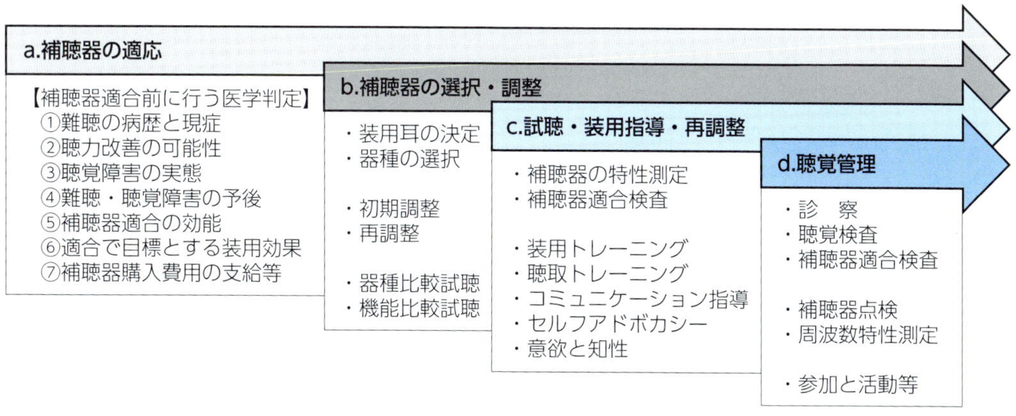

LTASS
長時間平均音声スペクトル。1/3オクターブバンドで測定した音声の音圧レベルを，長時間（45秒）にわたり平均化したもの。

補聴器のフィッティング
聴覚障害者各人に適した補聴器を選択し，それを適切な状態に設定すること，およびその過程。日本語では適合と表記されている。

補聴器の適応
補聴器が使用されるべき状況や条件など。

---

a.補聴器の適応

【補聴器適合前に行う医学判定】
①難聴の病歴と現症
②聴力改善の可能性
③聴覚障害の実態
④難聴・聴覚障害の予後
⑤補聴器適合の効能
⑥適合で目標とする装用効果
⑦補聴器購入費用の支給等

b.補聴器の選択・調整

・装用耳の決定
・器種の選択

・初期調整
・再調整

・器種比較試聴
・機能比較試聴

c.試聴・装用指導・再調整

・補聴器の特性測定
・補聴器適合検査

・装用トレーニング
・聴取トレーニング
・コミュニケーション指導
・セルフアドボカシー
・意欲と知性

d.聴覚管理

・診　察
・聴覚検査
・補聴器適合検査

・補聴器点検
・周波数特性測定

・参加と活動等

図5-24　補聴器フィッティングの流れ

LTASS：Long-term Average Speech Spectrum

評価し，カウンセリングを行うとともに再調整し，再び試聴となる。この試聴，評価，調整の過程は，幾度も反復される。ときには器種選択にまで戻ることもある。そして，補聴器適合検査などの評価において適合と判定され，本人の補聴器使用目的が達成され，十分な納得が得られた段階で決定に至る。補聴器の活用を促し，参加と活動を支援するためには，決定後の経過観察・聴覚管理，そして聴覚リハビリテーションが欠かせない。

（1）適応の決定

聴覚障害の状況は，原因疾患の治療経過や聴力の変動・低下などによっても変化する。そのため治療計画や難聴の予後を考慮して，装用開始時期や器種などを選定しなければならない。すなわち，補聴器の適応は耳鼻咽喉科医の医学判定に沿って検討される[1]。

この適応は，原則として，平均聴力レベル（500，1,000，2,000Hzの平均値）から判断する。良聴耳に40dBを超える難聴があれば，日常会話でしばしば聞き間違えたり，聞き逃したりすることがある。日常で会話をすべて聞きとるためには，補聴器の使用が必要である。ただし，より聴力レベルがよくても，会話の聴取・理解に困難が認められる状況もあり，補聴効果を確かめながら装用を進めていく。また，一側性難聴の場合も十分な期間試聴して慎重に検討する。

一般には，難聴が高度なほど補聴の必要性は高くなると考えられるが，90dB以上にもなると人工内耳に切り替える人もいれば，手話だけを用いるようになる人もいる。個々のライフステージや聴取能に応じて，自律的にコミュニケーション手段を選択・活用できるよう対応していく。

一方，小児では平均聴力レベルが100dB以上でも，まずはできるだけ早期からの補聴器適応となる。そして経過に応じて人工内耳も検討する。

聴力レベルの他には，予想される補聴効果，その必要性，装用意欲，そして状況を理解する知性なども大切な要素となる。

また，語音明瞭度が悪い場合はより支援を要し，補聴器の適応となりやすい。しかし，語音明瞭度とコミュニケーション障害の関係（表5-1）が示すように，その改善には限界がある。試聴初期からのコミュニケーション指導が必要となる。

（2）装用耳の決定

一般に，補聴器は両耳で使用したほうが聞きとりやすいとされる。しかしながら費用も倍増するため，この選択は本人の意向が基本である。

片耳装用の場合，装用耳の決定は，①原則として聴力レベルが軽い側，ただし良聴耳の平均聴力レベルが40dB以内の場合は対側の耳に，また，②希望する型の補聴器が適応する側の耳，③語音明瞭度がよりよいほう，④利き手側，⑤その人の電話のかけ方に適した側，などが目安となる。

I. 補聴器

表5-1　最高語音明瞭度と補聴器使用時のコミュニケーション能力の関係

最高語音明瞭度	補聴器装用時のコミュニケーション能力
100%以下　80%以上	聴覚のみで会話を容易に理解可能。
80%未満　60%以上	家庭の日常会話は聴覚のみで理解可能。普通の会話はほとんど理解可能であるが，不慣れな話題では正確な理解に注意の集中が必要。
60%未満　40%以上	日常会話で内容を正確に理解できないことがしばしばある。重要な内容は確認することやメモの併用が必要。
40%未満　20%以上	日常会話においても読話や筆談の併用が必要。
20%未満　0%以上	聴覚はコミュニケーションの補助手段として有用である。聴覚のみの会話理解は不可能。

出典）小寺一興：補聴器のフィッティングと適用の考え方，診断と治療社，p.4，2017

そして，装用耳の選択に迷う場合は，実生活での両耳，右耳，左耳の比較試聴が有用である。

（3）器種の決定

器種選択は，① うるさい・歪むなど音響的に不快なことがないか，② 適切な聴取レベルまでに増幅できるか，③ 補聴器の価格および外観は受け入れられるか，④ 補聴器の使い勝手はどうか，などの観点から検討する。

まず，2つの音響条件「最大出力」と「利得（音響利得）」を満たす器種を選択する。具体的には，処方式などで求めた目標値と補聴器のカタログに記された性能を照合し，目標値を十分実現できる器種を選択する。最大出力は「90dB入力最大出力音圧レベル」，利得は「最大音響利得」や「規準利得」などと比較検討する。

現在主流のデジタル補聴器では，各メーカーの調整用ソフトウエアによって，規定選択法における処方式から求められた周波数特性とともに，これに適する器種がいくつか選定されてくることが多い。

また，価格と外観（形状）も購入する立場からは特に重要である。上記が適合する範囲で，価格と外観そして機能との関係を説明し，本人の納得の下に器種を決定することが望まれる。ただし，治療や手術との関連もあり，医学判定がまず優先される。

（4）試聴・装用指導と再調整

どの処方式であっても，初期設定はほとんどの場合，その場の試聴で修正を要する。慣れない音のうるささ，自声の響きなどの訴えに応じて微調整を加える。また，耳栓など装用状態も整えて，まずは実生活での1〜2週間の試聴に入る。

この初期設定での修正は，ほとんどが増幅の低減である[2]。ただし，聴覚には新しい刺激に対して，順応という現象がある。そこで，新規装用者にはまず目標値の70〜80%程度で試聴を開始し，経過に合わせて，徐々に

増幅していく手法も用いられている。

　試聴開始時の装用指導として，補聴器の着脱，電源の取り扱い等とともに，聴覚は慣れない音にも徐々に順応する可能性があることを説明し，無理のない範囲で，できるだけ長い時間装用できるように支援する。

　試聴後はまず，装用時間，装用感などを確認する。さらに音場での閾値を測定し，利得不足ならば本人が気づく程度（2±1dB）増幅する。そして，利得が目標値，あるいはハーフゲインに近くなると，語音明瞭度検査も加えて，より適切と考える周波数特性，機器や耳栓部分などを提案し，比較・再選択を行う（比較選択法）。

　なお調整においては，使用感についてできる限りよく話を聞く。起床してすぐ使用するか否かなど使用時間の詳細，聞きたいけれども聞こえないのは誰の声か，うるさい音は何か，耐えられるのか耐えられないのか，その音源との距離，など詳しく聞く。そして，これらの情報を調整が必要な周波数帯域と音圧レベルに置き換えて，最大出力や利得などを再設定する。

2）補聴器の調整

（1）調整項目

　補聴器のフィッティングにおける主要な調整項目である「最大出力」「利得」「周波数特性」について，あらためて基本となる考え方を述べる。

　① **最大出力音圧**　最大出力音圧の設定は，会話音声情報を十分に聴取するための重要な要素である。語音情報はレベルとしてはピークから30dBの範囲にあり，最大出力音圧レベルと聴覚閾値の間には30dBの幅がなければ語音情報のすべてを聞くことはできない。したがって基本的には，適切な最大出力音圧レベルの値は自覚閾値上30dB以上となる[3]。

♪ 器種の選択法 ♪♪

① 規定選択法：対象者の聴覚検査の結果から，処方式等によって補聴器の増幅（最大出力，利得）や周波数特性（周波数レスポンス曲線など）の目標値を求め，それに合うものを選択し設定するという方法である。補聴器の初期設定には簡便で有用な方法のひとつである。しかし，同じオージオグラムでも障害の状況は個々に異なる。試聴後，問診し，補聴効果を評価して，比較選択法も併用して調整を加えることが必要である。

② 比較選択法：適合すると予測する複数の補聴器やその特性などの設定について，各々の効果を評価し，難聴者の満足度も含めて最も適したものを選択していく方法である。比較する補聴器，特性が増えるほど時間を要することになる。実際には，規定選択法を用いてまず厳選し，これらを比較検討することが多い。

I．補聴器

　また最大出力音圧は，聴覚保護と不快感の除去，さらに音質改善の観点からも調整される。デジタル補聴器では，最大出力は，ノンリニア増幅の圧縮の結果，出力が制限され，入力音圧90dB時に近似するものとしても示される。最近の出力制限回路は歪みが少ないので，出力音圧を十分制限した調整も可能となっている。この設定はまず規定選択法に従い，試聴しながら調整する。不快レベルを測定していれば，これを超えないように配慮する。また，平均聴力レベルに対応した適切な最大出力音圧レベルと必要な利得（表5-2）は，目安となり重要である。

　② 利得と周波数特性　　利得は，補聴器の基本機能，増幅度である。利得の算出は通常，入力音圧60dB時の値を用いる。また平均利得としては，500，1,000，2,000Hzの平均値で考えることが多い。ただし，1,000Hzの利得に代表させても簡便で，平均値との差は誤差範囲である。

　そして周波数レスポンス曲線などの周波数特性は，各周波数ごとに検討した利得，あるいは最大出力音圧レベルをつないでおおまかに描くことができる。デジタル補聴器では利得と同様に，ソフトウエアで処方式を用いて設定する場合が多い。すなわち，適合する可能性の高い周波数特性を初期設定し，試聴後の問診と補聴効果測定に基づいて再調整を繰り返し，適切な周波数特性を定めていく。

（2）利得目標値の算出方法

　目標値の算出方法を示す規定選択法は1935年に始まり[2),4)]，1944年にハーフゲインルールが提唱された。

　ハーフゲインルールは周波数ごとに，その利得を聴力レベルの半分とするもので，算出しやすく，規定選択法の礎となって，その後様々な修正が加えられた（表5-3）。そして，ノンリニア増幅が主流の現在になっても，会話音に代表される，中程度の入力音に対する1,000Hzを中心とする中音域の利得は，ハーフゲイン程度が望ましい，という普遍的な考え方となって継承されている。

表5-2　難聴の程度に対応した必要な利得と適切な最大出力の目標値

聴力レベル	利　得	最大出力
～40dB	10～15dB	85～ 95dBSPL
～50dB	15～20dB	95～105dBSPL
～60dB	25～30dB	100～110dBSPL
～70dB	30～40dB	105～115dBSPL
～80dB	40～45dB	115～125dBSPL
85dB～	50dB～	120dBSPL

注）最大出力は最初の器種選択で目標とする値を示す。2cm³カプラで測定した値を示す。
　　実際のフィッティングでは個別の難聴者に適合する最大出力の範囲は広い。
出典）小寺一興：補聴器のフィッティングと適用の考え方，診断と治療社，p.11，2017

第5章　聴覚補償機器

側注（左カラム）

NAL-NL1 / NL2

NALとはオーストラリアの国立音響研究所（national acoustic laboratory），NL は non linear の略で，NAL-NL1は1999年，NAL-NL2は2011年に発表されている[11]。健聴者の感じるラウドネスを超えない範囲で語音明瞭度が最良になる増幅特性を想定して目標値を定めている。これらは他と異なり，ラウドネスの正常化を目的とはせず，また明瞭度に寄与しない周波数帯域の増幅は考慮しない場合がある。例えば高音急墜型などでは高音の増幅が他の方法に比し少ない。

DSL

1995年に最初のノンリニア方式として，DSL［i/o］がカナダの西オンタリオ大学から発表された。基本的な考え方は，音声スペクトラムの全体が難聴者の可聴域に入ること，音声信号が各周波数で健聴者と同じラウドネスで聞こえるように増幅するということである[8]。主として小児に広く使用されてきたが，現在多く用いられているDSL version 5 は，成人用に少し出力を抑えた処方式を組み入れたもの[12]である。

プローブマイクロホン

狭い空間の音を細いチューブで採取し，チューブ端に取りつけられたマイクロホンで測定を行うためのチューブおよびマイクロホン。

本文（右カラム）

表5-3　規定選択法による挿入利得の計算式（リニア増幅）

ハーフゲインルール		Berger	
500Hz	HL/2	500Hz	HL/2
1,000Hz	HL/2	1,000Hz	HL/1.6
2,000Hz	HL/2	2,000Hz	HL/1.5
4,000Hz	HL/2	4,000Hz	HL/1.9
POGO		NAL-R (revised)	
250Hz	HL/2－10	250Hz	$HL \times 0.31 - 17 + X$
500Hz	HL/2－5	500Hz	$HL \times 0.31 - 8 + X$
1,000Hz	HL/2	1,000Hz	$HL \times 0.31 + 1 + X$
2,000Hz	HL/2	2,000Hz	$HL \times 0.31 - 1 + X$
4,000Hz	HL/2	4,000Hz	$HL \times 0.31 - 2 + X$
		$X = (500\text{Hz HL} + 1{,}000\text{Hz HL} + 2{,}000\text{Hz HL})/3 \times 0.15$	

注）POGOⅡ，NAL-RP は高度難聴に対して修正式がある。

　1990年代前半からデジタル補聴器が登場し，リニア増幅からノンリニア増幅へと変化した。ノンリニア増幅は，ラウドネス（音の大きさの感覚）を正常化，すなわち入力音のレベルに応じて利得を変化させて，それぞれの入力音のラウドネスを正常者と同じになるように増幅する，という考え方に基づく。

　これらは，個々にラウドネスを測定する方法（LGOB[5]，IHAFF[6] など）と平均データを用いた方法（FIG6[7]，DSL[8] など）に大別されたが，測定には手間がかかり，難聴者は健聴者より小さいラウドネスを好むため[9),10)]，現在ではNAL法とDSL法の2つが主に用いられている。

（3）実耳測定

　① 利得の調整　外耳はその共鳴によって，音を大きくして鼓膜に伝達する。ただし，外耳の形は個人個人違うので，増幅度は個々に異なる。一方，補聴器特性測定には通常，成人の耳の平均的な形状を模擬した測定用の人工の耳（2 cm³カプラや密閉型疑似耳）を使用する。したがって装用時の聴取状況をより適確に評価するには，本人の耳で測定する実耳測定が望まれる。そして，ほとんどの処方式における目標値は，この挿入利得を示している。

　② 原理と手順　検査は音場で，スピーカ，基準マイクロホン，プローブマイクロホンなどで構成された実耳挿入利得測定装置を用いて行う（図5-25）。

　① 校　正：スピーカから試験音を出し，2つのマイクロホン（図5-25，M①とM②）について行う。

　② 設　定：被検者をスピーカの前方に着席させ，外耳道にプローブチューブ（シリコン製の細いチューブ）を挿入し，鼓膜面近くに設置

LGOB：loudness growth in half - octave bands
IHAFF：independent hearing aid fitting forum
FIG6：Figure 6　　DSL：desired sensation level

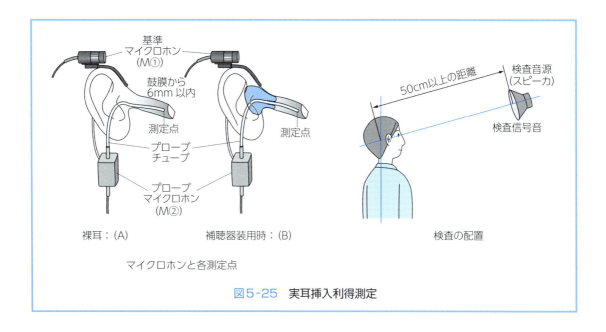

図5-25　実耳挿入利得測定

する。
③ 裸耳の測定：スピーカから検査音を入力音圧（P）で提示し，プローブチューブに取りつけられているマイクロホン（M②）で，外耳で増幅された鼓膜面上の音圧（A）を測定する。
④ 装用時の測定：プローブチューブ設置のまま，補聴器を装着し，検査音を入力音圧（Pn）で提示し，補聴器によって増幅された鼓膜面上の音圧（B）を測定する。
⑤ 利得の算出：装用時の増幅度（実耳装用利得）には外耳での増幅分（裸耳利得）が含まれている。すなわち，求めている補聴器の実質的な増幅度（実耳挿入利得）は，実耳装用利得から裸耳利得を差し引いたものとなる。入力音圧を60dB一定（P=Pn=60dB）とした場合の3者の関係を図5-26に示す。

測定して求めた各周波数の実耳挿入利得を目標値と比較し，装用感や適合検査結果も考慮して調整を加えればよい。また調整用ソフトウエアには，実耳測定結果を直接反映できるものもある。

なお，実耳測定は有用であるが，プローブチューブの位置ずれ，設置時の疼痛などの課題が指摘されている。

3）イヤモールドと耳型採型

外耳道はまっすぐではなく，はじめは前方，次いで後方に向きを変え，最後に内下方に曲がって鼓膜に達する。すなわち2つの曲がりがあるS字状の管である。そこで，各々の外耳の形に合わせた合成樹脂製の耳栓，イ

第5章 聴覚補償機器

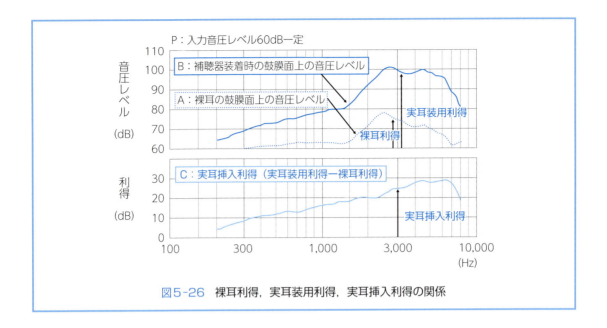

図5-26 裸耳利得，実耳装用利得，実耳挿入利得の関係

裸耳利得（REUG）
裸耳での鼓膜面上の音圧レベルから入力音圧レベルを引いたもの。
A－P

実耳装用利得（REAG）
補聴器装用時の鼓膜面上の音圧レベルから入力音圧レベルを差し引いたもの。
B－Pn

実耳挿入利得（REIG）
実耳装用利得から裸耳利得を差し引いたもの。
（B－Pn）－（A－P）

ヤモールドが必要となる（図5-27）。イヤモールドの作用は，ハウリングを防止すること，補聴器を外れ難くして，同時に補聴器の出力音を安定させ，ベント製作などによって出力音を修飾することである。このイヤモールド（あるいは耳あな型）の製作には，原型として耳型の採型が必要となる。

耳型採型には鼓膜穿孔などの重大な副損傷の危険を伴うことがある。

（1）耳型採型の手順

① 耳型採型の目的と手順を説明し承諾を得る。必要器材等を準備する（図5-28）。

② 外耳の形状，表皮の状態，耳垢の有無について観察し，耳鼻咽喉科医に確認する。

③ 綿球あるいはスポンジに糸をくくりつけたイヤブロックを，印象剤がこれ以上奥に流入しないように，外耳道の2つめの湾曲部付近に入れる。

　ポイントは，イヤブロックの大きさが外耳道より一回り大きいこと，その位置が痛みを強く感じる骨部外耳道奥に達していないことである。

④ 印象剤の主剤と硬化剤，あるいは同量の2剤を混合し，専用のシリンジに装てんする（図5-29）。

⑤ 外耳道に印象剤を充てんする。まずブロックの糸を把持したうえで，シリンジ先端を外耳道内に入れて印象剤に埋まる状態で注入し，印象剤の間隙に空気が入り込まないよう，シリンジ先端を徐々に外側に移動させて行う（図5-30）。

REUG：open ear gain, real ear unaided gain　　REAG：in site gain, real ear aided gain
REIG：insertion gain, real ear insertion gain

⑥ 硬化した印象剤を取り出す（図5-30）。外耳道・鼓膜に強い陰圧がかからないよう，耳介を後上方に軽く引き，耳型を前下方向にゆっくりと回転させるように引き出す。

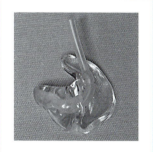

図5-27　イヤモールド耳かけ型用スタンダード型（左耳）

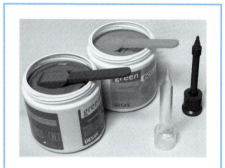

図5-28　耳型のための印象剤（同量タイプ）と採型用特殊シリンジ

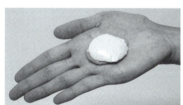

① 同量の印象剤を手のひらにとる。

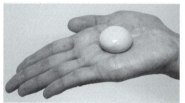

② 手早く混合して球状にまとめ，シリンジに装てんする。

図5-29　印象剤の混合

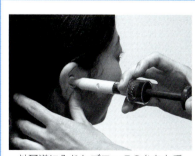

外耳道に入れたブロックの糸を左手で把持し，注入する。

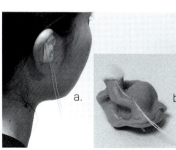

a. 充てん完了状態　b. 取り出した耳型

図5-30　印象剤の充てんと耳型

4 デジタル補聴器の機能とフィッティング

1）デジタル補聴器の原理
（1）補聴器のデジタル化
　1920年頃，真空管による増幅器をもった現在の補聴器の基本といえる構成が誕生してから約70年間，補聴器はアナログ回路で「音を増幅する」ことを基本に，様々な進歩を遂げてきた。ところが聴覚障害者にとってよりよい聞こえを追求していくと，単に音を増幅するだけではなく，音を加工すること，すなわち，音の強さや成分を分析して，聴覚障害者がことばを聞きとりやすい音につくり変えることが求められるようになり，1990年代にこれを実現する手段としてデジタル回路の採用が始まった。

（2）デジタル補聴器の構造としくみ
　図5-31にデジタル補聴器の基本構成を示す。
　デジタル補聴器本体は，マイクロホン（以下，マイク）から出力されたアナログ信号をA/D変換器 analog/digital converter でデジタル信号に変換（数値化）し，この信号に対してDSP装置 digital signal processor が様々な信号処理を行い，D/A変換器 digital/analog converter で再びアナログ信号に戻して，イヤホンから音として出力する。

2）デジタル補聴器の機能
　アナログ方式の時代には解決が困難であった補聴器の様々な課題が，デジタル信号処理の手段によって一つひとつ解決されてきている。それらは，① 難聴者それぞれの聴力に柔軟に対応する増幅特性の実現，② 聞こえを阻害する様々な音を抑制する処理の実現，③ 装用を阻害するハウリング

アナログ
情報を連続的な量として扱うこと。

音の強さ
音の強弱を物理量で表現する場合を音の強さといい，人の感覚量で表現する場合は音の大きさという。

デジタル
情報を段階的に区切った状態で扱うこと。

デジタル補聴器
入力された音の情報をデジタルに変換して各種の高度な処理を行う補聴器。

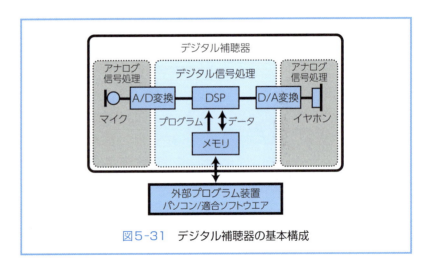

図5-31　デジタル補聴器の基本構成

の問題を解決する処理の実現，そして，④社会の情報取得手段の広がりを，補聴器を使用した聴覚障害者も利用できる無線通信機能の実現等である。ここでは，これらを解決するための機能として帯域分割，ノンリニア増幅，各種雑音抑制処理，ハウリング抑制処理，および，無線通信機能等の進歩について学習する。

（1）帯域分割（マルチチャンネル処理）

補聴器に入力された音を複数の周波数帯域（チャンネル）に分割したうえで，各種の信号処理とその増幅を周波数帯域ごとに行う処理で，デジタル補聴器の基本的機能といえる。

以降で解説するほとんどのデジタル処理は，このマルチチャンネル信号処理によって成り立つといっていい。分割されたチャンネルごとに独立して作用することで，他の周波数帯域の影響を受けることなく，その周波数帯域ごとに適切な処理の実行を可能にする。

図5-32の例では，入力した信号を9チャンネルに帯域分割してノイズリダクション処理（NR）を行い，次に4チャンネルに束ねて自動利得調整処理（AGC）を行っている。

（2）ノンリニア増幅とそのフィッティングの概念

内耳より奥に障害のある感音難聴の聞こえに対応するために，補聴器は小さな音の増幅は十分に行い，大きな音の増幅は出力が大きすぎて不快にならないように適度に抑えた増幅が求められる。このために入力音の強さに応じて増幅度を制御するノンリニア増幅を行う。

図5-33にノンリニア増幅の概念図を示す。図では健聴者の聞こえる範囲120dB（0～120dB）に対して，聴力50dBの感音難聴で不快レベル110dBの難聴の場合のノンリニア増幅の例を示している。この場合の難聴の耳で聞こえる範囲60dB（50～110dB）の中に，小さな音は最小閾値より

周波数帯域
音波や電波の周波数の範囲。

ノンリニア増幅
圧縮増幅ともいう。

不快レベル
これ以上大きな音は不快で，聞き続けることができないレベル。

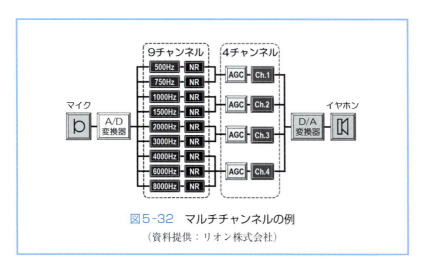

図5-32　マルチチャンネルの例
（資料提供：リオン株式会社）

NR：noise reduction　　AGC：automatic gain control

リニア増幅
ノンリニア増幅
圧縮比が1の場合はリニア増幅，1を超える場合がノンリニア増幅。

圧縮比
入力音圧の変化量と出力音圧の変化量の関係を比で表したもの。

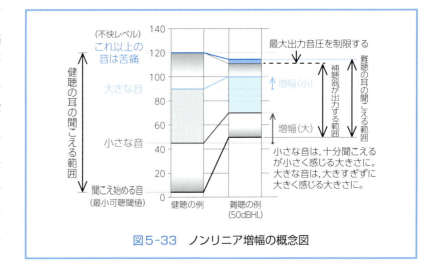

図5-33　ノンリニア増幅の概念図

上で小さく聞こえ，大きな音は不快レベルに達することなく大きな音に聞こえるように，それぞれの入力レベルに応じた増幅を行う。

図5-34にリニア増幅に対するノンリニア増幅の利点を入力－出力特性の例で示す。リニア増幅では入力レベルの変化に無関係に一定の利得で増幅を行うので，出力が飽和あるいは制限されたレベルに達するまでは，入力レベルの変化量がそのまま出力レベルの変化量になる。したがって，入力－出力特性は傾斜45度の直線になる。一方，入力レベルの変化量に対して出力レベルの変化量を少なくする，すなわち入力レベルが高くなるにつれて利得を減少させるノンリニア増幅では，傾斜45度のリニア増幅より傾斜がなだらかな入力－出力特性になる。図5-34の例の場合，入力音圧が20dB上昇したときに出力音圧は10dBの上昇なので，圧縮比2の増幅

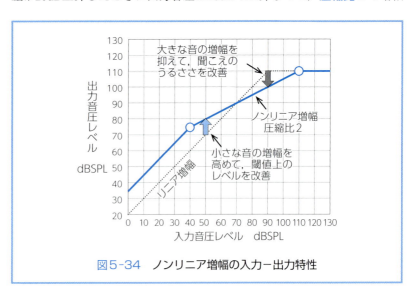

図5-34　ノンリニア増幅の入力－出力特性

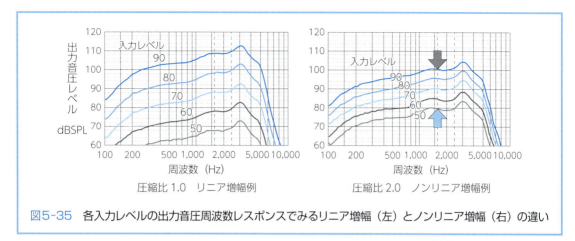

図5-35 各入力レベルの出力音圧周波数レスポンスでみるリニア増幅（左）とノンリニア増幅（右）の違い

に設定されている。動作は一般的にチャンネルごとに独立していて，圧縮比の設定もチャンネルごとに可能になっている。

図5-35は，各入力レベルの出力音圧周波数レスポンスを，リニア増幅と圧縮比2のノンリニア増幅とで比べた図である。左のリニア増幅に比べて，右のノンリニア増幅では，50dBの低入力音では矢印の分だけ十分に増幅し，90dBの高入力音は小さめの増幅で出力音圧を矢印の分だけ抑えているのがわかる。

（3）雑音抑制機能

補聴器の雑音抑制で表現する「雑音」とは，補聴器に入力された音の中で，ことばの聞きとりを阻害する音を便宜的に総称している。

雑音抑制の目的は，入力された音から「雑音」を識別してその増幅を抑制することで，ことばの聞きとりやすさを改善することにある。

雑音も様々であるため，抑制する処理も様々に準備されている。

① 定常雑音の抑制　分割した周波数チャンネルごとに，音の強さが変動しているかどうかを監視し，変動していない場合は音声が含まれていないと判断してそのチャンネルの増幅を抑える。このしくみでエアコンの音，乗り物内の走行音，人ごみの雑踏雑音などが低減される（図5-36）。

> 定常雑音
> 時間的レベル変動が少ない，あるいはほとんどない雑音。

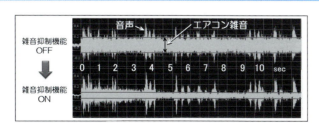

図5-36　定常雑音の抑制効果（エアコン雑音の例）
（資料提供：リオン株式会社）

②　非定常雑音の抑制　　音の強さが時間とともに変動している交通騒音や機械の音などの非定常な雑音の場合は，その変動が音声によるものかどうかを分析して，音声による変動の特徴に合致しない場合は，そのチャンネルの増幅を抑えることで，音声以外の雑音を低減する。

③　指向性処理（正面以外の音の抑制）　　特定の方向からの音を優先して聴取するしくみを指向性機能というが，この機能も雑音抑制処理のひとつに含まれる。補聴器にこの処理を適用する目的は，コミュニケーションの基本は正面の会話相手の音声を聞きとることを第一優先として，正面以外の方向からの音声や雑音に対する感度を低減することにある。

そのしくみは，数mmの距離で配置した２つのマイクで音を取り込み，そのレベル差や時間差からそれぞれの音の方向を特定すると同時に，その方向の入力の感度を低減する指向特性を形成する。この処理を連続的に動作させることで音源の位置が動いている音も追従して低減することができる。この処理は複数の周波数チャンネルごとに行われる（図５-37）。

このように，指向性処理は前方以外の音を減衰させるので，周りに人の声や雑音があっても正面の会話相手の音声を優先的に聞きとりやすくする。

さらに進化した指向性処理では，前方とは限らず，会話相手の方向を常に監視し，その方向以外の音を減衰させる処理も実現している。

①，②で解説したチャンネルごとの雑音抑制処理と併用することで，周りに人の声や雑音があっても，全方向の雑音と会話相手以外の音声は低減され，結果として会話相手の音声を最優先で聞きとることが可能になる。

④　内部雑音の抑制　　ノンリニア増幅処理の場合，入力音のレベルが小さい静かな環境ほど，増幅器の増幅度を高めることになるため，補聴器自体の内部雑音が高く増幅されて耳障りに感じてしまう。これを防ぐために，一定レベル以上の入力がないときには増幅度を下げる処理を行う。

⑤　衝撃音の抑制　　補聴器を使う難聴者が不快に感じる音の種類として，物を叩く音，壊れる音，泣き声，食器・紙を扱う音などがある。これ

> 内部雑音
> 補聴器の増幅回路自体が発生するノイズ。

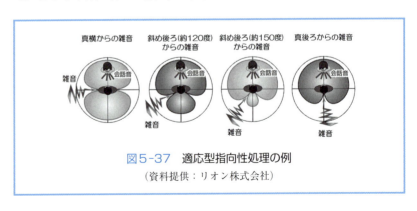

図５-37　適応型指向性処理の例
（資料提供：リオン株式会社）

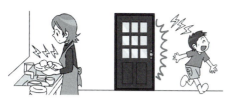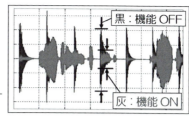

図5-38 衝撃音抑制効果の例
（資料提供：リオン株式会社）

らの音はその大きさが瞬間的に増大するために，不快で刺激的な衝撃音である。このような音の不快感を取り除くために，衝撃音のピークレベルを抑制する処理を行う。これにより，音の刺激的な成分が弱められて優しい音になり，補聴器の長時間装用による疲労の軽減が図れる（図5-38）。

⑥ **風雑音（風切り音ともいう）の抑制**　補聴器は様々な屋外環境でも使用されるために，風に当たった場合に風雑音も増幅してしまい，必要な音の聞きとりの妨げになる。風雑音はその挙動の特徴が比較的明確なため，その発生を確実に検知して，軽減することができる。

雑音抑制処理を有する補聴器は以上の様々な機能のうち，いくつの機能を搭載しているかは器種により異なるが，これらの機能の効果を総合的に表すと表5-4になる。

表5-4　雑音抑制の各種処理と期待される効果

	種　類	低減する音		効　果
1	ノイズリダクション 定常雑音の低減	乗り物内の走行音，空調の音等，レベルが一定の音		【併用の効果】1～3を併用することで，どの場所でも，会話している相手の音声を最優先して増幅する
2	ノイズリダクション 非定常な雑音の低減	交通騒音，機械音等，音声以外でレベル変動している音		
3	指向性	人の多い場所や騒がしい場所での正面以外の周囲の音		
4	内部雑音の低減	読書時等の静かな場所で自己雑音を下げる		【共通の効果】不快な音を低減して長時間の聴取による疲労を抑える
5	衝撃音の低減	食器洗い，ドア閉め時等の耳障りな音の成分		
6	風雑音の低減	風の強い場所や，乗り物での風切り音		

165

（4）ハウリング抑制

補聴器でのハウリングは図5-39で示すように，出力された音の一部がマイクに戻り（これを帰還：フィードバックという），再増幅が繰り返されることで正常な増幅ができなくなって音響発振の状態になる現象をいい，補聴器の安定な使用状態を阻害する代表的な現象である。

ハウリング抑制は，イヤホンからマイクへ戻る音を打ち消して，フィードバックのループを断ち切るしくみである。その打ち消しくみを図5-40に示す。まず，フィードバックの様相について，周波数ごとにレベルと位相を分析して推定する。その結果から，フィードバックの信号波形と正反対の波形の信号をつくる。次に，その信号と入力音とを合成するとフィードバックの成分が打ち消されて，本来の入力音主体の信号となり，安定した増幅が可能になる。フィードバックの様相は時々刻々変化するので，この一連のプロセスを高速に繰り返すことで安定した増幅が維持される。

> **位　相**
> 波動などの周期的な現象において，一周期中のある局面の位置を示すもの。

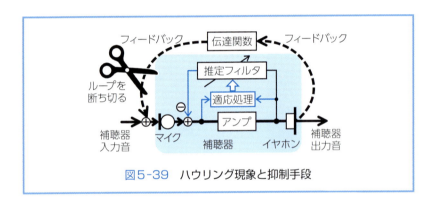

図5-39　ハウリング現象と抑制手段

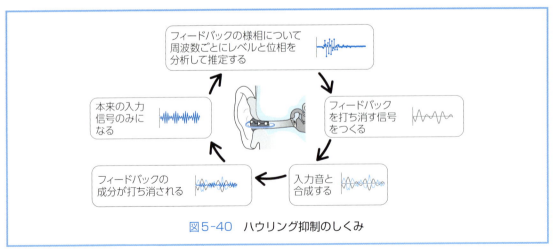

図5-40　ハウリング抑制のしくみ

（5）無線通信機能

　社会における情報伝達の手段として無線通信による情報の取得が広がりをみせている中，補聴器を使用した聴覚障害者の情報取得もこれにならうことが望まれ，そのための無線通信機能が備わっている（図5-41）。

　これらは，① 使用者が操作する機能を無線で行うリモコン機能，② 両耳に装着した2つの補聴器間で通信を行い，動作の同一性を制御する両耳間通信制御，③ テレビ，電話，音楽プレーヤ等の音信号を補聴器が直接受信できる機能が実用化され，補聴器使用者の生活の快適性を改善している。

（6）プログラム自動選択（音環境分類）

　デジタル補聴器は，先に述べたそれぞれの機能の特性の組み合わせは無数にあるといっても過言でない。一方，補聴器を装用中，周囲の音環境は時々刻々変化するため，その環境に最適な補聴を維持するためには音環境の変化に対応して常に機能の動作，特性を制御する必要がある。そのために，補聴器では装用者の音環境をいくつかのカテゴリーに分類し，それぞれに適した機能・処理の組み合わせを自動選択する機能が登場している。

　この処理はおおむね，環境音を分析して，その場の音環境を分類し，それに対応して各種機能を制御して会話音の聞きとりやすさに反映させる流れである。分析では，振幅や周波数情報の利用が最も多いが，ニューラルネットワークや機械学習／AI（人工知能）を利用して分析しつつ環境パターンを学習していく器種もある。分類では，ほとんどの器種で会話音，騒音，音楽の組み合わせに分類されている。結果の反映では，利得や圧縮

周囲の音環境
補聴器のマイクで取り込んでいる周囲の音の状況。

ニューラルネットワーク
人間の脳内にある神経細胞（ニューロン）とそのつながりである神経回路網を模して，脳機能の一部をコンピュータ上で表現する数式的なモデル。

機械学習
AIで用いられる手法のひとつで，様々なデータの投入で学習を繰り返して，AI自身が新たな判断基準を獲得できるようにするもの。

AI（人工知能）
人間のように考えることができるシステム。

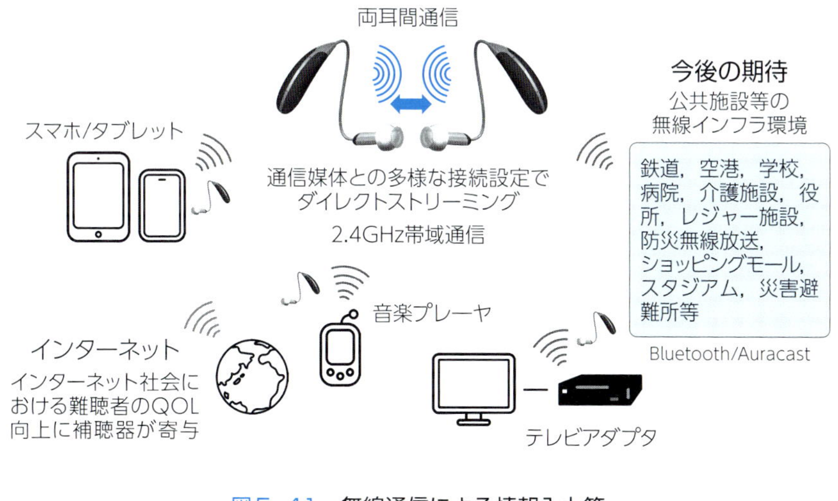

図5-41　無線通信による情報入力等

AI：Artificial Intelligence

特性等ノンリニア増幅の基本パラメータを変更する。あるいは，周波数レスポンスの変更や信号処理機能のオンオフなどで処理される。

3）デジタル補聴器のフィッティング
（1）フィッティングソフトウエア
　補聴器のそれぞれの機能を目的どおりに有効に動作させるためには，使用する難聴者の聞こえや生活環境に合わせて適切に調整する必要がある。
　この調整は各メーカーが供給するフィッティング用の調整ソフトウエアを組み込んだパソコンと，補聴器を接続して行う。
　調整ソフトウエアの補聴器調整画面の例を図5-42に示す。

（2）オープン装用
　軽度～中等度の聴覚障害者が補聴器を試す場合，図5-43のように自分の声のこもり感，外耳道の圧迫感などを不快に感じる場合が多い。この不快感の解決法のひとつが，外耳道を密閉しないオープン装用である。このオープン装用では，補聴器の出力音がマイクに戻りやすいためにハウリン

> **自分の声のこもり感**
> 外耳道を塞いだ場合に自分の声がこもって聞こえる現象。
>
> **オープン装用**
> オープンフィッティングともいう。

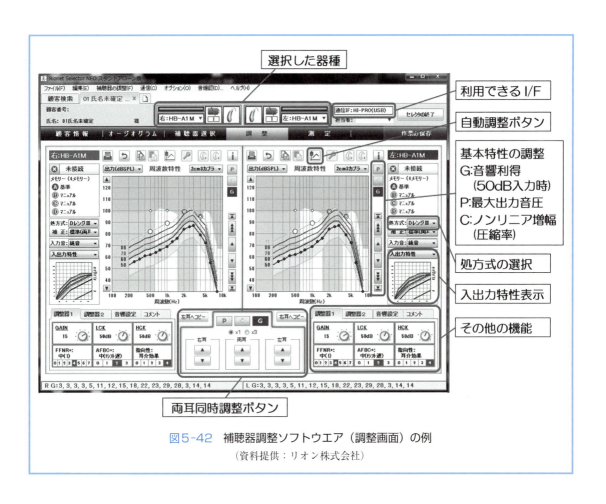

図5-42　補聴器調整ソフトウエア（調整画面）の例
（資料提供：リオン株式会社）

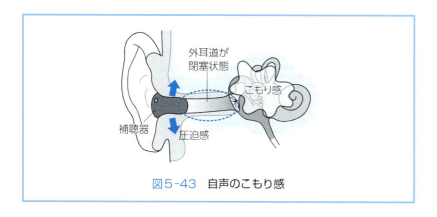

図5-43　自声のこもり感

グが起こる問題があったが，ハウリング抑制機能の実現で実用的になった。

　オープン装用をより安定にするためには，十分なハウリング抑制量が必要になる。オープン装用は通常，高域のみに補聴が必要な場合に適用される。これに適用する補聴器の適応聴力範囲の例として，2kHz以上で60dBHLとすると，この場合に必要な音響利得の目安は30dBになる。

　では，オープン装用に必要なハウリング抑制量ASGはどれほどか。ASGは，ハウリング抑制がもたらす限界利得のプラス分を意味する。ハウリング抑制なしにオープン装用しても，すぐにハウリングを起こしてしまい，その限界利得は通常10dB以下になる。つまり，60dBHLに必要な音響利得30dBに対して，20dB以上足りないことになる。したがって，これを補償するためにASGはおよそ25dB以上が必要になる（図5-44）。

　ハウリング抑制の性能は技術進歩とともに向上している。2023年の時点でASGは最大30〜40dBに達している。

I．補聴器

適応聴力範囲
その補聴器で聞こえの改善が期待できる聴力の範囲。

限界利得
ハウリングを起こさずに利用できる音響利得の上限値。

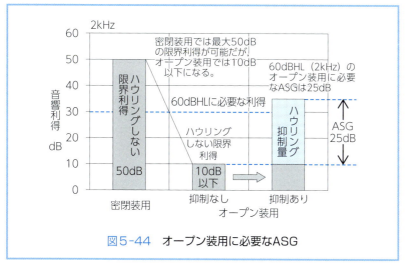

図5-44　オープン装用に必要なASG

ASG：added stable gain

5 補聴器の適合評価

　補聴器が適切に調整され，補聴器装用者にとって有効なものとなっているか，適合状態を評価することが重要である．評価方法には，語音明瞭度や補聴器の利得などを指標とした客観的評価と，装用者が感じる「聞き取りやすさ」や「うるささ」などを指標とした主観的評価がある．本項では，「補聴器適合検査の指針（2010）」[13]（以下，「指針」）に基づいて，主な評価方法について解説する．

1）客観的評価
（1）「語音明瞭度曲線または語音明瞭度の測定」
　補聴器装用時と非装用時（裸耳）での測定結果を比較する．「明瞭度曲線の測定」または「明瞭度の測定」の，いずれかを行う．通常の語音聴力検査では気導受話器を用いて検査するが，補聴器適合検査では，スピーカから検査音を提示する音場検査で実施する．

① 語音明瞭度曲線の測定
　a. **実施方法**：67-S語表の単音節リスト（20語音）を用いて，通常の語音弁別検査と同様の手順で検査する．検査音圧は，40・50・60・70・80dB HLのうち連続した3レベル以上で測定する．
　b. **評価方法**：補聴器装用時に，小さめの音圧から70・80dBまでの広い範囲で明瞭度が良好なこと，また，ロールオーバーしないことが望ましい．装用時の最良の明瞭度が非装用時より15%以上低下していたら「適合不十分」と判定する（図5-45）．

② 語音明瞭度の測定
　a. **実施方法**：57-S語表の単音節リスト（50語音）を用いて，語音弁別検査を行う．検査音圧は，非装用時は平均聴力レベル上30dB（重度難聴の場合は可能なレベルで），装用時は60dBHL（大きすぎる場合は5〜10dB減衰してもよい）とする．
　b. **評価方法**：非装用時と比べて装用時の明瞭度が＋10%を超えていれば「適合良好」，±10%以内は「適合許容」，−10%を超えて悪ければ「適合不十分」と判定する．

　「指針」には，雑音が語音明瞭度に与える影響を評価する検査として，「雑音を負荷したときの語音明瞭度の測定」も含まれている．57-S語表の単音節リストを用いて語音弁別検査を行い，SN比が＋10dBの雑音（スピーチノイズ）を負荷したときの明瞭度が，雑音を負荷しないときより20%以

補聴器適合検査の指針（2010）
日本聴覚医学会が定めた補聴器適合検査の実施方法・評価方法についての指針．
8つの検査法のうち，「語音明瞭度曲線または語音明瞭度の測定」「環境騒音の許容を指標とした適合評価」の2つが「必須検査項目」，それ以外は「参考検査項目」となっている．指針は学会ホームページで公開され，検査用音源を収録したCDも提供されている．

音場検査
室内などの空間にスピーカから音を発生させて行う検査．騒音・反響などの検査室の条件，検査音の音圧の校正，片耳ずつ検査する場合の遮音・遮蔽などを考慮する必要がある．これらについての具体的方法は，「指針」の「音場聴覚検査を行うための環境」に説明がある．

ロールオーバー
音圧の上昇とともに明瞭度が低下する現象．

SN比
音声などの信号 signalと騒音などの雑音 noiseとの比．例えば，音声が60dBで騒音が50dBなら，SN比は＋10dB（60-50=＋10dB）となる．騒音のほうが強い場合は，値はマイナスになる．

SN比：signal-to-noise ratio

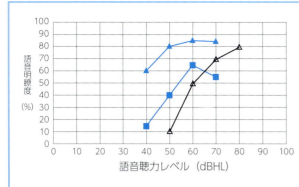

図5-45　語音明瞭度曲線による評価

出典）日本聴覚医学会福祉医療委員会：補聴器適合検査の指針（2010），*Audiology Japan*，53（資料）：712，2010より改変

上低下した場合は「適合不十分」と判定する。

（2）利得の適合状態の評価

① 「音場での補聴器装用閾値の測定（ファンクショナルゲインの測定）」補聴器装用時と非装用時（裸耳）の聴覚閾値を音場で測定し，その差であるファンクショナルゲインを求める。

a. 実施方法：純音聴力検査と同様の手順で，装用時・非装用時の閾値を測定する。検査周波数は，250・500・1,000・2,000・4,000Hzとする。音場では，純音は位置による音圧のズレが大きく使えないので，震音（ウォーブルトーン）または狭帯域雑音（ナローバンドノイズ）を検査音とする。

b. 評価方法：ファンクショナルゲインが聴力レベルの半分（ハーフゲイン）であるか，装用時の閾値が1,000Hzで35dBHL以内ならよい（図5-46）。低音域ではハーフゲインより少なくてもよく，高音域では補聴器の性能上ハーフゲインが得られない場合がある。

② 「実耳挿入利得の測定（鼓膜面音圧の測定）」　プローブチューブを外耳道に挿入して，鼓膜に近い所で音圧を直接測定する（p.156，157を参照）。ファンクショナルゲイン測定と比較して，以下のような利点がある。

① 短時間で測定できる。
② 全周波数（連続周波数）を測定できる。
③ 入力音圧を変えて測定できるため，ノンリニア増幅の特性の評価ができる。
④ 被検者の応答を必要としない。

「指針」では，これらの検査の他，利得や閾値を測定・推定する方法と

ファンクショナルゲイン
補聴器装用時と非装用時の聴覚閾値の差。補聴器装用によって裸耳と比べてどれだけ利得（ゲイン）が得られたかを示す。ノンリニア増幅の場合は，入力音圧によって利得が変わるので，閾値付近の入力音圧での利得に相当する。

震音（ウォーブルトーン）
中心となる周波数より少しだけ（例えば，±10%）高い音と低い音を，短い周期（例えば，1秒間に10回）で交互に反復させた音。周波数変調音（FM音）ともいう。

狭帯域雑音（ナローバンドノイズ）
ある周波数を中心に，限られた範囲（例えば，1/3オクターブ）の周波数の音からなる雑音。純音聴力検査のマスキングノイズにも使われる。

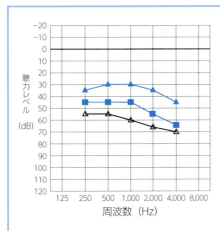

図5-46 ファンクショナルゲインによる評価

出典）日本聴覚医学会福祉医療委員会：補聴器適合検査の指針（2010）. *Audiology Japan*, 53（資料）：720, 2010より改変

して，「挿入型イヤホンを用いた音圧レベル（SPL）での聴覚閾値・不快レベルの測定」「補聴器特性図とオージオグラムを用いた利得・装用閾値の算出」が紹介されている。

2）主観的評価

(1)「環境騒音の許容を指標とした適合評価」

環境騒音のある所で補聴器を使用したときに，騒音が日常会話音の聴取の妨げにならないかを評価する。

a. **実施方法**：朗読音声（65dB）と種々の環境騒音が同時に録音された検査用音源CDを使用する。環境騒音は，「駅プラットホーム」「幹線道路交差点」「レジ袋」「食器洗い」の4種である。「通常の環境」を想定する場合はSN比が＋15dB（環境騒音50dB），「やや劣悪な環境」を想定する場合はSN比が＋10dB，「より劣悪な環境」を想定する場合はSN比が＋5dBの音源を用いる。

b. **評価方法**：補聴器を装用した被検者に音場で音源（朗読音声と環境騒音）を提示して，環境騒音が許容できるかどうかの主観的印象を答えてもらう。「補聴器を使用できる」の回答なら「適合」，うるさくて「補聴器を装用するのが困難である」の回答なら「適合不十分」と判定する。

(2)「質問紙による適合評価」

様々な場面での聞こえの状態を装用者自身に評価してもらい，補聴開始前の回答と補聴器の使用がある程度安定した時点での回答を比較して，補聴器装用による聴取の改善効果の指標とする。

a. 実施方法：表5-5に示す10項目について，１（いつも聞きとれる）・２（聞きとれることが多い）・３（半々ぐらい）・４（聞きとれないことが多い）・５（いつも聞きとれない）の５段階で評価してもらう（質問D・E・Fでは，選択肢の「聞きとれる」「聞きとれない」は，それぞれ「聞こえる」「聞こえない」となっている）。

b. 評価方法：補聴後，図5-47の白抜きの範囲（補聴器装用者の回答の中央値以下の範囲）に７項目以上入っていれば「適合」とする。補聴前と比べてスコアが１以上減少した項目も「補聴による改善あり」とする。

表5-5　質問紙（きこえの評価）の質問項目

良条件下の語音	A	静かな所で，家族や友人と１対１で向かいあって会話する時，聞き取れる。
	B	家の外のあまりうるさくないところで会話する時，聞き取れる。
	C	買い物やレストランで店の人と話す時，聞き取れる。
環境音	D	うしろから近づいてくる車の音が，聞こえる。
	E	電子レンジの「チン」という音など，小さな電子音が聞こえる。
悪条件下の語音	F	うしろから呼びかけられた時，聞こえる。
	G	人ごみの中での会話が聞き取れる。
	H	４，５人の集まりで，話が聞き取れる。
	I	小声で話された時，聞き取れる。
	J	テレビのドラマを，周りの人々にちょうどよい大きさで聞いている時，聞き取れる。

出典）日本聴覚医学会福祉医療委員会：補聴器適合検査の指針（2010）．*Audiology Japan*，53（資料）：725，2010

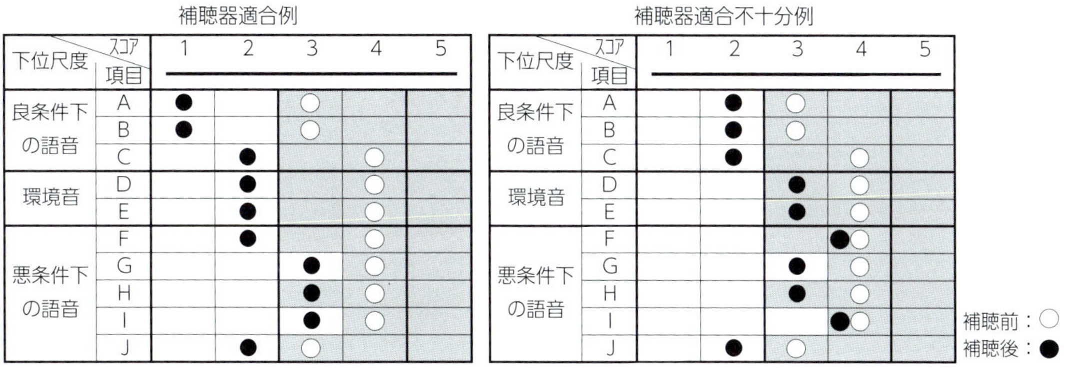

□は補聴器装用者の中央値以下，■は中央値より大きい範囲を示す。

適合例では，補聴後は各項目でスコアが改善し，７項目以上が白抜きの範囲（□）に入っている。

適合不十分例では，補聴後も白抜きの範囲（□）は５項目にとどまり，補聴前より改善しない項目も残っている。

図5-47　質問紙（きこえの評価）による評価

出典）日本聴覚医学会福祉医療委員会：補聴器適合検査の指針（2010）．*Audiology Japan*，53(6)：726，2010より改変

Ⅱ 人工聴覚器

人工内耳
cochlear implant
CIと略されることもある。
cochlearは蝸牛のことである。

耳鼻咽喉科専門医
２年間の初期臨床研修後，耳鼻咽喉・頭頸部全般において定められた４年以上の専門カリキュラム研修を受けた医師。研修後，資格試験に合格すると日本耳鼻咽喉科頭頸部外科学会によって専門医として認定される。

1 人工聴覚器の種類

代表的な人工聴覚器として人工内耳があるが，他にもいくつか種類（図5-48）がある。補聴器とは異なり機器を埋め込む手術が必要になるという意味で人工聴覚器にはリスクが伴い，耳鼻咽喉科専門医との連携が必須となる。原則的に，補聴器よりも効果が出ることを期待するときに人工聴覚器の手術が決定される。

1）伝音・混合性難聴者が使用する人工聴覚器
（1）骨固定型補聴器

① **適応する難聴**　主に伝音難聴，混合性難聴に適応する。外耳道閉鎖症など外耳道がふさがっている外耳奇形があるために一般的な補聴器が使用できない例，慢性中耳炎などで手術による聴力回復が見込めない例などに適応する（適応聴力については，図5-49参照）。

② **機器の説明**　耳後部の頭蓋骨に埋め込まれたチタン製の骨導イン

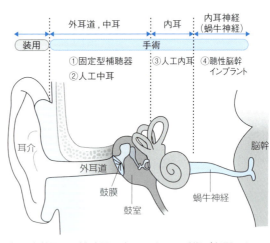

人工聴覚器は，補聴器と違ってすべて手術が必要になる。① 骨固定型補聴器（Baha®など），② 人工中耳（VSB®など），③ 人工内耳，④ 聴性脳幹インプラントの４種類に大きく分けられる。

図5-48 原因部位に対応した人工聴覚器

CI：cochlear implant

Ⅱ．人工聴覚器

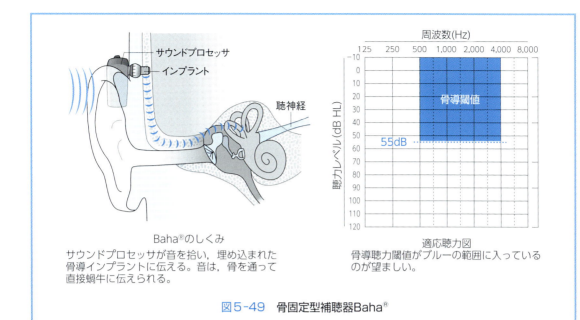

図5-49　骨固定型補聴器Baha®

プラントが振動することによって音を伝えている。Baha®システムでは，骨導インプラントに接続される外づけのプロセッサのマイクが音声を拾い，振動に変換された音声信号がインプラントに伝わっていくしくみである（図5-49）。

骨導インプラントが直接内耳に音の振動を伝えるが，内耳以降の聞こえがある程度よいことを想定している。骨導インプラントは常に頭皮から露

♪ 頭皮下に埋め込まれる骨導インプラントBONEBRIDGE® ♪♪

骨導インプラントが頭皮から露出していることで皮膚トラブルが起きないように開発されたBONEBRIDGE®という製品がある。これは2021年に保険適用された。頭皮下の頭蓋骨にインプラントを埋め込むことが特徴である。マグネットで頭皮の外側に固定された状態のプロセッサのマイクが音を拾い，プロセッサがインプラントに無線で信号を送り，インプラント本体が音声信号を骨伝導する振動に変えて内耳に直接音を伝えている。

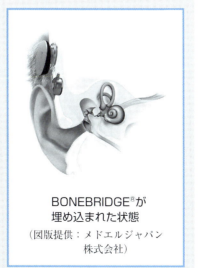

BONEBRIDGE®が
埋め込まれた状態
（図版提供：メドエルジャパン株式会社）

Baha®：Bone Anchored Hearing Aids

175

第5章 聴覚補償機器

保険適用
公的な健康保険の対象となること。費用が公的に負担される治療法や薬剤のこと。効果が認められる、使用の対象になる「適応」と混同されやすいので注意すること。

ハウリング
機器から漏れている音がマイクに拾われ増幅されるという悪循環が起き、キーンというような不快な音を発すること。

出しているので、インプラント周囲を清潔に保つ必要がある。特に肉芽や炎症などの皮膚のトラブルに注意する。

骨固定型補聴器の歴史は人工内耳に劣らないほど長く、1977年にスウェーデンでBaha®システムの初症例の手術が行われ、世界では2023年現在で17万人以上の装用者がいる（コクレア社調べ）。日本では保険適用となったのが2013年と遅く、装用者が400人程度（コクレア社調べ）と海外と比較してまだ普及していない。

（2）人工中耳

① **適応する難聴** 骨固定型補聴器と共通している。適応する骨導聴力閾値はBaha®より高音域でやや広い（図5-50）。

② **機器の説明** 人工中耳の手術は、骨固定型補聴器よりも難しい。インプラントの先端にある振動子が内耳の正円窓膜に接触するよう設置されるためである。機器の詳細は図5-50を参照されたい。

人工中耳としてVSB®が2016年に保険適用となったが、まだ手術数は多くない。Baha®と比較して、VSB®ではハウリングが起こらないこと、露出しているインプラント部分がないために皮膚のトラブルが少なく、骨導聴力閾値の適応範囲がより広いことがメリットとしてあげられる。

2）感音難聴者が使用する人工聴覚器

（1）人工内耳

① **適応する難聴** 一般的には両側とも重い感音難聴に適応するが、小児と成人では適応基準が異なる。小児では、両側難聴の平均聴力が90dBHL以上である。成人では、適応範囲がより広く、平均聴力90dBHL未満でも70dBHL以上でかつ補聴器の効果が限定的と判断される場合は適

♪ **骨伝導イヤホン** ♪♪

最近、骨伝導イヤホンが健聴者の間でも人気になってきているが、これは骨伝導補聴器と同じしくみを利用している。健聴者にとって骨伝導イヤホンを使うメリットのひとつが、耳をふさぐことなく音楽を聞けることである。一般的なイヤホンだと耳がふさがれてしまい、周囲の音が聞こえにくく不便なこともある。特に外で歩いているときに、周囲の車や自転車が近づいてくる音が聞こえないと危ないが、骨伝導イヤホンであればそのような問題は起きない。

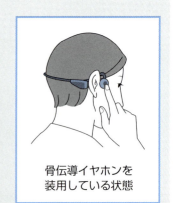

骨伝導イヤホンを装用している状態

VSB®：Vibrant Soundbridge

Ⅱ．人工聴覚器

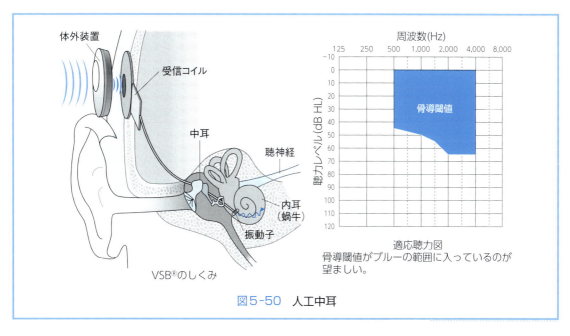

図5-50　人工中耳

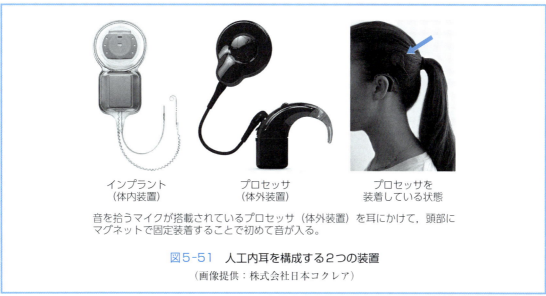

図5-51　人工内耳を構成する2つの装置
（画像提供：株式会社日本コクレア）

応となる。詳細は表5-7，5-8を参照されたい。

②　**機器の説明**　人工内耳で音を聞くためには，手術で埋め込むインプラント（体内装置）とインプラントに音を伝えられるように処理するプロセッサ（体外装置）の2つが必要になる（図5-51，図5-52）。

電極は蝸牛の入口から奥に向かって，高音域から低音域に向かうように周波数配列がなされている（トノトピックの原理）。一般的には電極が正円窓から挿入され蝸牛内で1回転半した状態で設置される（図5-53）。

トノトピックの原理
周波数地図ともいわれる。聴覚系の神経細胞は特定の周波数に反応するように機能しており，それらが規則正しく物理的に配置されていることをさしている。蝸牛の入り口は高い音に，奥にいくほど低い音に反応するように配列されている。

177

刺激頻度
1秒間にどのぐらいの回数，蝸牛内が電気刺激されているかを表したもの。例えば，1秒間に3,000回の電気刺激があれば，刺激頻度は3,000 ppsと表される。聴神経がどのぐらい速く電気刺激されているかを表す速度とも考えられる。

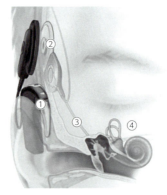

① 体外装置であるプロセッサのマイクロホンが音を拾い，拾った音をデジタル信号に変換する。
② デジタル信号は，送信コイルを通じて皮膚の下にあるインプラント（音信号を受信する装置と，蝸牛のラセン神経節を刺激する電極からなる）に送られる。
③ インプラントは，受信したデジタル信号を電気信号に変換し，蝸牛内に挿入されている電極に送る。
④ 電極が蝸牛のラセン神経節細胞を刺激し，聴神経を通じて脳に送られ，音として認識される。

図5-52 人工内耳のしくみ
（画像提供：株式会社日本コクレア）

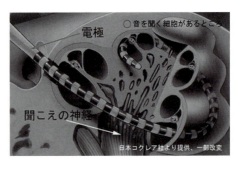

図5-53 蝸牛に電極が挿入された状態のイメージ図

日本で認可されている人工内耳のメーカーは3社あるが，いずれも海外のメーカーである。日本で装用者数が一番多いのはコクレア社で，以下メドエル社，アドバンスト・バイオニクス社の順である。メーカーによって人工内耳の電極数，後に詳しく述べるコード化法，刺激頻度，MRI検査の対応レベルなどが異なる。

（2）残存聴力活用型人工内耳
① **適応する難聴**　EASともいわれる残存聴力型人工内耳は，低音域の聴力が残っている高音急墜型や高音漸傾型の感音難聴に対して適応する（図5-54）。

EAS：electric acoustic stimulation
pps：pulse-per-second

Ⅱ．人工聴覚器

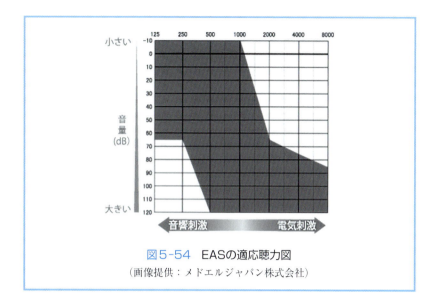

図5-54　EASの適応聴力図
（画像提供：メドエルジャパン株式会社）

プログラミング
プロセッサをパソコンにつなぎ，それぞれの電極で刺激する電気刺激量を設定していくこと。マッピングともいう。

②　**機器の説明**　EASは，2014年から保険適用となった特殊な人工内耳である。低音域は補聴器のように音響的に増幅し，高音域は人工内耳で聞くことができるようにプロセッサで同時に処理される。

現在は，プログラミング調整によってEASの電極を低音域用にも使用できる状態に切り替えられる。将来的に低音域の聴力が悪化しても同じインプラントが使用でき再手術の必要はない。

（3）脳幹インプラント

①　**適応する難聴**　聴神経，脳幹の障害による特殊な感音難聴に対して用いられるのが聴性脳幹インプラント（ABI）である（図5-55）。

具体的なABI適応としては，① 神経線維腫症第Ⅱ型（両側聴神経腫瘍），② 人工内耳が無効あるいは適応不可能な場合である。

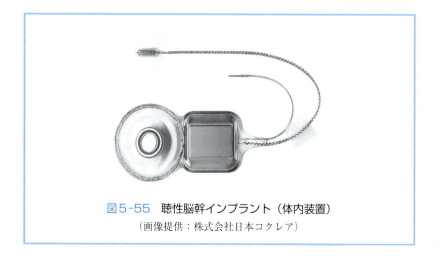

図5-55　聴性脳幹インプラント（体内装置）
（画像提供：株式会社日本コクレア）

ABI：auditory brainstem implant

179

チャンネル
電流は、電極と別の電極の間を流れる。電流が流れるときの電極の組み合わせをチャンネルという。「電極」と「チャンネル」を同等に使うことがあるが厳密には異なる。

正円窓
蝸牛窓ともいわれるが、リンパに満たされた蝸牛と中耳を隔てている膜で蝸牛の小さな開口部である。詳細は第3章Ⅲ-1（p.33）を参照。

② **機器の説明**　ABIの症例はまだ少数で、保険適用されていない。人工内耳の場合は蝸牛内に電極が設置され聴神経を電気刺激するが、ABIでは延髄の蝸牛神経核を電極が直接刺激し、聴覚を補助する。一般的に人工内耳ほど音声聴取成績が良好ではなく、調整も難しい。

❷ 人工内耳の歴史

　1960年代前半、米国のウイリアム・ハウス（ハウス耳科学研究所）は、単一電極（シングルチャンネル）の人工内耳をヒトの蝸牛の正円窓（せいえんそう）から埋め込み、試験的に使用をはじめた。1984年にはハウスらによる３Ｍ社製人

> ♪ 日本における人工内耳導入 ♪♪
>
> 　米国のFDAの認可が下りた1985年と同年に日本初のマルチチャンネル人工内耳埋込手術が施行され、人工内耳時代の幕開けとなった。1994年に保険適用されたことを機に、日本でも人工内耳が普及し始めた。それでも成人のみに対しての手術がしばらく続き、医師らが人工内耳に対して当初慎重であった様子がわかる。
>
> 　日本の人工内耳手術年齢は、日本耳鼻咽喉科頭頸部外科学会のデータによると初期の頃は成人が大半を占めていたが、2000年頃から小児も増えはじめた。年々増加しており、1985～2019年までの累計手術件数をみると、過去10年で2倍以上に増加している。この10年で両側に手術する小児も増えており、同日に両側手術する例もある。
>
>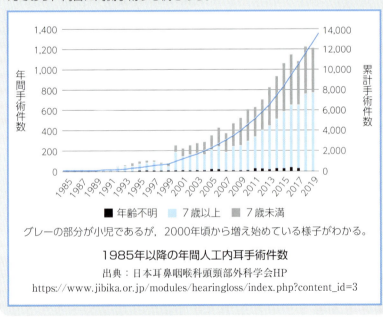
>
> グレーの部分が小児であるが、2000年頃から増え始めている様子がわかる。
>
> **1985年以降の年間人工内耳手術件数**
> 出典：日本耳鼻咽喉科頭頸部外科学会HP
> https://www.jibika.or.jp/modules/hearingloss/index.php?content_id=3

工内耳が米国の食品医薬品管理局（FDA）に認可され，初めての人工内耳として米国で流通されたのだが，シングルチャンネルであったため効果は限定的であった。

オーストラリアでは1978年，クラーク博士らが世界初のマルチチャンネル（当時は10チャンネル）の人工内耳の試作品を開発し，重度難聴者によって効果が確認された。これが現在のコクレア社の製品である。

1985年，FDAがコクレア社製の22チャンネルの人工内耳を，医療機器として18歳以上の成人に対して認可したことにより，世界にコクレア社の製品が広まった。

その後，1990年代には音声処理方式（p.187，コード化法）が開発され，人工内耳の音声の聴取成績が飛躍的に良好になった。

人工内耳はその効果が認められるとともに普及率が加速しており，世界では現在50万人近くが使用しているといわれている（コクレア社調べ）。

日本では，初めてのマルチチャンネル人工内耳埋込術が1985年に施行された。1994年に人工内耳手術の保険適用が認められ，経済的負担が軽減されるようになった。それを機に手術数が伸び，現在日本では1万5,000人以上が人工内耳を使用している（コクレア社調べ）。

③ 補聴器と人工内耳の違い

補聴器は，残存聴力を最大限に用いて音を増幅する機器である。しかし，人工内耳は，外耳 → 中耳 → 内耳と進む音のルートをたどらず，内耳までをバイパスして直接聴神経に音を電気的刺激として送ることができる機器である。つまり，機能の衰えた内耳に代わって人工内耳は音声を電気信号に変換し，内耳に挿入された電極で聴神経に直接刺激する装置である（図5-56，表5-6）。

④ 人工内耳の実際

人工内耳は，手術によって体内装置であるインプラントの電極部分を内耳に埋め込む必要がある。名称からすると，人工的につくられた内耳を埋め込むと思われてしまうことがあるが，それは誤解である。

しくみとしては，人工内耳プロセッサのマイクで拾われた音が，蝸牛の中に挿入されている電極に伝わり，直接聴神経を電気刺激している。最終的には，それを受け取った脳の聴覚野が聴神経から送信されてきた音を処

FDA
行政機関で，日本の厚生労働省に似た役割をもっている。食品だけでなく，医薬品，医療機器などの安全性・有効性を評価し，認証する。国内だけでなく国外にも影響が大きいとされる。

残存聴力
残っている聴力。一般的に，補聴器は残存聴力があるほど効果が出る。高度・重度感音難聴の場合は，高音域よりも低音域の聴力が残っていることが多い。

FDA：Food and Drug Administration

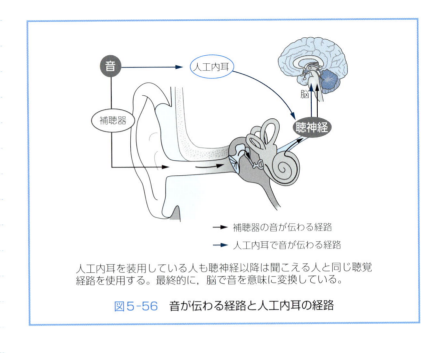

図5-56　音が伝わる経路と人工内耳の経路

理している。脳の音声処理能力があれば，入ってくる音声をきちんとことばとして理解することができる。

　人工内耳による聞こえの個人差は大きいが，それは脳に音声処理能力がどの程度あるかどうかで決まってくる。例えば，成人になって失聴してからすぐに人工内耳手術をした場合，脳の音声処理能力がほぼ保たれているので，大きな効果を期待できる。一方，重度難聴になった後，補聴器をしていない状態が20年近くあり，明瞭な音声を長期間，聞いていなかった場合などは効果は乏しいことが予想される。

　最新の人工内耳を使用しても正常な聞こえに戻るわけではない。一般的には静かな環境では会話できたとしても雑音下では難しい。中途で聞こえなくなった人は，聴力がよかったときと比較すると音楽の音は全く違って聞こえるという装用者も多いが，聴覚を活用したコミュニケーションができるようになる場合も多い。

　小児については，日本耳鼻咽喉科頭頸部外科学会のガイドライン（小児人工内耳適応基準，表5-8参照）があるが，2014年からは1歳からの手術も認められるようになった。新生児聴覚スクリーニングが2000年頃から導入され，早い段階で聴覚障害児の発見が可能となり，早期に人工内耳装用をしたほうが音声言語を獲得する可能性が飛躍的に高まるという多くのエビデンスによるところが大きい。

　海外では生後6か月で手術する場合もあり，早期のうちに健聴児と同等の言語発達経過をたどる例も報告されている。

Ⅱ．人工聴覚器

表5-6　補聴器と人工内耳の違い

		補聴器	人工内耳
適応	聴　力	軽度以上の難聴。	高・重度難聴（小児の場合は，ガイドラインでは両側90dBHL以上）。
	難聴の種類	伝音・混合・感音難聴。	感音難聴。
手　術		不要。	必要。
年　齢		年齢制限なし。	手術は原則月齢12か月以上。もしくは体重8kg以上。
試　聴		可能。	不可。
両耳効果		雑音下でのことばがより聞き取りやすくなる。	雑音下でのことばがより聞き取りやすくなる。
メーカー選択		必要に応じて変更できる。	一度インプラントを埋め込んだら同じメーカーの機種を今後も使用する。
調整	場　所	補聴器専門店，医療施設など。	人工内耳のリハビリができる医療・福祉施設。
	専門職	認定補聴器技能者，言語聴覚士など。	主に言語聴覚士。
ハウリング		難聴が重いほどハウリングリスクが高まる。	ない。
イヤモールド		一般的に耳かけ型には必要。	必須ではないが，プロセッサが落ちにくくなる工夫として使用することもある。
電池	種　類	補聴器のサイズによって空気電池のサイズが異なる。充電式タイプもある。	充電式しか使用できない機種もあるが，併用できる場合もある（使い捨て電池は人工内耳専用の空気ボタン電池を使う）。
	消　費	増幅度が必要なほどより電池の消費が早い。（ワイヤレスマイクなどの使用により電池消費は加速する）。	補聴器より電池消費量は高いが，皮弁の厚さ，電流値の設定などによって異なる。（ワイヤレスマイクなどの使用により電池消費は加速する）。
防水性		完全防水の補聴器は一部のみ。お風呂やシャワーでの使用は避ける。	防水カバー（有料）をすれば完全防水になる機種があるが，防水カバーをしないで使用することが多い。お風呂やシャワーでの使用は避ける。
汗・衝撃への耐久性		弱い（毎晩乾燥させる必要あり）。	弱い（毎晩乾燥させる必要あり）。
ワイヤレスマイクなどの補聴援助システムの使用		機種によって使用可能。	機種によって使用可能。
装用する機器の形（一番多い種類2つ）		耳穴，耳かけ型。	耳かけ型，コイル一体型。
MRI検査		外してもらい検査。	不可の機種あり。可能であったとしても処置が必要なことも多くMRIについては手術を行った病院やメーカーから事前にコンサルティングを受ける必要あり。
スポーツの制限		装用しているときは，補聴器への衝撃に気をつける。	高い水圧がかかるスキューバダイビングや，スポーツ全般においても頭部に衝撃があると故障する可能性もあるので注意が必要。
音　楽		難聴の程度によるが，人工内耳よりもメロディーがとらえやすいといわれている。	リズムはわかるが音色やメロディーがわかりにくいといわれている。和音などはとらえにくい。

183

1）人工内耳の適応基準

（1）人工内耳の適応となる難聴とは

　人工内耳の適応は，「補聴器の装用効果が出ないほど聴力が低下した感音難聴」である。補聴器は残っている聴力を最大限に用いる機器であるが，難聴が重くなるほど内耳の機能が衰えて音声を明瞭な状態で聴神経に伝えるのに限界がある。高度難聴以上になると，補聴器でいくら音を大きくしても「何か音が入っているのはわかるがことばが響くし，歪むだけ」と訴える聴覚障害者が多い。

　人工内耳はすべての感音難聴の人に有効というわけではない。蝸牛の細胞が傷んでいても有効であるが，ラセン神経節細胞・蝸牛神経以降の機能は残っていることが前提である。聴神経腫瘍によって内耳道の病変がある場合，脳卒中で難聴になった場合は十分な効果は期待できない。人工内耳の手術前にMRIを行う目的のひとつは，内耳や蝸牛神経の状態を確認することである。その状態が正常範囲から逸脱している場合は，手術を執刀する医師・医療従事者チームによる慎重な判断が求められる。

　現在，日本耳鼻咽喉科頭頸部外科学会のガイドラインとして小児（0〜18歳未満）と成人（18歳以上）があるが，常に最新のガイドラインを把握しておく必要がある。

（2）成人の人工内耳適応基準（表5-7）

　2017年時の成人ガイドラインの大きな変更としては，それまで両側90dBHL以上の聴力であったが，両側70dBHL以上に適応聴力範囲を広げていることである（図5-57）。ただし，90dBHL未満の場合はまだ補聴器の効果がある人もおり，語音明瞭度検査などで補聴器の効果がないという見極めが必要になる。

（3）小児の人工内耳適応基準（表5-8）

　日本で初めて小児人工内耳適応基準が示されたのが1998年であったが，そのときは「2歳以上で両側とも100dB以上」であった。次に見直された2006年の基準では「1歳半以上で両側とも100dB以上」に変更された。2014年に「1歳以上（体重8kg以上）で両側とも90dB以上」となり，時代とともに手術時期が低年齢化し，適応聴力範囲が広がった。また2014年の適応基準では両耳聴についても言及され，小児の場合は積極的に両耳装用が検討されるようになった。2022年からは「体重8kg以上または1歳以上」となり，1歳未満でも可能となる例が出てきている。

表5-7 成人人工内耳適応基準（2017）

本適応基準は，成人例の難聴患者を対象とする．下記適応条件を満たした上で，本人の意思および家族の意向を確認して手術適応を決定する．
1．聴力および補聴器の装用効果 各種聴力検査の上，以下のいずれかに該当する場合
　ⅰ．裸耳での聴力検査で平均聴力レベル（500Hz，1000Hz，2000Hz）が90dB以上の重度感音難聴
　ⅱ．平均聴力レベルが70dB以上，90dB未満で，なおかつ適切な補聴器装用を行った上で，装用下の最高語音明瞭度が50％以下の高度感音難聴
2．慎重な適応判断が必要なもの
　A）画像診断で蝸牛に人工内耳を挿入できる部位が確認できない場合
　B）中耳の活動性炎症がある場合
　C）後迷路性病変や中枢性聴覚障害を合併する場合
　D）認知症や精神障害の合併が疑われる場合
　E）言語習得前あるいは言語習得中の失聴例の場合
　F）その他重篤な合併症などがある場合
3．その他考慮すべき事項
　A）両耳聴の実現のため人工内耳の両耳装用が有用な場合にはこれを否定しない．
　B）上記以外の場合でも患者の背景を考慮し，適応を総合的に判断する事がある．
　C）高音障害型感音難聴に関しては別途定める残存聴力活用型人工内耳ガイドライン（日本耳鼻咽喉科学会 2014）を参照とすること．
4．人工内耳医療技術等の進歩により，今後も適応基準の変更があり得る．海外の適応基準も考慮し，3年後に適応基準を見直すことが望ましい．

（日本耳科学会，日本耳鼻咽喉科頭頸部外科学会）

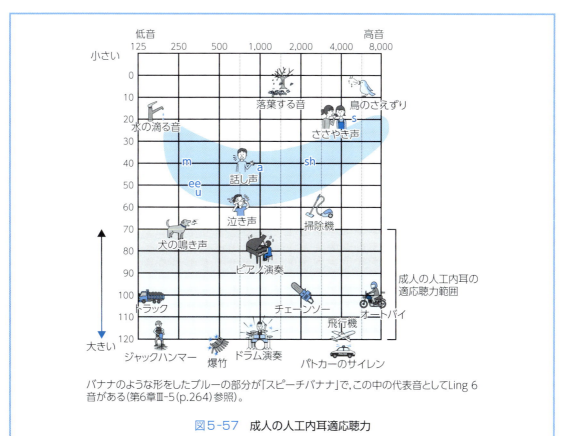

バナナのような形をしたブルーの部分が「スピーチバナナ」で，この中の代表音としてLing 6音がある（第6章Ⅲ-5（p.264）参照）．

図5-57 成人の人工内耳適応聴力

第5章　聴覚補償機器

表5-8　小児人工内耳適応基準（2022）

本適応基準では，言語習得期前および言語習得期を対象とする。

Ⅰ．人工内耳適応条件

　小児の人工内耳では，手術前から術後の療育に至るまで，家族および医療施設内外の専門職種との一貫した協力体制がとれていることを前提条件とする。

1．医療機関における必要事項

　A) 乳幼児の聴覚障害について熟知し，その聴力検査，補聴器適合について熟練していること。

　B) 地域における療育の状況，特にコミュニケーション指導法などについて把握していること。

　C) 言語発達全般および難聴との鑑別に必要な他疾患に関する知識を有していること。

2．療育機関に関する必要事項

　聴覚を主体として療育を行う機関との連携が確保されていること。

3．家族からの支援

　乳幼児期からの人工内耳の装用には長期にわたる支援が必要であり，継続的な家族の協力が見込まれること。

4．適応に関する見解

　Ⅱに示す医学的条件を満たし，人工内耳実施の判断について当事者（家族および本人），医師，療育担当者の意見が一致していること。

Ⅱ．医学的条件

1．手術時期

　A) 適応時期は原則 体重 8kg 以上または1歳以上とする。上記適応条件を満たした上で，症例によって適切な手術時期を決定する。1歳以上で体重8kg未満の場合は手術適応を慎重に判断する。

　B) 言語習得期以後の失聴例では，補聴器の効果が十分でない高度難聴であることが確認された後には，獲得した言語を保持し失わないために早期に人工内耳を検討することが望ましい。

2．聴　力

　各種の聴力検査の上，聴覚評価・補聴効果の判定をする。

　以下のいずれかに該当する場合を適応とする。

　ⅰ. 裸耳での聴力検査で平均聴力レベルが90dB 以上。

　ⅱ. 上記の条件が確認できない場合，6カ月以上の最適な補聴器装用を行った上で，装用下の平均聴力レベルが45dB よりも改善しない場合。

　ⅲ. 上記の条件が確認できない場合，6カ月以上の最適な補聴器装用を行った上で，装用下の最高語音明瞭度が50%以下の場合。

3．補聴効果と療育

　音声を用いて様々な学習を行う小児に対する補聴の基本は両耳聴であり，両耳聴の実現のために人工内耳は有用である。

4．例外的適応条件

　A) 手術年齢

　ⅰ. 髄膜炎後の蝸牛骨化の進行が想定される場合。

　B) 聴力，補聴効果と療育

　ⅱ. 既知の，高度難聴を来しうる難聴遺伝子バリアントを有しており，かつ ABR 等の聴性誘発反応および聴性行動反応検査にて音に対する反応が認められない場合。

　ⅲ. 低音部に残聴があるが 1kHz〜2kHz 以上が聴取不能であるように子音の構音獲得に困難が予想される場合。

5．禁　忌

　中耳炎などの感染症の活動期

6．慎重な適応判断が必要なもの

　A) 画像診断で蝸牛に人工内耳が挿入できる部位が確認できない場合。

　B) 反復性の急性中耳炎が存在する場合。

　C) 制御困難な髄液の噴出が見込まれる場合など，高度な内耳奇形を伴う場合。

　D) 重複障害および中枢性聴覚障害では慎重な判断が求められ，人工内耳による聴覚補償が有効であるとする予測がなければならない。

（日本耳科学会，日本耳鼻咽喉科頭頸部外科学会）

Ⅱ．人工聴覚器

> ♪ 人工内耳の効果に影響する要因 ♪♪
> 補聴効果が出なくなってからどの程度の失聴期間があったのか，失聴するまではどの程度会話ができていたのか，いつまで電話が使えていたのかなど，左右耳別の失聴歴を聞くことで人工内耳の効果をある程度予測できる。エビデンスに基づいた医療（EBM）を提供できるよう医療従事者は最新の情報を得るように努めておく必要がある。

2）人工内耳のコード化法

開発当初，「音声の中のどの成分を取り出すか」「成分を取り出した後はどのような方法を用いて電気的信号をラセン神経節細胞・聴神経に伝達していくのか」が大きな課題であった。この音声の処理方法をコード化法という。

コード化法は，近年大きくは変わっていないが，最新のコード化法を大きく分けると2種類ある。日本で認可されている3社が推奨するコード化法は表5-9に示すどちらかを元にして開発されたものである。

コード化法開発当初は，双極刺激 bipolar stimulationが用いられていた。しかし，処理速度の速さにも限界が出てくるという課題があった。現在の各社推奨のコード化法では，パルス波形の電流（図5-58）を用いていずれも双極刺激ではなく単極刺激 monopolar stimulationを用いている点で共通している。

双極刺激
近接した蝸牛内電極間で電流を流す刺激法。

単極刺激
蝸牛内電極と蝸牛外電極の間で電流の流れが形成される刺激法。

表5-9　人工内耳のコード化法

コード化法の種類	特　徴
CIS（Continuous Interleaved Sampling）	時間分解能を重視
n-of-m（n=number, m=maximum electrodes available）	周波数情報を重視

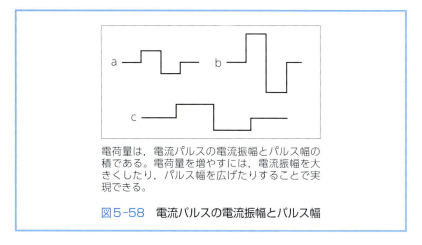

電荷量は，電流パルスの電流振幅とパルス幅の積である。電荷量を増やすには，電流振幅を大きくしたり，パルス幅を広げたりすることで実現できる。

図5-58　電流パルスの電流振幅とパルス幅

EBM：evidence based medicine

ピッチ知覚理論
ピッチとは音の属性のひとつである音の高さのことを表すが、ピッチ知覚は主に周波数成分に依存している。ただし複雑なことに、音の音圧や波形にも関係するとされており、ピッチ知覚は単純ではない。

フォルマント
音声の周波数スペクトラルに現れる強度が大きい周波数エネルギー帯域である。周波数の低い順番からフォルマント1（F1）、フォルマント2（F2）という形で数えられるが、母音はこのF1とF2の関係で音声認識されている。

（1）n-of-m法

多くの周波数帯域（m）から特定の周波数帯域（n）が選択されて刺激されるn-of-m法は、音声の周波数情報に重きを置きピッチ知覚理論にのっとっている（図5-59）。フォルマント情報をよりよく再現できるように、入力される音声信号で周波数エネルギーの強い帯域に対応して電極数（n）が決定され、選択された周波数情報が細かく伝えられる。後述するCIS法よりも刺激頻度は比較的低い。n-of-m法を元に開発されたACE法は、コクレア社が推奨しているコード化法である。

（2）CIS法

CIS法は、音声の時間情報に焦点を当てており、常に固定された電極数

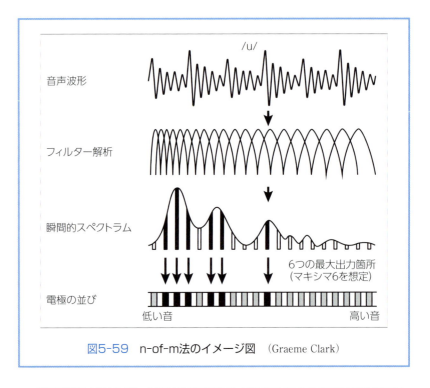

図5-59　n-of-m法のイメージ図　（Graeme Clark）

♪ 音の高低と大小の変化を伝達するための工夫 ♪♪

音の特徴を表すものとして、音の高低・大小・音色の3つがある。音声の情報としてフォルマントを含む音の高低の情報（周波数情報）が大事であるが、周波数情報の伝達には、電極が刺激する場所だけでなく刺激頻度も関係している。つまり、高い音ほど蝸牛入口（正円窓）により近い部分を電気刺激し、より刺激頻度を速くすることで高い音を伝達することが可能になる。

他に、音声の情報として周波数帯域ごとの音の大きさ（ラウドネス）の変化をとらえることが大事である。音の大きさ（ラウドネス）は、電流の電荷量と関係しており、電荷量が大きくなるほど大きな音として感じられる。

ACE：advanced combination encoder　　CIS：continuous interleaved sampler

が使用される。n-of-m法と比較すると電極は少ないが，より高い刺激頻度が求められる。例えばメドエル社では音声を12の周波数帯域に分け，それぞれに入ってくる音の大きさに比例して電極が順次刺激されるしくみである。メドエル社とアドバンスト・バイオニクス社が推奨しているコード化法は，CIS法を元に開発されたものである。

3）人工内耳を希望する際の術前検査・手術・音入れ・リハビリテーションまでの流れ

手術に至るまでには耳鼻咽喉科医の診察と術前検査が必要になる。また，手術後にすぐに聞こえるようになるわけではなく，通常は成人でも半年以上のリハビリテーション（以下，本項において「リハビリ」とする）期間が必要になる。

早期に手術した小児の場合は，音声言語の獲得を目ざすことが多いが，聴覚活用ができるのかどうか，健聴児と比較してどの程度なのかを定期的に経過を確認する必要がある。

（1）初　診

人工内耳手術を希望する場合，必要な基準を満たした施設でないと都道府県から認可されないため，指定された医療機関を受診することになる。

（2）術前の検査

・小児の場合は，OAE/ABR/ASSR検査など他覚的な聴覚評価が必要になる。

・自覚的聴力検査を行い正確な値が得られるように聴力検査を試みる。（小児の自覚的聴力検査は，検査者の技術が必要で発達年齢によっては難しい場合もあるがCOR，VRA，遊戯法を試みる。）

・左右耳別に補聴器装用閾値や，可能であれば聴取成績をみて効果を確認する。

・CTやMRIの画像撮影をして，蝸牛・聴神経の状態を確認する。

♪　仮想チャンネルを実現したHiRes Fidelity 120法　♪♪

電極を増やさずとも，それぞれに流す電流量を調節することで理論上は120本の仮想チャンネルをつくり出すことができると考えられている。アドバンスト・バイオニクス社のHiRes Fidelity 120と呼ばれるコード化法では，120本の仮想チャンネルによって周波数情報をより細かく伝えられる。隣接する2つの電極に同時に同じ電流量を流した場合，電極と電極の中間部分のラセン神経節細胞が最も強く刺激されるということになる。同社のインプラントには16本の電極があるが，設計上2つの電極に同時に電流を流してもショートが起こらない工夫がされている。

MRI
髄膜炎などで，蝸牛に電極を挿入するスペースがなくなることがあり，事前に十分なスペースがあるかどうかを確認するために用いられる。また，蝸牛神経の状態や内耳奇形の有無を確認できる手段にもなる。

- 難聴遺伝子検査を行う（難聴の原因を探るだけでなく，人工内耳の効果の予測に役立てられることもある）。
- 手術時は，全身麻酔下でされるので全身の健康状態を確認するために事前に心電図，血液検査などが行われる。

（3）術前の面接とカウンセリングのポイント
- 失聴期間を含む難聴の経歴，左右耳別の補聴器装用の経歴，本人・家族が感じている補聴器の効果，コミュニケーション方法の経歴，人工内耳を希望する動機を聞く。
- 人工内耳を希望する聴覚障害者によっては現実的でないほど高い期待をもっている場合がある。予測される効果と同時に人工内耳の限界も説明しておく。
- 小児の場合は，家族が子どもに音声言語を獲得させたいという希望があるか，どのような療育施設で療育を受けさせたいか，将来どのように子どもを育てていきたいかなども可能な限り聞いておく。
- 聴覚活用に限界が出る小児の場合は，聴覚活用以外の手段も言語獲得上必要になる可能性があることを家族に説明しておく。近年，早期の人工内耳手術によって聴覚活用できる小児が増えてきたが，他の障害が後で発覚するなど聴覚活用による言語獲得が難しいケースがある。
- 術後のリハビリの流れなども説明し，同意を得ておく。

（4）手術
① 人工内耳埋込術は全身麻酔下で耳の後ろに切開を行い，まず，薄く削った側頭骨にインプラント本体を設置する。
② 蝸牛に開けられた1mm程度の穴から電極アレイ（インプラント本体の先端にある電極部分）が埋め込まれ，通常2～3時間で終わる。
③ 手術を終了する前に，X線で蝸牛の画像を得ることで電極アレイが蝸牛の壁に沿って挿入されているかを確認する（図5-60）。

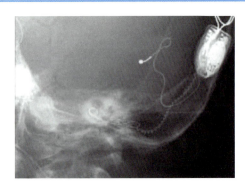

図5-60　人工内耳の電極が埋め込まれた後のX線画像

④ 術後の症状によって退院日が決定されるが，通常1〜2週間で退院
　できる。

4）人工内耳のプログラミング（調整）

（1）音入れ（スイッチオン）

　手術後1〜2週間で体外装置であるプロセッサをつけて「音入れ」という作業を行う。音入れは，装用者が必要とされる電流レベルをパソコンなどで調整して体外装置であるプロセッサに設定する作業である。音入れの後，人工内耳の音を聞くことができる。

　成人の場合，音への反応はラウドネススケール（図5-61）を用いてどのように聞こえているか自覚的感覚（ラウドネス）を本人に示してもらうことで調整される。音入れ時に限らず，プログラミング（マッピング）を行うときは，毎回電極のインピーダンス値を測定する。すべての電極のインピーダンス値測定は通常数秒で終わり，簡単に測定できる。測定することによりすべての電極が使用可能かどうかを確認するが，まれに起こるショートやオープンの電極があれば，使用するのを避けるためにその電極をオフにする。

　音入れ時は，リハビリの協力者として，家族の同席をあらかじめお願いしておくほうが望ましい。機器の使い方や装用の仕方，充電方法などを説明し，動作確認をしながら練習する。

　各社のプログラミングは似ているが，使用している用語やソフトの操作が異なっているために注意が必要である。ここではコクレア社の場合を例にとって説明する。一般的な手順は以下のとおりである。

① プロセッサをパソコンに接続後，インピーダンスを測定する。

② 図5-61に示すラウドネススケールの「かすかに聞こえる」にあたるTレベルを設定する。このために5本程度の代表の電極（あるいは各電極）の電流値（CL，カレントレベル，図5-62パソコン画面上

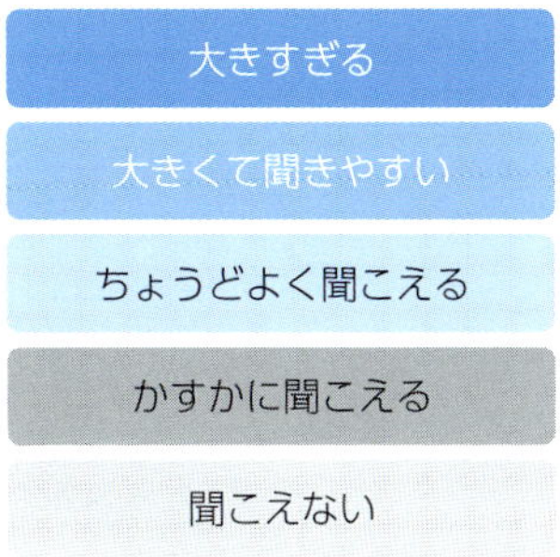

図5-61　ラウドネススケール

ラウドネス
ヒトの聴覚が感じる主観的な音の大きさ。一般的には音圧が大きければ大きく感じるが，感度は周波数によって異なるため，同じ音圧でも周波数が違うと感じ方が異なる。

インピーダンス値
電極における電気の流れの抵抗度を測定したときに出てくる値。値を測定することによって電極が正常範囲内か，ショートかオープンであるかを識別することができる。

ショート
インピーダンス値がゼロである場合は，ショートが起こっていることを意味する。電極はオフにする。

オープン
気泡や別の理由でインピーダンス値が高い状態。オープン電極も使用しないほうがいいとされる。

Tレベル
最小可聴閾値のことで，装用者が聞こえる範囲で最も小さい電流値。

第5章 聴覚補償機器

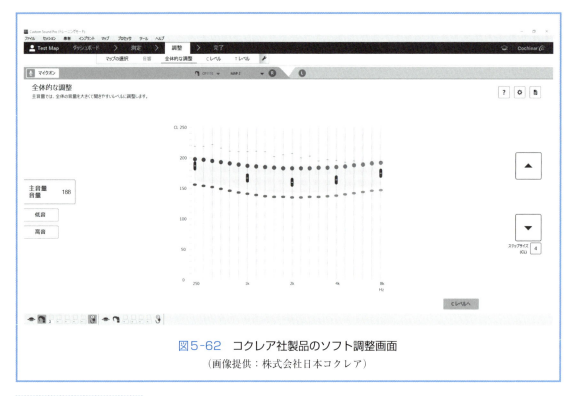

図5-62　コクレア社製品のソフト調整画面
（画像提供：株式会社日本コクレア）

の縦軸にあたる）をパソコンのソフトウエアを使って上げていく。装用者が「かすかに聞こえる」レベルを聴力検査と同じ要領で示してもらい決定していく。

③ ラウドネススケール（図5-61）の「大きくて聞きやすい」に当たるCレベルの調整を試みる。Tレベルよりも電流値は大きな値になる。音入れ時はCレベルの測定値をそのまま使うと最初は装用者が驚いてしまうので，全体的に弱めに設定する。

④ 装用者が日常使用することになるライブモードの状態（すべての電極をオンにした状態）にする。手をパンパンとたたく音など大きな衝撃音，周囲や本人の声を使って音の大きさを確認する。長時間装用して音を聞いていてもしんどくない程度の大きさになるようC/Tレベルを調整する。

> ♪♪ 音入れ時のポイント ♪♪
> 音入れ時の測定は，装用者がまだ人工内耳の音に慣れていないために安定した反応が測定できないこともある。再現性が乏しい場合は参考程度にとどめる。リハビリが進むにつれて安定して測定できることを期待する。音入れ時のプログラミングの最大の目標は，「長時間装用していても疲れない程度の音の大きさを探る」ということである。

Cレベル
最大快適閾値のことで，装用者が快適に聞くことができる範囲の中でも最も大きい電流値。

⑤　プロセッサにプログラミングデータを保存する。

　一般的には，長時間人工内耳を使用して，ことばを多く聞くほどリハビリが早く進む。しかし，装用者には無理は禁物であること，疲れたら休んでもよいことを伝えておく。始めは装用時間が1日数時間でもよいが，最終的には1日10時間以上使用することを目標にする。

　最初は，環境音などが聞こえていても何の音かを探求し理解できるようになるといいこと，ことばを理解できるようになるためには少なくとも数か月以上かかることを説明しておく。また，人工内耳の音に慣れてくるにつれて，以前聞いていた自然な音声に近づいていくといわれている。

（2）リハビリ初期のプログラミング

　音入れ後，数か月間の反応には個人差がある。安定した反応が得られるまで代表チャンネルのCレベルとTレベルの測定を行う。毎回，プログラミングの最終確認としてライブモードでラウドネスを確認する。通常，音入れ後数か月で，Cレベルを段階的に上げられるようになる。ただし，Cレベル値が大きければよいというわけではない。人工内耳の音のラウドネスが，「大きくて聞きやすい」レベルかどうかは本人にしかわからない感覚である。装用者が訴えることに対して注意深く聞くという姿勢をもつことが大事である。機器によってはデータログで人工内耳プロセッサを装用した時間が確認できる。使用時間が十分に長くない場合は，リハビリの進み具合に影響することを知ってもらい，早い段階で装用時間を延ばす工夫をいっしょに考える。

（3）小児の人工内耳プログラミング

　小児の場合は，音への反応を行動で示す自覚的聴力検査が一般的に難しい。よって，他覚的検査のひとつである神経反応テレメトリー（NRT）を参考値にすることが推奨されている。NRT値は，Cレベルに近い値といわれているが，高すぎるCレベルは過剰刺激となり不快になってしまう。小児の場合，過剰刺激を一度でも受けてしまうと装用自体を嫌がってしまうのでプログラミングは慎重に行う必要がある。

　一般的にはNRTは手術室（麻酔下）で検査しておき，音入れは，NRTよりも大きく下回ったCレベル値に設定して装用を開始する。手術室で得られたNRTは，後日得られるNRTよりも高く出る傾向があり，人工内耳

神経反応テレメトリー
人工内耳などによって直接神経に電気刺激し，聴神経活動電位が起こる最も小さい刺激量を測定する。聴神経複合活動電位（ECAP）ともいう。

♪　電気的ダイナミックレンジ　♪♪

　コクレア社の機器の場合，リハビリが進んで安定してきた頃は，理想的なCレベル値は最終的にはTレベル値よりも40以上の差があるとよいといわれる。このCとTレベルの差を電気的ダイナミックレンジという。もちろん40以上の電気的ダイナミックレンジが確保できない場合もある。

NRT：neural response telemetry

装用が落ち着いた頃，NRT検査を試みて再現性を確認するのが望ましい。

　子どもが検査音を嫌がる場合，中断せざるを得ないこともあるが，少なくとも代表チャンネルのNRTを施行する。直近で得られたNRTを参考値にCレベルを段階的にNRTに近づけていく。また，NRTの値だけでなく人工内耳を通した刺激音への行動反応や反応の再現性をみながら決定する。

　音に対して安定して気づくようになってきたら，早い段階で自覚的聴力検査であるCOR，VRA，遊戯聴力検査を試みて人工内耳の装用閾値を得るように努める。音場の場合は，暗騒音の関係で20dBHLよりも小さい値の測定は難しいが，高音域など10dBHLで反応が出てしまうところがあれば，むしろ過剰刺激になっている可能性がないかに注意する。

（4）プログラミングのフォローアップ

　人工内耳は医療機器である。プログラミングが安定して，問題なく終日使用できるようになっても，定期的な受診を装用者に勧める。受診時にインピーダンス値測定だけでなく，チャンネル間でラウドネスバランスが達成できているか，Tレベルの設定に問題がないかなどを確認する。

　コクレア社製品の場合，装用者がリモコンやスマホに入れたアプリで人工内耳の「音量」なども変更できる。最新の機能がついたプロセッサの場合は，スマホと直接ストリーミングができるので，便利になっている。

　また人工内耳装用の効果を記録するために，音場での人工内耳装用閾値検査や語音聴取能評価検査（CI-2004など）を実施する。

（5）人工内耳のトラブルシューティング

　人工内耳のトラブルシューティングとしては，表5-10のような問題と対応策が考えられる。

　病院側でトラブルシューティングできない場合，早めに人工内耳メーカーの担当者に状況を伝え，協力してもらい問題解決する。

♪ ECAP以外の客観的検査：ESRTやEABR検査 ♪♪

　他覚的検査として，人工内耳の電気刺激に誘発されるESRT（電気的アブミ骨筋反射）がある。ESRTは閾値がCレベル付近で反応があるとされており，プログラミングの参考値として利用することが可能である。ただしECAPほど簡単にはできず，日本ではほとんど普及していない。内耳奇形が認められる場合は，NRTが測定できないこともあるうえに顔面神経刺激のリスクも高まる。

　EABR（電気聴性脳幹反応）は，人工内耳の電気刺激によって誘発される聴性脳幹反応である。全般的にプログラミングが難しく，内耳奇形などによって人工内耳の効果が乏しいことが予想される場合は，EABRが参考値として使われる。

ECAP：electrically-evoked compound action potential
ESRT：electrically-evoked stapedial reflex threshold
EABR：electrically-evoked auditory brainstem response

表5-10　人工内耳による問題点および対応策

問　題	対応策
音が途切れる 機械的な雑音がよく入る 音が入らない	・送信ケーブルやコイルがソケットに差し込まれているか確認する。 ・送信ケーブル・送信コイルが傷みやすく壊れやすいため，使用できるものと交換してみる。 　交換しても解決しない場合は，プロセッサ本体を修理交換する。
充電池の使用時間が短い	・充電池は，携帯電話と同じように使用年数を重ねると使用可能時間が短くなる。新しい充電池と交換する。 ・無線式補聴援助システムを使用する場合は，充電池の使用時間は短くなる。
プロセッサ本体のボタンや電源が入らない	・十分に充電されている充電池で電源が入るか確認する。 ・本体側や充電池側の端子に埃や汚れが付着していないか，腐食していないかを確認し必要に応じて清掃する。 ・プロセッサ本体を修理交換する。
不快感や痛みがある	・装用を控え，早急に受診してもらう。 ・マグネットが接触している皮膚に問題がないかなど医師にみてもらう。 ・不快感が音によるものであれば，T/Cレベルの調整をする。
音が響く	・音入れ初期に起こりやすい症状である。最初は，音が響いて聞こえるといわれることは多い。 ・音入れ初期に「響く」としても，リハビリが進むにつれて慣れることも多い。 ・全体的もしくは高音域のCレベルを下げることで和らぐことが多いが，長時間使用できる程度であれば，Cレベルを大幅に下げるのは望ましくなく，数か月は響くことが続くことを伝える。
顔面神経刺激による顔面痙攣	・聴神経と顔面神経は平行して走っているためにまれに人工内耳による聴神経刺激が顔面神経にも影響を及ぼす。その場合は，目の周りの痙攣などの症状に現れる。 ・原因となっている電極を探ってオフにする。

♪　人工内耳の手術費用およびプロセッサの購入　♪♪

　人工内耳は1994年4月から保険適用となり，個人の負担が軽減されている。負担を軽減する制度としては，高額療養費制度，心身障害者（児）医療費助成，自立支援医療制度などがある。手術後，プロセッサの故障が起き修理交換となった場合でも，2020年4月から自治体から交換費用が助成されるようになった。また，プロセッサが修理できない状況にある場合は，最新のプロセッサを保険適用で入手できるしくみになっているので，ずいぶんと個人負担が軽減されている。

Ⅲ　補聴援助システム

　補聴器や人工内耳のように常時装用する聴覚補償機器以外にも，聴覚障害児者のQOLの向上や社会参加の促進に役立つ様々な機器がある。そうした機器を，補聴援助システム hearing assistive technology systemsという。聴覚支援機器 assistive listening devicesとも呼ばれる。聞き取りを補助するものだけでなく，視覚や触覚を使って音情報を伝えるものも含まれる。

QOL：quality of life

第5章 聴覚補償機器

距離減衰
音の強さは距離の2乗に反比例し，音圧は距離に反比例する。距離が2倍になるごとに音の強さは4分の1（2^2分の1），音圧は2分の1となり，デシベルで表すと，約6dBの減衰になる。

残響時間
音が停止してから室内の音圧レベルが60dB減衰する（エネルギーが100万分の1になる）までの時間。残響の程度の指標として使われる。

① 補聴援助システムの目的

代表的な補聴援助システムとして，無線通信システムがある。（話者からの）距離，騒音，残響によってことばの聞き取りは難しくなるが，聴覚障害児者の場合は，特に大きな影響を受ける。無線通信システムでは，話者のマイクから音声を直接に補聴器などへ届けることで，これらの影響を少なくし，聞き取りを改善させることができる。

1）距　離

話者が発した音声は，距離減衰により，距離が2倍になるごとに約6dBずつ弱くなる（図5-63）。距離が離れるほど音は小さくなり，音声は聞き取りにくくなる。

2）騒　音

騒音によることばの聞き取りへの影響は，SN比が関係する。室内の騒音が同じ大きさなら，話者から遠くになるほどSN比が低下し，ことばが聞き取りにくくなる（図5-63）。

聴覚障害者は健聴者と比べて騒音の影響を受けやすく，図5-64の例では，例えば，健聴児はSN比が-5dBでも日常生活文の了解度（グラフ■）が80％程度あるが，中等度感音難聴児では，同程度の文了解度（グラフ●）を得るにはSN比が+15dB以上でないといけない。こうしたことから，健聴者に比べて聴覚障害者は，+15～+20dBよいSN比を必要としているといえる[14]。

3）残　響

話者から発せられた音声は，直接音として聞き手に届くだけでなく，壁・天井・床で反射された反射音として，時間差をもって届く。反射した場所によって到達までの時間は違い，また，届くまでに何度も反射した音もあるので，様々な遅延時間をもった音が届くことになる。このようにして，反射音が室内に残り，響くことを残響 reverberationという。

反射音のうち遅延時間の短いものは，直接音の聞こえを補強して聞き取りに有利に働くこともある。しかし，残響音は，語音を区別するための音の特徴を不明瞭にしたり，後続する音にかぶって打ち消してしまったりすることで，ことばの聞き取りを難しくする大きな原因になる。

聴覚障害者では，特にその影響が大きいため，部屋の残響時間を短くすることが望ましい。標準的な残響時間は，普通の小さな部屋で0.1～0.5秒，

Ⅲ．補聴援助システム

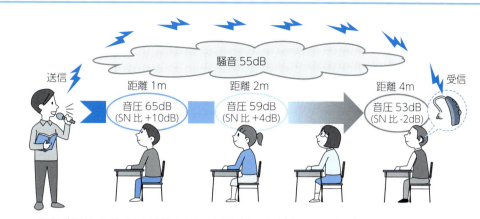

　距離が2倍になるごとに話者の音声の音圧は約6dB減衰し，SN比が低下していく（室内の騒音が55dBで，距離1mでの話者の音声が65dBだった場合，距離1mでのSN比は+10dBあるが，距離4mでは-2dBになってしまう）。
　補聴援助システムを使い，話者の口元のマイクで収音した音声を直接に補聴器・人工内耳などに送ることにより，距離・騒音・残響によることばの聞きとりへの影響を低減することができる。

図5-63　距離によるSN比の低下と補聴援助システムの効果

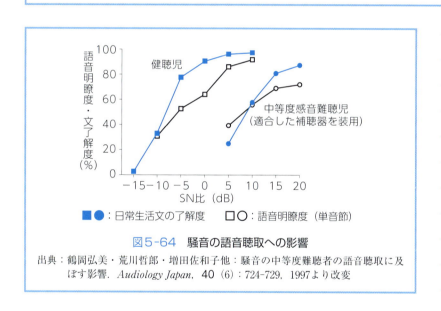

図5-64　騒音の語音聴取への影響

出典：鶴岡弘美・荒川哲郎・増田佐和子他：騒音の中等度難聴者の語音聴取に及ぼす影響．Audiology Japan，40（6）：724-729，1997より改変

コンサートホールで1.0～2.0秒程度である[15]。学校の教室では，ことばの聞き取りなどを考慮して，0.6秒程度（難聴学級教室等は0.4秒程度）とすることを，日本建築学会が推奨している[16]。

2 無線式補聴援助システムの種類

　無線式（ワイヤレス）補聴援助システムは，距離・騒音・残響の影響により補聴器や人工内耳だけでは十分に聞き取りが改善できない場面で威力を発揮する（図5-63）。ホールや学校の教室など多人数を対象とする使い方の他，少人数での会議や1対1の会話でも役立てることができる。通信に使用する手段によって，以下のようなものがある。

1）デジタル無線システム

　2.4GHz帯域の電波を使ったシステムで，2010年頃から使用が始まった新しいシステムである。2020年現在で聴覚特別支援学校の約60％で導入されている[17]。デジタル無線のため高音質で混信もないという利点がある他，指向性マイク・自動音量調節・騒音抑制といった機能をもつものもある。

　マイク自体が送信機と一体になっており，受信機は，補聴器に内蔵されているもの，補聴器・人工内耳に直接接続するもの，オーディオシューというアダプタをつけて接続するもの，Tコイルを使って受信機から補聴器・人工内耳に出力するものがある（図5-65）。送信距離は15〜25m程度で，中継機を使うなどしてより遠くまで送れるようにできるものもある。年々技術が進んでおり，メーカーから最新の情報を得る必要がある。

2）ヒアリングループシステム

　部屋を囲うように張った電線（誘導ループ）から磁界を発生させて，補聴器・人工内耳に内蔵されたTコイル（テレコイル，誘導コイル）で受信する。磁気誘導ループともいう。古くから利用されているが，音質が十分

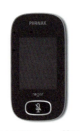
卓上に置くか，首からかけて使用する

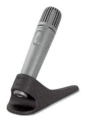
ハンドマイク型

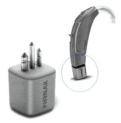
補聴器に受信機を装着した状態（写真左は，受信機部分を拡大）

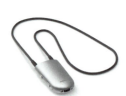
Tコイルで補聴器・人工内耳に出力するタイプ（首からかけて使用）

図5-65　デジタル無線システムの送信機・受信機の例（ロジャー）
（出典：フォナック補聴器株式会社）

でないこと，室内の場所によって磁界の強さにばらつきがあること，上下階や隣の部屋と混信が起こること，テレビなど他の電気器具から発生する磁界の影響を受けること，などの問題がある。

　講堂やホールなどの床下や床上に誘導ループが常時設置されているもの，会議室などで使用時だけ設置し収納時はドラムに巻き取っておく携帯用のもの，窓口のカウンターなどに置ける卓上用のものがある。

　欧米では，公共施設，駅・店舗などの窓口，タクシーの車内，エレベーターの非常通話など，様々な場所に設置されていて，利用者にわかりやすくシンボルマークが表示されている（図5-66）。日本では，普及も表示も欧米と比べて遅れているのが現状だが，全難聴は「ヒアリングループマーク」（図5-67）を制定して，設置や表示の推進を呼びかけている。

> **全難聴**
> 全日本難聴者・中途失聴者団体連合会の略。難聴者の福祉の向上などを目的とした，難聴者の全国組織。

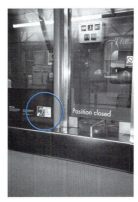 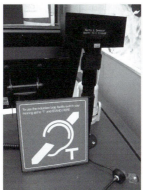 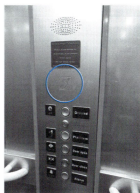

イギリスの駅の窓口（左），スーパーマーケットのレジ（中），エレベーターの非常通話（右）の例。利用者にわかりやすいよう，シンボルマークが表示されている。

図5-66　国際的なヒアリングループのシンボルマーク

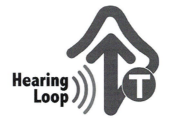

右側のシンボルの部分は，明るい緑色にすることになっている。

図5-67　ヒアリングループマーク（全難聴）

3）その他の無線式補聴援助システム

無線式補聴援助システムには，この他にも，FMシステムや赤外線システムがある。これらはデジタル無線システムの登場などにより，新規での導入は少なくなっている。

FMシステム
169MHz帯域のFM電波を使ったシステム。チャンネルに分かれているが，複数のチャンネルを使うと干渉して混信しやすいという問題がある。

赤外線システム
送信機（赤外線ラジエータ）から放出された赤外線を，専用の受信機で受け取る。赤外線は光なので，送信機と受信機の間に障害物があると音が途切れてしまうが，壁があれば混信しないことは利点でもある。日光は赤外線を含むので，屋外での使用には向かない。

3 聴覚障害者の生活を助ける日常生活用具等

無線式補聴援助システム以外にも，聴覚障害者の日常生活・社会生活を助ける様々な機器などがある。そのうち，障害者総合支援法の日常生活用具給付等事業に該当して，補助の対象となるものもある。聴覚障害では，次の2つの種目が関係する。

1）自立生活支援用具

聴覚障害者用屋内信号装置がこれに該当する。屋内の各所に置いたセンサーが火災警報器の信号，玄関のドアベルの音，電話・ファクシミリの着信音，赤ちゃんの泣き声などを感知し，手元にある受信機が光・振動・音で知らせるシステムである（図5-68）。設定した時刻になると強力な振動で知らせる腕時計型や携帯型の振動式目覚まし時計などの製品もある。

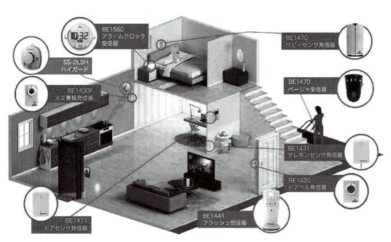

屋内の各所に置いたセンサーが火災警報器の信号，玄関のドアベルの音，電話・FAX の着信音，赤ちゃんの泣き声などを感知し，手元にある受信機が光・振動・音で知らせる。

図5-68　聴覚障害者用屋内信号装置の例（株式会社自立コム）

2）情報・意思疎通支援用具

聴覚障害者用通信装置として，ファクシミリ，テレビ電話，補聴器対応電話機（音量増幅やTコイルの使用ができる）といったものがある。また，聴覚障害者用情報受信装置として，障害者放送通信機構が放送する「目で聴くテレビ」の専用受信機が対象となっている。この放送では，字幕・手話のついた独自の番組や，一般の地上波放送に字幕・手話をつけたもの，災害時の字幕・手話つき緊急放送などを提供している。

3）その他の機器・用具

日常生活用具等給付事業の対象になるもの以外にも，様々なものが利用できる。例えば，テレビの音声をワイヤレスで飛ばすことで，テレビ本体の音量を大きくしたりテレビに近づいたりすることなく視聴できるワイヤレススピーカシステムのように，一般の音響家電製品として販売されているものもある。また，デジタル機器の近距離無線通信の汎用規格であるブルートゥース Bluetoothを使って，携帯電話やスマートフォン，携帯音楽プレーヤー，パソコンなどと直接に無線接続できる補聴器・人工内耳もある。

最近では，音声認識ソフトウエアの精度が高くなり，音声で入力したものをかなりの正確さで文字に変換して表示できるようになっている。聴覚障害者のコミュニケーション支援を目的とした会話支援アプリも開発され，実用化されている。スマートフォンやタブレット端末にダウンロードして利用でき，無料で提供されているものもある。

機器ではないが，電話リレーサービス，Net119緊急通報システムといった制度や，生活に必要な音を聞き分けてユーザーに知らせる聴導犬（図5-69）も，聴覚障害者が安全で快適な生活を送るための助けになっている。

障害者放送通信機構
1998年に結成。2002年に聴覚障害者のための自動公衆送信が認められる者（著作権法第37条2）の指定を受けたNPO法人。CS放送で地上波の一般テレビ番組（特に生放送）に対応するリアルタイム字幕，手話通訳を全国の聴覚障害者に配信している。

電話リレーサービス
聴覚障害者等による電話の利用の円滑化に関する法律に基づく事業。聴覚障害者と通訳オペレータの間は手話か文字チャットで，通訳オペレータと健聴者の間は音声で会話することで，双方向の通話を可能にする。

Net119緊急通報システム
携帯電話やスマートフォンから，インターネットを通じて消防本部に119番通報ができるシステム。文字チャットで会話ができる他，GPSを使って位置情報を自動で知らせることもできる。

聴導犬
身体障害者補助犬法に基づいて訓練・認定されている。公共施設などに同伴することができる。聴導犬・盲導犬・介助犬を合わせて補助犬という。

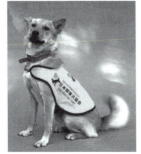

音に反応してユーザーに知らせる。玄関のチャイムならユーザーを玄関に導く，目覚まし時計なら布団の上に乗って起こす，火災報知器なら「伏せ」の姿勢で待つなど，音の種類ごとに決められた行動をとるよう訓練されている。

図5-69　聴導犬「みかん」
（日本聴導犬協会）

〔引用文献〕

1) 細井裕司・伊藤　健・小寺一興他：福祉医療委員会報告　補聴器適合前に行う医学判定について．*Audiology Japan*，63（6）：548-553，2020

2) 佐野　肇：補聴器の進歩と聴覚医学「補聴器の fitting について」．*Audiology Japan*，60（4）：201-209，2017

3) 小寺一興：補聴器のフィッティングと適用の考え方，診断と治療社，p.114，2017

4) Dillon, H. : 10 Prescribing hearing aid amplification. Hearing Aids, Second Edition, pp.286-335, Thieme Medical Pub, 2012

5) Pluvinage, V. : Clinical measurement of loudness growth. *Hear Instrum*, 40（3）：28-34, 1989

6) Cox, R.M., Alexander, G.C., Taylor, I.M., *et al.* : The Contour test of loudness perception. *Ear & Hear*, 18（5）：388-400, 1997

7) Killion, M.C. and Gudmundsen, G.I. : The 3 types of sensorineural hearing loss : loudness and intelligibility considerations. *The Hear J*, 46（11）：31-36, 1993

8) デオドア・H・ベネマ著，中川辰雄訳：4　コンプレッションとDSLそしてNAL‐NL1 フィッティング法．臨床家のためのデジタル補聴器入門，pp.67-93，海文堂出版，2008

9) Smeds, K., Keidser, G., Zakis, J., *et al.* : Preffered overall loudness. Ⅰ : Sound field presentation in the laboratory. *Int J Audiol*, 45（1）：2-11, 2006

10) Smeds, K., Keidser, G., Zakis, J., *et al.* : Preffered overall loudness. Ⅱ : Listening through hearing aids in field and laboratory tests. *Int J Audiol*, 45（1）：12-25, 2006

11) Keidser, G., Dillon, H., Flax, M., *et al.* : The NAL-NL2 prescription procedure. *Audiology Research*, 1（e24）：88-90, 2011

12) Scollie, S., Seewald, R., Comelisse, L., *et al.* : The desired sensation level multistage input/output algorithm. *Trends in Amplification*, 9（4）：159-197, 2005

13) 日本聴覚医学会福祉医療委員会：補聴器適合検査の指針（2010）．*Audiology Japan*，53（6）：708-726，2010

14) 鶴岡弘美・荒川哲郎・増田佐和子他：騒音の中等度難聴者の語音聴取に及ぼす影響．*Audiology Japan*，40（6）：724-729，1997

15) 米村俊一：「音」を理解するための教科書－「音」は面白い：人と音のインタラクションから見た音響・音声処理工学－，コロナ社，p.228，2021

16) 日本建築学会：学校施設の音環境保全基準・設計指針 －日本建築学会環境基準AIJES-S0001-202（第２版），日本建築学会，p.10，2020

17) MS&ADインターリスク総研：集団補聴システムの普及実態に関する調査研究報告書，MS&ADインターリスク総研，p.52，2020

〔参考文献〕
- 補聴器JIS C 5512:2015
- 音声に近い試験信号による補聴器の信号処理特性の測定方法JIS C 5516:2015
- 日本補聴器工業会ホームページ
  URL：https//hochouki.com
- 日本耳科学会：小児人工内耳適応基準，2022
  https://www.otology.gr.jp/common/pdf/pcic2022.pdf（2023年5月31日閲覧）
- 日本耳鼻咽喉科頭頸部外科学会：成人人工内耳適応基準，2017
  https://www.jibika.or.jp/uploads/files/committees/artificial_inner_ear-adult.pdf（2025年1月31日閲覧）
- 日本耳鼻咽喉科頭頸部外科学会　EASに関するガイドライン検討研究会：新医療機器使用要件等基準策定事業（残存聴力活用型人工内耳）報告書，2014
  https://www.jibika.or.jp/archive/members/information/info_naiji.pdf（2025年1月31日閲覧）
- 熊川孝三：日本耳鼻咽喉科学会専門医講習会テキストシリーズ，2015
- 佐藤宏昭編著：知っておきたい難聴・耳鳴，日本医事新報社，2018
- 日本コクレア社編：コクレア人工内耳レファレンスガイド，2020
- 医療情報科学研究所編：病気がみえる，耳鼻咽喉科．Vol.13，メディックメディア，2020
- 日本音響学会編：音響学入門，コロナ社，2011
- 白石君男：聴覚に関わる社会医学的諸問題「学校教育における音響環境と聴覚補償」．*Audiology Japan*，55（4）：207-217，2012

【第5章　まとめ】
- ●補聴器の調整機能を変化させると，特性にどんな違いが起こるか整理してみよう。
- ●対象者を想定して，補聴器フィッティングの流れについて説明してみよう。
- ●補聴器と人工内耳のしくみを説明してみよう。
- ●様々な人工聴覚器がどのような難聴の適応になるか整理してみよう。
- ●様々な補聴援助システムの特徴をまとめてみよう。

第6章
小児聴覚障害への臨床活動

【本章で学ぶべきポイント】
- 小児聴覚障害における早期療育とハビリテーションの考え方を理解する。
- 小児聴覚障害の聴覚機能，コミュニケーション，発声発語，言語，行動・情緒・社会性の評価について学ぶ。
- 小児聴覚障害において発達段階ごとの指導・支援方法を学ぶ（療育者支援も含む）。

I 早期発見・早期療育

1 早期発見と早期療育の意義

　先天性もしくは幼児期発症の難聴による影響を最小限にとどめるためには，早期に発見し，早期に補聴や療育等の介入を開始することがきわめて重要である。米国ではYoshinaga-Itanoら（1998）[1]により生後6か月までに介入した聴覚障害児ではその後の言語獲得成績が良好であることが報告され，2000年に早期発見・早期療育ガイドライン（EHDIプログラム）が提唱された。このガイドラインでは生後1か月までにスクリーニングを行い，3か月までに難聴診断，6か月までに療育を開始する，いわゆる「1-3-6ゴール」の方針が示され，現在日本でも踏襲されている。

EHDI：early hearing detection and intervention

難聴の早期発見は，早期療育の実施があってはじめて意味をもつ。早期発見・早期療育の目的は，子どもが本来有している自然な発達や学習過程を実現するために必要な時間や条件を保障し，適切な環境を整えることにある[2]。難聴による言語習得遅れの課題のみに焦点をあて，早期に過度な訓練を施し，言語発達や認知発達を急ぐべきではない。

２ 日本における早期発見のあり方

　難聴は見た目で判別しにくい疾患であり，早期に適切な治療や介入につなげるためにはスクリーニングや健康診査（健診）制度が重要である。日本のスクリーニングおよび健診制度の概略を図6-1に示す。

1）新生児聴覚スクリーニング検査後の流れ・問題・利点

　新生児聴覚スクリーニング検査は，先天性難聴を生後すぐに発見することを実現した重要な検査であるが，公的な健診制度ではない。多くの自治体では一部検査費用の助成を行い，受検率の向上を図っている。2021年度に行われた調査では，全国で約95％の新生児が新生児聴覚スクリーニング検査を受検していると報告されている[3]が，公費負担実施率は地域によって差が大きい。

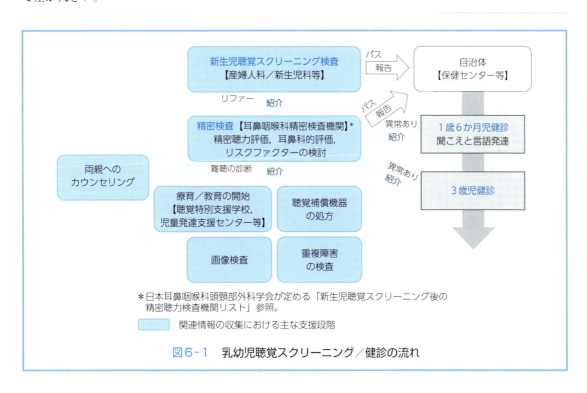

図6-1　乳幼児聴覚スクリーニング／健診の流れ

第6章　小児聴覚障害への臨床活動

クロスチェック
各種検査結果を組み合わせて聴力像を把握すること。限られた所見に頼って誤判断をしないためにも，各種検査結果の整合性を確認する。

表6-1　精密聴力検査機関の条件

> 難聴疑い児の最終診断を行い，療育・教育施設と連携しながら将来にわたって聴覚管理ができる医療施設（原則として，以下の6条件を満たす）。
> 1．0歳児を含めて速やかに連携できる難聴幼児の療育・教育施設がある。
> 2．小児難聴診療に携わる耳鼻咽喉科医師と言語聴覚士がいる。
> 3．ABRもしくはASSR機器がある。
> 4．OAE機器がある。
> 5．乳幼児聴力検査（BOA・COR・遊戯聴力検査）の検査設備（防音室および校正されたスピーカ出力つきオージオメータ）がある。
> 6．乳幼児聴力検査（BOA・COR・遊戯聴力検査）を実施する言語聴覚士・医師・臨床検査技師・看護師がいる。

出典）日本耳鼻咽喉科学会福祉医療・乳幼児委員会：新生児聴覚スクリーニング後の二次聴力検査機関のためのてびき－難聴を見逃さず適切に精密検査機関に送るために－

　新生児聴覚スクリーニング検査（第4章Ⅷ-1（p.115）参照）にて「refer（要再検）」となった場合は，スクリーニング検査を実施した分娩施設より精密聴力検査機関に紹介される。精密聴力検査機関は表6-1に示す基準を満たし，日本耳鼻咽喉科頭頸部外科学会が定めた医療機関である。

　精密聴力検査機関では，ABRやASSR等の他覚的聴力検査，およびBOAやVRAなどの行動観察による聴力検査を実施する。複数の聴力検査でクロスチェックを行い，中等度以上の難聴であると診断された場合，療育および教育機関へ紹介する。併行して，聴力閾値の確定および原因検索のための検査を重ねていく（第4章Ⅷ-2（p.117）を参照）。

　精密聴力検査機関の言語聴覚士（ST）の役割は，乳幼児の聴力検査の実施のみならず，難聴の診断を受けた直後の家族の心理に寄り添い，十分に時間をかけて必要な情報提供と助言をすることにある。乳幼児聴力検査の高い技術と，聴覚障害児および家族との良好な信頼関係を築くための人間力が必要となる。

　新生児聴覚スクリーニング検査は，難聴の早期発見に非常に有効であるが，特に母親にとっては精神的にも身体的にも不安定な産後の時期に難聴の可能性を告げられることになる。新生児聴覚スクリーニング検査で「refer（要再検）」と告げられ，精密医療機関につながるまでの期間が最も辛かったと語る経験者も少なくない。言語聴覚士が直接難聴児および家族とかかわるのは，難聴の診断後になる場合が多いが，新生児聴覚スクリーニング後からの多機関・多職種を巻き込んだ支援体制の構築が必要である。

2）乳幼児健診における聴覚検診

　区市町村等の自治体が実施主体となって行われている乳幼児健康診査は受診率が100％に近い。母子保健法に基づきすべての自治体で実施されているのは1歳6か月児健診および3歳児健診であるが，生後1か月，3～

4か月，9～10か月，さらに5歳児健診には国からの助成事業が実施されており，それぞれの健康診査を独自に実施している地域もある。

乳幼児健診で使用されている母子健康手帳には月齢ごとに乳幼児のおおまかな発達の目安が記載されており，聴覚に関する項目も含まれている。新生児聴覚スクリーニング検査を受けなかった例や遅発性難聴例の重要なスクリーニングの機会となっている。

3）1歳6か月児健診における聴覚検診

満1歳6か月を超え，満2歳に達しない幼児を対象として実施される。本格的にことばを話すようになる2歳までに難聴を発見し，ことばの遅れを最小限にとどめるために，この時期に検診が行われる意義は大きい。日本耳鼻咽喉科学会福祉医療・乳幼児委員会が発行する手引き「難聴を見逃さないために－1歳6か月児健康診査」（2015年改訂）では，1歳6か月健診で積極的に難聴の存在を疑い，精密検査を行う重要性を訴えている。

同手引きでは，養育者に「聞こえの反応」「ことばの発達」「その他の難聴に関連する項目」「新生児聴覚スクリーニング」の各設問の回答を求め（表6-2），難聴が疑われる所見があれば精密検査を勧める。

表6-2　1歳6か月児健診における聞こえに関する質問票

1．聞こえの反応
1）見えないところからの呼びかけ，テレビから流れてくるコマーシャルの音楽や番組のテーマ音楽などに振り向きますか。 2）耳が聞こえにくいと思ったことがありますか。 3）"ささやき声"で名前を呼んだときに振り向きますか。
2．ことばの発達
1）簡単なことばによる言いつけができますか。 2）意味のあることばを3つ以上言えますか。
3．その他の難聴に関連する項目
1）家族（父母，祖父母，兄弟姉妹など）に，小さい時から耳が聞こえにくい方・聞こえない方がいますか。 2）妊娠中に風疹にかかりましたか。 3）1500g未満で生まれましたか。あるいは，5日以上NICUに入院しましたか。 4）仮死で生まれましたか。 5）黄疸が強く，交換輸血を受けましたか。 6）耳や口に生まれつきの形態異常がありますか。あるいは，頭の前髪が白い部分がありますか。 7）髄膜炎にかかりましたか。 8）頭部を骨折して入院しましたか。
4．新生児聴覚スクリーニング
1）新生児聴覚スクリーニングを受けましたか。 2）「はい」に○をつけた方，さらにお尋ねします。結果はどうでしたか。

出典）日本耳鼻咽喉科頭頸部外科学会福祉医療・乳幼児委員会：難聴を見逃さないために－1歳6か月健康診査（第2版），2023年11月改訂

母子健康手帳
母子保健法に定められ，区市町村が交付する，妊娠，出産，育児の一貫した母子の健康状態を記録する手帳。必要に応じて医療関係者が記載・参照し，またみずからも記載し管理できる。

遅発性難聴
先天性の難聴がないにもかかわらず，成長過程において発症する難聴のこと。

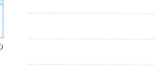

4）3歳児健診における聴覚検診

満3歳を超え，満4歳に達しない幼児が対象となる。実施率の低い5歳児健診を除けば就学前に行われる最後の検診であり，ことばの習得に遅れをもたらす難聴を発見し，就学時のことばの遅れを予防あるいは軽減するために重要な検診となる。

「難聴を見逃さないために－3歳児健康診査」（日本耳鼻咽喉科学会福祉医療・乳幼児委員会；2015年改訂）によると，聞こえの確認方法は「お子さんの耳に関するアンケート（質問票）」（表6-3）と「保護者が行う絵シートによるささやき声検査（保護者による聴覚自己検査）」で構成され，下記の手順で行われる。

① 健診前に各家庭に質問票と絵シートが郵送される。
② 養育者は同封された説明書を読んで，「質問票」に記入する。
③ 併せて，養育者は「ささやき声検査」を家庭内で実施する。
  ・絵シート（図6-2）を子どもに向けて置く。
  ・1m離れた場所から口形を隠した状態で，6つの絵の名前をささやき声で呼称する。提示は1回のみとする。
  ・子どもに絵シートを指さして応答してもらう。
④ 「質問票」および「ささやき声検査」の記録用紙を健診時に提出する。

難聴が疑われる所見があれば精密検査を勧める。ただし検査が養育者に一任されているために，偽陰性，偽陽性が生じる可能性が高い。そのため，自治体によっては他の検査を加える，言語聴覚士が健診にかかわるなど，聴覚検診の精度を上げるための試みが行われている。

偽陰性
偽陽性
本当は難聴があるにもかかわらず，検査上は難聴がない結果となる場合が「偽陰性」。本当は難聴がないにもかかわらず，検査上は難聴がある結果となる場合が「偽陽性」（第4章Ⅷ-1 (p.116) を参照)。

表6-3　3歳児健診における聞こえに関する質問票

1）家族，親戚の方に，小さいときから耳の聞こえにくい方・聞こえない方がいますか。 2）中耳炎に何回か，かかったことがありますか。 3）ふだん鼻づまり，鼻汁をだす，口で息をしている，のどれかがありますか。
4）呼んで返事をしなかったり，聞き返したり，テレビの音を大きくするなど，聞こえにくいと思うときがありますか。 5）保育所の保育士など，お子さんに接する人から，聞こえにくいといわれたことがありますか。 6）話しことばについて，遅れている，発音がおかしいなど，気になることがありますか。 7）あなたの言うことばの意味が，動作などを加えないと伝わらないことがありますか。

1）～3）は参考項目，4）～7）は重要項目
出典：日本耳鼻咽喉科頭頸部外科学会福祉医療・乳幼児委員会：難聴を見逃さないために－3歳健康診査（第2版），2023年11月改訂

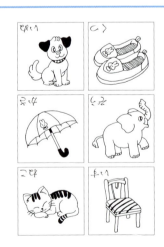

図6-2　ささやき声検査で使用する絵シート

Ⅱ 小児聴覚障害の評価

1 関連情報の収集

聴覚障害のある子どもが言語聴覚士の元を訪れたとき，最初に養育者から今回の相談に至った理由と流れを聞きとり，ケースヒストリーを作成する。

ケースヒストリーの作成は，検査の重複を避け，適切なアセスメント評価を構成する道標になるだけでなく，本人の状況や養育者の気持ちを理解することにも役立つ。

1）相談目的と支援段階

聴覚障害児の発見と支援は，ひとつの機関では完結せず，複数の専門機関がかかわることが多い。発見と診断の各段階で，家族の認識や目的は異なっている。現時点の段階を理解し，相談の目的を踏まえた対応が求められる。

聴覚障害の発見と対応のフローチャートは図6-1を参照のこと。主な支援段階は，新生児聴覚スクリーニング後の精密検査，確定診断，聴覚補償機器の処方，療育の開始である。

例えば，新生児聴覚スクリーニング後の精密検査を目的とする場合，養育者からの聞きとりによって得られる情報は限られている。過度な情報収集は，養育者を不安にさせることに留意する。

一方，すでに診断を受けて訓練目的で来所した場合，これまでの経緯について得られる情報が多い。医師や言語聴覚士による紹介状を持参することもある。あるいは，新生児聴覚スクリーニングとは別に，乳幼児健診での指摘や家族の気づきや不安によって，来所に至ることもある。その場合，聴覚障害を疑った理由等について，生活のエピソードを聞きとることになる。

2）ケースヒストリーの作成

ケースヒストリーを得るための面談は，検査の実施に先立ち，子どもの様子を観察し，家族や養育者の関心やニーズを理解し，それらを総合的に評価する機会となる。

もし，子どもの聞こえや発達について，家庭内で意見の相違があれば，

ケースヒストリー
現病歴，既往歴，発達歴，治療・訓練歴等，これまでの経過をまとめた資料のこと。

養育者からの聞きとり
紹介状がない場合でも，養育者からの情報で聴力程度の目安がつけば，新たな機関での評価がスムーズに進む。養育者からていねいに話を聞きとることが重要である。

第6章　小児聴覚障害への臨床活動

喃　語
赤ちゃんが発する無意味語のこと。
1か月：「アー」「クー」等のやわらかい発声。
4か月：声帯の閉鎖を伴う発声。
6～7か月：「ダダダ」「ババババ」等，子音＋母音の繰り返し。

遠城寺式乳幼児分析的発達検査
運動，社会性，言語の3分野から質問項目を構成し，移動運動，手の運動，基本的習慣，対人関係，発語，言語理解の6つの領域で評価する。適応は，0～4歳7か月。

津守式乳幼児精神発達検査
精神発達の過程を，運動，探索，社会，生活習慣，言語の5領域で評価する。0～3歳用は，主に家庭生活で示す行動から，3～7歳用は，主として幼稚園等における生活場面に即して評価する。津守・稲毛式ともいう。

閾　値
被検者が聴覚感覚を得ることができる最小の音圧レベル。聴力程度（dBHL）のこと。

面談の過程で明らかになる。また，養育者の子どもへのかかわり方やコミュニケーションのとり方を観察する機会にもなる。言語聴覚士は，質問やインタビューを通じて，子どもの聞こえや発達の全体像を把握する。さらに，今後，養育者や家族が検査結果や推奨される治療方針を受け入れるかどうかを予測する。

表6-4に，乳幼児期のケースヒストリーの作成において，養育者に確認する主な項目について示した。相談目的や支援段階に応じて，項目を検討して必要な情報を収集する。母子健康手帳や他機関からの紹介状等の資料があれば，聞きとりはスムーズに進む。

養育者へは，平易な表現を使い具体例を示して質問する必要がある。例えば，8か月の赤ちゃんの母親に対して，「喃語はありますか？」と聞いても，適切な回答が得られない可能性がある。「アーウーやマンマといった声を出しますか？　何もなくて機嫌がよいときにマンマといいますか？

それとも，食べ物を見たときやお腹が空いたときにいいますか？」と質問すると答えやすくなる。

② 聴覚評価

子どもの言語発達は，聞こえのレベルと関連している。聞こえの能力を理解することは，指導計画を立てたり，周囲の大人の対応を検討したりするために必要である。

ここでは，乳幼児期の聴性行動と聴覚評価について，発達的に適切な手続きを概観する（第1章I-2（p.2），第4章Ⅷ-2（p.117）参照）。

また，近年の周産期医療の進歩によって，難聴に加えて他障害を合わせもつ聴覚障害児（重複児）が高頻度（20～30％）で出現すると報告されている[4]。新生児聴覚スクリーニングの普及以降は，0歳代の早期に難聴が発見され，その後の療育経過の中で，2～3歳で発達障害の診断を受けることが多い。そこで，聴覚評価と合わせて，遠城寺式乳幼児分析的発達検査や津守式乳幼児精神発達検査等を用いて，発達のスクリーニングを実施することが求められている。

1）聴覚評価の目的

乳幼児期の聴覚評価には，主に4つの目的がある。① 難聴の有無や程度（閾値）を明らかにする。② 難聴がある場合，障害部位（中耳，蝸牛，後迷路）を特定する。③ 日常的な聴性行動を観察し，複数の聴覚検査を実施し，聞こえの能力を包括的に解釈する。④ 可能であれば，③におい

表6-4 ケースヒストリーの項目

項　目	内　容
主　訴	相談目的，養育者の関心・ニーズ
妊娠中／出産時の様子	病気（時期），服薬，合併症，妊娠期間，帝王切開／自然分娩，入院期間，出産時の子どもの合併症（酸素欠乏・黄疸・アプガースコア・逆子）
既往歴	病気，高熱，発作，アレルギー，予防接種，感染症（髄膜炎・ムンプス・サイトメガロウイルス）
発達歴	運動発達（定頸・寝返り・座位・ハイハイ・つかまり立ち・伝い歩き・始歩），親の視線への反応（時期），授乳・食事内容
治療／教育歴	療育・教育機関，医療機関，各種検査，訓練（言語聴覚療法・理学療法・作業療法・心理療法）
聞こえ	新生児聴覚スクリーニング（パス・要再検），聴力検査，子どもの聴力に関する養育者の考え，反応する音（掃除機・電話・チャイム），テレビ等のボリューム，聴力変動（状況），好む・嫌う音
聴覚補償	補聴器・人工内耳，機種，装用耳，装用開始時期・期間，調整した機関，装用時間（1日）
ことば	喃語・初語・文産生（時期），指示理解（視覚ヒントなし）要求伝達手段（発声・ジェスチャー・ことば），発声・発話量の変化
社　会	疎通性（アイコンタクト等），身辺処理（着替え・食事・トイレ），好きな遊び，同世代の子ども・身近な大人とのかかわり，問題行動

検査バッテリー
対象者を多面的・総合的に評価するために複数の検査を組み合わせること。

スピーカ法
スピーカから刺激音を出力して音場で聴力検査を行う方法。被検児の頭正中でターゲットの音圧が得られるように校正する。刺激音として純音は使えず，ウォーブルトーン（震音）かバンドノイズを用いる。

て音声言語に対する反応を評価する。

上記の目標のために，クロスチェックの原則を採用した検査バッテリーのアプローチが標準的である。これは，複数の適切な自覚的乳幼児聴力検査（BOA，VRA，COR，PEEP SHOW），他覚的検査（OAE，ABR，ASSR）を組み合わせて用いて，子どもの聴覚機能の程度を明らかにするものである[5]。

検査バッテリーを構成するアセスメントは，聴覚評価について詳細な情報をもたらす。単一の検査から結論を描くことを避け，複数の病態を検討することを可能とし，子どもの聴性行動を観察するための包括的な基盤を提供する。

2）聴性行動の評価（観察・質問紙評価）
（1）最小反応閾値と反応様式

子どもの聴力検査の閾値は，同年齢の聴力正常児の基準を用いることが適切である。聴性行動の評価にあたっては，0〜2歳頃までの正常聴覚発達を理解することが必要である（第1章 I-2（p.2）を参照）。

出生から4か月頃までの赤ちゃんにBOAを実施すると，聴力正常であっても，スピーカ法によるウォーブルトーンに対して70dBHLに相当する大

211

モロー反射
乳児が突然の大きな音に対して，ビクッと動き両手を上げ抱きつく動作をする原始反射のこと。通常，3，4か月以降消失する。

眼瞼反射
突然の音にまぶたをギュッと閉じる原始反射のこと。通常，3，4か月以降消失する。

吸啜行動
乳児が乳頭を知覚した場合に反射的に吸いつく反応のこと。

オペラント条件づけ
報酬や嫌悪刺激に適応して，自発的に行動するよう学習させること。

きな音にしか反応できない[6]。音声言語への反応はやや良好になるが，50dBHLと中等度難聴相当である。その後，おおむね1歳でウォーブルトーンでは30dBHL程度，音声では10dBHL程度へ改善する。

この時期の聴性行動は，認知機能や反応行動の未熟さによる閾値上昇を含んだ聴覚（最小反応閾値 minimum response level）を測定している。つまり，本来の閾値が0dBであっても，聴性行動については，0dBでの反応がみられるわけではない。聴性行動の観察にあたっては，この点に留意する必要がある。

音への反応様式についても，認知や身体の発達を反映している。生後3，4か月頃までの大きな音への反応は，驚愕反応（モロー反射）である。その他に，眼瞼反射，呼吸の変化，吸啜行動の変化が反応指標として観察される。左右からの音源への振り向きは定頸後にみられるが，座位が安定した6か月頃から探索的になり，音源を定位できるようになる。さらに，歩行開始後に上下方向を含めた音源定位が可能となる。

なお，最小反応閾値は，VRAやCOR等のオペラント条件づけを用いた検査では，顕著に改善する。生後6か月以降になると，正常聴力成人と同程度の閾値（15dB以下）を得られる[7]。

（2）聴性行動の観察

乳幼児期の聴性行動の観察 behavioral observationは，聴覚検査（BOA）として閾値を測定するだけではなく，子どもが反応できる音の種類や反応様式について情報を得ることに意義がある[8]。

BOAで用いる音源に加え，多様な生活環境音を十分な大きさで提示したときの反応を記録する。また，乳幼児は言語音への反応がよいため，刺激音に加える。結果は，検査バッテリーの構成，聴覚補償機器の検討，聴覚活用プログラムの立案において，有用な資料となる。

また，この評価は，養育者が聴覚評価場面に参加し，子どもの音への反応を観察することを可能にする。特に，高度・重度難聴の乳児では，養育者はどのように子どもが音へ反応するのか目にする経験が少ない。評価への参加により，養育者は子どもの日常的な反応様式を理解し，家庭でもより適切なかかわりができるようになる。

（3）質問紙評価

行動観察による評価は，子どもの聴性行動が発達過程のどの段階にあるのかを示すものではなく，養育者は今後の指標となる発達課題について見通しをもちにくい。そこで，質問紙を用いて，音に対する反応と音声言語能力の出現に関する発達を定量的に評価する。

質問紙評価は，養育者が採点し，聴覚発達の機能的な側面に関して価値のある情報を提供する。機能的な聴覚評価の意義は，定期的に評価を繰り

Ⅱ．小児聴覚障害の評価

返して，聴覚機能の発達をモニターすることにある。

また，聴覚補償機器装用や言語指導の前後で得点を比較することで，介入の効果測定が可能となる。この手順により，想定した改善が認められない場合，介入の内容や量の見直しと修正を行う。

乳幼児期の質問紙評価として，乳児の聴覚発達チェック項目（表1-1（p.3）を参照），リトルイヤーズ Little EARS，IT-MAIS（第4章Ⅷ-3（p.124）を参照）等が利用可能である。

リトルイヤーズ
0〜2歳までの35の聴性行動を評価する

検査プロトコル
検査を実施するためにあらかじめ決められている手順のこと。

修正月齢
低出生体重児や早産児の発達や成長について評価する際，出生日ではなく出産予定日を基準にして修正すること。

3）聴力検査による評価

乳幼児期の聴覚評価とはクロスチェックの原則を含み，子どもの生活年齢や発達段階に応じて適切な検査プロトコルを選定するものである。子どもに発達遅滞を認める場合，知的水準に応じて検査法を選択する。以下に，乳幼児期の閾値バッテリーにおける各検査を要約し，どの時期にそれらが適切かを述べた。

（1）出生から6か月（早産の場合，修正月齢）

この時期は，ABRやASSRといった他覚的検査を主に用いて評価する。これらは，出生から6か月までの乳児の聴覚閾値の推定における標準的手法である。加えて，OAEと中耳機能評価により，聴性誘発反応検査（ABR，ASSR）を補完する。ケースヒストリー，養育者の報告書，様々な音への乳児の反応についての行動観察，機能的な聴覚評価（質問紙），発達スクリーニングも実施する。

他覚的検査に対するクロスチェックとして，音への反応評価の位置づけで，生後3か月まではBOA，4か月以降ではVRA（あるいは，COR）を検査バッテリーに加える。もし，BOAやVRAの結果がABRの閾値より著しく低い場合，自覚的な検査結果を補聴器調整に反映させ，ABRを再度実施する。また，ANSD（第3章Ⅳ-2（p.60）を参照）の子どもでは，聴性誘発反応を聴覚評価に使用できないため，BOAかVRAにより聴覚反応レベルを決定する。

（2）6〜24か月まで

この年齢では音源定位が安定するため，VRAやCORを用いた行動的評価を最初に実施し，合わせて，OAEで蝸牛機能を評価する。ABRは，乳幼児聴力検査が不確定の場合に行う。ABRで期待される閾値が得られない場合，乳幼児検査結果が誤っているか，ANSDが疑われる。機能的な聴覚評価（質問紙）と発達スクリーニングも実施し，発達をモニターする。

（3）24〜60か月

閾値の測定については，乳幼児検査（VRA，COR，PEEP SHOW，遊戯聴力検査）でおおむね対応できる。この時期は，重複する障害があれば，

ANSD：auditory neuropathy spectrum disorder

行動に現れやすくなるため，機能的な聴覚評価（質問紙）と発達スクリーニングが重要となる。OAE，中耳機能評価は，必要に応じて行う。

さらに，この段階では，発達状況に応じて，語音を用いた評価を加える。2歳頃になれば，Ling 6音（/m/，/a/，/u/，/i/，/sh/，/s/）を肉声で提示し，検知あるいは模倣させ，聴取可能な語音の周波数帯域を推定できる（p.264，265参照）[9]。

単音節語（67-S語表）の評価については，習得した仮名文字に限定すれば，5歳頃から書記による評価が可能となる。仮名文字を習得していなくても，構音障害が軽度であれば，語表を検査者が読み上げ，子どもに復唱させる等の工夫により対応できる。

③ コミュニケーション発達評価

赤ちゃんは，生後1か月で外界からの働きかけに反応し，認知的な活動を開始する（第1章I-2（p.2）を参照）。コミュニケーションとは，外部の世界との能動的なかかわり合いであり，自分の意志，感情，意図を他者と伝え合う行為である[10]。

母子コミュニケーションは，前言語期より始まる。その手段は生後3か月での人への関心に始まり，視線，表情，発声（喃語），指さし，身振りへと発達し，1歳で始語を認め，2歳を過ぎると音声言語が中心となる。

そのため，コミュニケーション＝音声言語ととらえがちであるが，あくまでもコミュニケーションが基盤にあり，様式（モード）として音声言語が位置づけられる。なお，ろう者の場合，コミュニケーションモードは手話言語となる。

1）コミュニケーション発達評価の目的

言語習得理論には諸説あるが，赤ちゃんは身近な大人や年齢が上の子どものことばを取り込み，自分なりにアレンジを加えて使用する中で，それを徐々に高度化させていくと考えられる。

子どもは乳幼児期を通じて，自分とかかわる人との間でつくられるコミュニケーションの場において，相互的，共同的に様々な問題解決の方法を身につけ，その過程で音声言語を学んでいく。母語の習得において，身近な大人，特に，母親との愛着関係や基本的信頼関係の形成は，重要な意味をもつ[10~12]。子どもは，信頼した大人と同じようになりたいと，行動，言葉，態度，感じ方等を模倣する[13]。

言語の使用は，音声を聴覚的に記憶して再生するという，単純な知覚と

口腔運動ではない。「自分の思いを相手に伝えたい」という動機に基づいた，必然的な行為である[14]。本来，人は，言語によるコミュニケーションを行う前段階から非言語的手段で活発にコミュニケーションをとっている。しかし，高度以上の難聴がある赤ちゃんは，聞こえる養育者との間では，前言語期のコミュニケーションが成立しないことが少なくない。

　例えば，早期に聴覚補償機器を装用したとしても，聴覚活用が進展しなければ，子どもは視覚優位で行動する。一方，養育者は，難聴診断後も相手が聞こえることを前提とした行動をとる傾向があり，子どもが満足するために十分量の聴覚音声刺激を届けられないことがある[10)~12)]。

　このことは，子どもにも養育者にも課題があるといえるが，いずれにせよ，聴覚障害児は前言語期に聴覚を能動的に使い，コミュニケーションに使用する学習経験が不足している。その影響は，生涯にわたって続き，幼児期，学童期の各段階で言語発達の遅滞が生ずる。ことばの遅れは，身体障害レベルでの音声言語処理の困難だけでなく，周囲の大人が聴覚学習の場を提供できない（環境因子）ことにも一因がある。

　そこで，言語発達を豊かに育むためには，聴覚障害児と養育者とのコミュニケーションの形成についてアセスメントを実施し，改善に向けた指導方法を構成し，早期から課題の解消を図ることが必要である。

2）コミュニケーションモード

　介入に際して，養育者が最初に決定することのひとつは，コミュニケーションをとるためのモードを選択することである。モードの選択は，子どもが帰属する文化や社会を決めることであり，確定診断後の短い期間に，養育者は重要な決断を迫られる。

　言語聴覚士は，聴力レベルや聴覚補償機器の活用状況に加え，認知発達，診断時期，療育・教育機関の指導体制，家族の文化的背景，地域状況も踏まえて総合的に検討し，家族が最善の選択をできるように助言する。

　表6-5に，コミュニケーションモードの体系を示した。主要なコミュニケーションモードは，「聴覚音声／聴覚口話」「キュードスピーチ」「日本語の音声に対応させて手話単語を用いる方法（日本語対応手話）」「手話言語（日本手話）」の4つであり，多くの聴覚障害児はこの中のひとつを用いる。前三者の文法構造は日本語であるが，聴覚活用の困難さに伴い，視覚的な補助手段が増加する。

（1）聴覚音声／聴覚口話

　聴覚を用いるモードは，健聴者と同じ音声言語を用いる。聴覚補償機器の使用により，最大限の聴覚活用を前提とする。受信の方法により，読話speech readingを併用する多感覚法（聴覚口話法）と，残存聴力のみを用

高度難聴
日本の定義では70dB以上を高度難聴とするが，WHOでは50～64dBを準高度と区分し，中等度（35～49dB）と分けて定義している。臨床的にも準高度難聴は，発声発語や言語発達遅滞が生じやすいため，ここでは必要に応じて，高度難聴に含めて解説する。

環境因子
ICF（国際生活機能分類）において，生活機能に関与する要因のひとつとして，その人を取り巻く社会状況を検討すること。

読話
聴覚と視覚の両方の情報に着目し，話しことばの内容を理解する手法。デジタル補聴器や人工内耳の進展により実現した。
一方，視覚的情報のみを言語処理に用いる場合，lip readingと呼ばれる。
なお，健聴者であっても，騒がしい場所では，必要に応じて，自然に読話を用いている。

第6章　小児聴覚障害への臨床活動

付属語
単独では意味を表すことのできない単語のこと。助詞や助動詞が当てはまる。
単独で意味を表すことができる単語は，自立語と呼ばれる。

指文字
手指の形を文字に対応させて表現するコミュニケーションモードのひとつ。

バイリンガル・バイカルチュラル
二言語二文化ともいう。
第一言語を日本手話とし，手話を習得する環境を保障する。養育者が聴者の場合，日本手話を学び，日本手話による生活環境を用意する。日本語は，第二言語として学習する。

表6-5　コミュニケーションモードの体系

モード	聴　覚		キュード スピーチ	日本語の音声に対応させて手話単語を用いる方法（日本語対応手話）	手話言語（日本手話）
	音　声	口　話			
受　信	聴　覚（単感覚）	聴覚・読話（多感覚）	聴覚・読話・キューサイン	対応手話・指文字	手話言語（日本手話）
表　出	音　声		音声・キューサイン	音声・対応手話・指文字	
文　法	日本語				
感　覚	聴　覚				視　覚

出典）広田栄子：聴覚障害児における早期からの聴覚口話法による言語指導の実際とその成果. 音声言語医学，34（3）：269，1993より改変

いる単感覚法（聴覚音声法）に分けられる。多感覚法では，乳幼児期は，読話に加えて触覚等の感覚も使用する。

（2）キュードスピーチ

音韻的に読話を補完するために，子音を手指動作，母音を口形で表す。主に，ろう教育で用いられてきた手法である。コミュニケーションモードとしてだけでなく，構音方法の記憶や誘導に有効であり，発声発語指導にも利用できる。

（3）日本語の音声に対応させて手話単語を用いる方法（日本語対応手話）

日本語の単語と一致した手話表現を用いる。通常，手話を用いるのと同時に声も出すため，同時法とも呼ばれ，後述する手話言語とは区別する。手話言語にない表現や一部の付属語（助詞）は指文字で表す。通常，活用語尾は表さない。

（4）手話言語（日本手話）

手の形，位置，動きを基に表情等も活用する独自の文法体系をもつ言語であり，音声言語と対等な言語である。障害者権利条約第2条において，手話が「言語」として位置づけられ，障害者基本法に「言語（手話を含む）」と明記された。手話言語を自然に獲得するためには，両親ともにろう者である等，家庭で使用されるコミュニケーションモードの影響が大きい。聴覚活用は行わず，第二言語として書記日本語を学習する（バイリンガル・バイカルチュラル）。

コミュニケーションモードは，子どもの成長の過程で変化する。養育者の多くは聴者であり，介入時は音声言語の獲得と使用を希望することが多い。学童期以降，会話内容は複雑化し，学習環境での言語使用は高度化していく。それに伴い，主たるモードを日本語対応手話に変更，またはその他の視覚的手段の併用を聴覚障害者自身が自己決定することも少なくない。

3）コミュニケーションの評価

前言語期から3歳頃までのコミュニケーションは，自由遊び場面や言語指導時の行動観察により分析・評価する。以下に，観察の視点を示した。

- 視　線：相手に注目し，視線を合わせることができるか，持続時間は適切で，すぐに目をそらさないか確認する。さらに，指さしを理解し，相手と同じ対象に注目できるかを観察し，共同注視の獲得と三項関係の成立を評価する。
- 疎通性（そつう）：相手からの働きかけに関心を示し，相互性のあるかかわりが成立するのかを評価する。発信するのみか，受信するのみか，ターンテイキングを観察し，往復回数を算出する。
- コミュニケーションモード：発信・受信に用いるモードの種類と優位性を評価する。
- 情　緒：他者とのかかわりを楽しめるか，嫌がるか評価をする。穏やかで落ち着いているか，癇癪（かんしゃく）があるか，情緒の安定性を観察する。
- 愛　着：母子コミュニケーションの基盤として，ボウルビィの愛着の発達段階に基づいて評価する（表6-6）。特異な愛着行動を認めたり，分離不安が強すぎて対応に苦慮したりする場合，保健師や児童精神科医等に相談する。
- 遊　び：大人との遊びについて，対人遊び（身体接触遊び）の段階か，事物を介した遊び（子ども－事物－大人）が成立するのか観察する。視線による三項関係が形成しても，事物を介した遊びは一人遊びになり，他者とのやりとりが成立しないことがある。さらに，同世代の子どもとのかかわりを観察し，社会的遊びの段階（一人遊び，並行遊び，連合遊び，協働遊び）を評価する[15]。

4）養育者のコミュニケーション能力評価

聴覚障害乳幼児の音声言語を豊かに育むためには，コミュニケーション

共同注視
相手の視線や指さしをたどり，相手が注意を払っている事物にともに関心を向けること。定型発達児は，おおむね9か月頃に獲得する。

三項関係
自分－相手，自分－事物の二項関係に対して，自分－事物－相手の三者での関係が成り立つこと。共同注視は三項関係のひとつである。

ターンテイキング
会話において，話し手と聞き手が適宜役割交替すること。会話以外の非言語的なやりとりでも用いられる。

ボウルビィ（Bowlby, J.）
精神科医。動物行動学の視点を取り入れ，母性剥奪や愛着形成等の乳幼児期の母子関係理論を提唱した。

社会的遊びの段階
パーテン（Parten, M.B.）による子ども同士の遊びの発達段階のこと。
一人遊び：0～2歳
並行遊び：2歳以上
連合遊び：3～4歳
協働遊び：4歳以上

表6-6　愛着の発達段階

段　階	特　徴
非選択的愛着 （0～2か月頃）	人物の弁別を伴わない定位と発信。周囲の誰にでも，泣き，ほほえみ，発声，追視といった愛着行動を示す。
選択的愛着 （3～6か月頃）	一人～少数の弁別された人物に対する定位と発信。養育者を他人と区別して，特別に親密な相互作用をする。
分離不安 （7か月～2歳頃）	自分の無力さを自覚し，愛着対象として養育者の有能さを認識し，安全基地として強く頼る。知らない人を警戒する。
自　立 （3歳頃）	愛着対象を探索基地としながら，徐々に自分の気持ちをコントロールし，本格的に自立して行動する。

出典）髙橋　脩：発達障害児と家族への支援，日本評論社，pp.206-220，2022より作成

促進要因
目的の行動を成立させたり，頻度を増加させたりする行為や事物のこと。

抑制要因
目的の行動が生じないようにしたり，頻度を減少させたりする行為や事物のこと。

パートナーとしての養育者の役割が大きい。まず，養育者の基本的な姿勢として，以下4点の態度や技能[10] について評価する。

・子どもの聞こえにくい状況を理解している。
・子どもの興味・関心に気づき，共感し，楽しくかかわる。
・子どものレベルに合ったコミュニケーションがとれる。
・子どもに必要なコミュニケーションモデルを適切に準備できる。

次に，聴覚障害児とのコミュニケーションを成立させる要素について，養育者の状況を振り返って評価する。表6-7に養育者が留意する視点を示した。各項目について，促進要因と抑制要因のいずれに該当するかをチェックし，チェックの数を集計する。両要因のどちらにも当てはまる場合は，両者をチェックして具体的な場面や状況を併記する。同時に，養育者にも自己評価を依頼する。

実際のコミュニケーションの成立状況については，子どもと養育者の遊びや対話場面を5分程度観察し，以下の項目を定量的に分析する。表6-8に，分析フォーマットを示した。

・コミュニケーションの成立：単発，2往復以上に分けて記録。
・視線の一致：相手への注目，共同注視の成立。
・初回発信：成立したコミュニケーションの起点。
・受　信：相手の発信に対する反応。

表6-7　乳幼児期のコミュニケーションの成立要素

成立要素	評価視点	
	促進要因	抑制要因
①コミュニケーション態度	受容的，応答的	主導的，強制的
②視線の方向	子ども（子どもの目）	道具，操作している手元
③子どもとの位置	対面，目線の高さが同じ	平行，目線の高さが異なる
④発信の開始	子どもの開始と同程度 子どもからの開始を待つ	大人からの開始が多い
⑤発信・受信のタイミング	子どもの注視に合わせる	遅すぎる，早すぎる
⑥コミュニケーション手段	身振り，表情等の視覚的手段の併用	音声が主
⑦視覚的手段の併用方法	音声と他の手段が一致	音声と他の手段が不一致
⑧コミュニケーション内容	共感的，応答的	要求的，指示的
⑨受信行動のフィードバック	十分に行う	行わない，不十分
⑩発　信	1発話が短い，単純な構造の繰り返し，擬声語・擬態語が多い	1発話が長い，構造が複雑，擬声語・擬態語が少ない
⑪話し方	抑揚がある，自然なリズム，明瞭，ゆっくり	平坦，声が小さい，不明瞭，早い
⑫子どもの行動，事物操作への対応	受容的，協調的	定性的，養育者主導，目的的
チェック項目合計		

出典）中村公枝：難聴乳幼児の治療教育，平成2～4年度厚生省心身障害研究「治療教育の開発と統合化に関する研究（主任研究者：高橋彰彦）」難聴幼児指導の手引，pp.93-148，1993より改変

Ⅱ．小児聴覚障害の評価

表6-8　コミュニケーション行動分析フォーマット

		初回／年齢（　　）		2回目／年齢（　　）	
		養育者	子ども	養育者	子ども
成立	単　発				
	2往復以上				
視線の一致					
初回発信					
受　信					
要求・指示					
身振り等の使用					

注）必要に応じて3回目以降の列を増やす。
出典）中村公枝：難聴乳幼児の治療教育，平成2～4年度厚生省心身障害研究「治療教育の開発と統合化に関する研究（主任研究者：高橋彰彦）」難聴幼児指導の手引，pp.93-148，1993より改変

・要求・指示：一方的な発信。共感的・応答的なやりとりを損なう。

　記録については，その場で項目ごとに該当するコミュニケーション行動の回数を数える。あるいは，ビデオ録画に基づいて記録する。定期的に記録することで継時的な変化を分析することが可能となる。

④ 発声発語評価

　乳幼児は，生後6～7か月に母国語の影響を受けた韻律（いんりつ）の発声を認め，就学前には基本的な音韻を獲得する。先天性の聴覚障害児は出生時から聴覚音声情報が制限されており，聴力レベルに応じて発声発語障害が生ずる[16]。

　発声発語能力については，発話全体の明瞭度，分節的特徴，超分節的特徴を評価する。分節とは，音素の相異によって意味を伝える要素である。例えば，蚊[ka]と木[ki]の区別が当てはまり，音声発話の明瞭度と関連する。

　一方，超分節的側面は，韻律情報とも呼ばれ，発話のピッチ（高低），強さ，速度変化によって，意味を伝える要素である。例えば，「柿」と「牡蠣」は，分節的にはどちらも[kaki]であるが，ピッチアクセントの違いにより区別される[17]。

　発声発語障害は語音聴取の困難により生じるため，聴力レベルの低下に伴い，補聴器装用児の発声発語障害は重症化する[18]。特に，重度難聴の子どもでは，分節的側面（子音の脱落や置換，母音の鼻音化や歪み（ひず）），超分節的側面（抑揚の平坦化，発話速度の低下，音声強度の変動）の両方に著しい障害を示す。

　近年，重度難聴の子どもは，1歳代の早期に人工内耳を装用し，発話明

韻　律
プロソディとも呼ばれる。いわゆることばの音楽的な側面のこと。

第6章　小児聴覚障害への臨床活動

構音動作
ことばを発するための口腔器官の開き方や位置を調整する動き。

構音点
特定の子音を発声するために口腔内で狭めや閉鎖が生じる位置。

瞭度が向上する傾向にあり，高度難聴以上の補聴器装用例の障害特性とは区別する必要がある。

1）発声発語評価の目的

　発声発語評価の目的は，大きく2つある。ひとつは，逸脱や遅滞の内容や程度に基づき訓練適応を検討し，指導計画を立案することである。これは，典型的な発声発語評価の目的である。訓練では，聴取弁別等も併用されるが，視覚的手がかりを用いて構音動作と構音点について理解を促すことが中心となる。

　もうひとつは，発声発語障害が生じた原因を分析し，その解消のために構音指導以外の手法を検討することである。先天性の聴覚障害児の発声発語能力については，聴力レベルに加え，診断や介入の時期，聴覚補償機器の種類と装用閾値，聴覚活用の程度や語音聴取能，療育・教育機関の指導体制や内容，養育者や家族の取り組み，音韻意識や認知発達等の関与が指摘されている[16),18),19)]。ここでは，発声発語評価は聴覚障害児の発達課題を反映する指標として位置づけられる。

2）語音聴取能力

　発声発語能力の最も信頼される予測因子のひとつは，語音聴取能力である。多くの残存聴力があり，聴覚活用が十分に進んだ子どもに構音障害は少なく，流暢に喋る傾向にある[19)]。聴覚障害児は，自分が聞いているように音声を産生する。聴力レベルに反して，特定の音素を産生できない場合や超分節的側面の異常が認められた場合では，語音聴取能力を評価し，聴覚補償機器の再調整や聴能指導の再検討が必要となる。

3）喃語の発声

　聴力正常の赤ちゃんの発声には，叫喚発声（泣き声）と非叫喚発声がある。非叫喚発声は，生後1か月から生起する「アー」「クー」等の喉の奥で響くような，やわらかい発声から始まる。

　次いで4か月には，声帯の閉鎖を伴う音が認められ，各種の韻律パターンを弁別して，模倣・発声する技能が高まる。母親の呼びかけは乳児の発声を促し，母親との音声交換から発声のタイミングとルールを習得する。この時期の非叫喚発声は，クーイングとも呼ばれる。

　生後6〜7か月には，「ババババ」「ママ」のように[子音–母音]の反復構造の発声が出現し，母語の韻律的特徴を変化させた応答行為が習得される。この時期の喃語は，規準喃語と呼ばれ，クーイングとは区別される。

　10か月頃になると，語音様に分節化された短い発声に体制化され，喃語

から有意味語への移行期へ至る[16),20)]。

一方，高度以上の難聴のある赤ちゃんは，クーイングは認められるが規準喃語が産出されないと報告されており[21)]，出生後の聴覚経験や聴覚音声コミュニケーションの不足が原因として示唆される。そのため，産院での新生児聴覚スクリーニング後，3か月以内に聴覚障害を確定し，6か月以内に補聴器を装用し，聴覚音声による母親と赤ちゃんとの情緒的な同調行動を介入支援する意義は高い[22)]。

4）発話明瞭度検査：発話サンプルの採取

発声発語明瞭度は，発話サンプルを採取した後に評価する。子どものレベルに応じて，自発産生，模倣を使い分ける。検査用図版，録音装置，記録用紙を準備する。

・単音節：日本語100音節について，ランダムに文字カードを提示して発音させる[16),18),22)]。
・単　語：新版 構音検査[23)]
・文　章：自由な発話（夏休みについて等），文章の朗読（ジャックと豆の木等）[18)]
・母音持続：5母音の発声持続（5秒程度）
・感情産生：宣言，質問，幸せ，悲しみに関する文章を模倣させる（サッカーの試合に勝った（幸せ）等）[24)]。

5）発話特徴評価

（1）全体の明瞭度

聴覚印象に基づき，音声言語の分節的側面・超分節的側面の総合的な評価を行う。発話サンプルについて，複数の評価者が相対的に評価する。表6-9に，聴覚印象評価（6段階）のフォーマットを示した。

表6-9　聴覚印象評価

発声発語障害の段階	構音障害	理解困難		超分節的側面の異常		
		単　語	文	発話速度	抑　揚	音声強度
0．障害なし	－	－	－	－	－	－
1．軽　度	＋－（5種類未満）	＋－	－	－	－	－
2．中　度	＋（5種類以上）	＋	－	＋－	－	－
3．準高度	＋＋	＋	＋－	＋	＋－	＋－
4．高　度	＋＋＋	＋＋	＋	＋＋	＋＋	＋＋
5．重　度	＋＋＋	＋＋＋	＋＋	＋＋＋	＋＋＋	＋＋＋

－なし（10％未満）　＋－まれに（30％）　＋時々（50％）
＋＋しばしば（70％）　＋＋＋著しい（90％以上）
出典）広田栄子・工藤多賀・田中美郷：聴覚障害児における発話のピッチ・速度，音声強度の検討. 音声言語医学，26（3）：199-208，1985より作成

国際音声記号
あらゆる言語の音声を文字で表記するために，国際音声学会が定めた音声記号。

Praat
オランダのアムステルダム大学の Paul Boersma と David Weenink によって開発された。

WaveSurfer
スウェーデン王立工科大学（KTH）が開発した。

標準データ
検査結果を統計的に処理した数値に換算して並べたもので，正規分布を示す。IQ（知能指数）の平均は100，70以下および130以上は，それぞれ全体の2.2%になる。

（2）分節的側面
　発話サンプルについて，国際音声記号（IPA）に基づいて転記し，誤音を分析する。正しく産生できた分節数を評価に用いた総数で除して発語明瞭度を算出する。

（3）超分節的側面
　発話サンプルについて，正しくピッチ（高低），強さ，速度変化を産生，模倣できているか評価する。さらに，母音持続により呼気のコントロールを確認する。

（4）音響的分析
　音響分析ソフトウエア（Praat, WaveSurfer等）の使用により，ピッチ，強さ，速度や音節を構成する周波数の強度についての定量評価が可能となる。

5 言語発達評価

1）言語発達評価の目的
　聴覚障害児の言語発達は，聴覚障害の状態および発症時期と密接な関連があり，難聴発見後の療育の内容や日常生活でのかかわり方などの様々な要因の影響を受ける。さらに，難聴以外に重複する障害を有する場合，言語発達とともに運動および認知発達の遅滞や偏りが生じる。そのため聴覚障害児への支援を考える際には，聴覚の評価に加え，現在の児の言語および認知的な発達水準を評価する必要がある。
　評価は，各種検査を用いて，同年集団と相対的に比較し，領域間のプロフィールを得るとともに，指導場面や日常での言語使用を言語学的に分析する。そこから具体的な指導目標を立てる必要がある。

2）評価の特性
　検査では，標準データを使用することで，その子どもの同年齢群内での位置を知り，遅れの有無や程度を知ることができる。また，検査を構成している各領域の結果からは，どの領域が弱く，どの領域が強いのかという発達の特徴がわかる。
　しかし，標準データは，聴覚障害がない定型発達児から収集しており，聴覚障害児の検査結果の解釈では注意が必要となる。例えば，言語の理解能力をみる検査では，問題が聞こえていない，もしくは聞き誤っているといった可能性を考慮しなければならない。
　検査で用いられる課題の多くは，非日常的な架空の内容である。そのた

IPA：International Phonetic Alphabet

め，子どもの発達状態を把握するのには適しているが，支援目標を設定するうえで，直接的な情報が得られるわけではない。

　子どもの発達を評価するうえで重要な場面は，子どもが生活している日常場面である。子どもの日常生活の言語使用や指導場面での応答内容などから発達状況を具体的に把握することが必要である。家庭や学校など様々な場面で過ごしている場合，子どもがみせる言語使用の様子が場合によって異なることがあるので，注意が必要である。

　このように日常場面での評価結果を基本としながら，検査場面などの非日常的場面での評価結果を用いることで，相互の関連性が整理でき，子どもの理解を深めることができる。さらに，日常場面に即した具体的な支援目標を設定することが可能になる。

3）言語心理発達評価

（1）PVT-R絵画語い発達検査[25]

対象年齢：3歳0か月〜12歳3か月

　4枚の絵の中から検査者のいう単語に最もふさわしい絵を指さしで選択してもらう検査で，正答語い数（理解語い数）から語い年齢および評価点を算出できる。

（2）J. COSS日本語理解テスト[26]

対象年齢：3歳〜高齢者，聴覚障害児者

　聴覚版（問題文を口頭で提示する）と視覚版（問題文を書字提示する）が用意されており，聴覚障害児者の書記日本語理解力を評価することもできる。

　テストは2部構成で，第1部（語いの理解）は就学前の幼児や語い理解に問題のある人が実施対象であり，第2部で使用する語い（名詞，動詞，形容詞）の理解力を評価することができる。第2部（文の理解）では，複雑な文の意味理解についてみることができる（表6-10）。

　結果から日本語理解の発達水準を推定することができる。

（3）日本版CCC-2　子どものコミュニケーション・チェックリスト[27]

対象年齢：3歳〜15歳

　子どもの言語コミュニケーションに関する3側面10領域70問について（表6-11），保護者に日常頻度から3段階で評価を求める。

　結果として，語用的側面を含めた各領域のプロフィールを把握でき，臨床的なコミュニケーションの問題がある子どもを見極めるための指標や自閉症の子どもの言語的特徴をとらえる助けとなる指標が得られる。

PVT-R：picture vocabulary test-revised
J・COSS：Japanse test for comprehension of syntax and semantics
CCC-2：The children's communication checklist second edition

表6-10 J-COSS　水準と項目

水　準	項　目	水　準	項　目
第1水準 1語文理解 レベル	1. 名詞 2. 形容詞 3. 動詞	第5水準 6〜7歳後半 レベル	12. 位置詞 13. 主部修飾（左分枝型） 14. 受動文 15. 比較表現 16. 数詞 17. 述部修飾
第2水準 3〜4歳 レベル	4. 2要素結合文 5. 否定文 6. 3要素結合文		
第3水準 5〜6歳 レベル	7. 置換可能文 8. XだけでなくYも	第6水準 8歳以上 レベル	18. 複数形 19. 格助詞 20. 主部修飾（中央埋込型）
第4水準 6〜7歳 レベル	9. XだがYはちがう 10. 多要素結合文 11. XもYもちがう		

表6-11　日本版CCC-2の評価する側面と領域

評価する側面	領　域
I. 言語の構造的側面	音声，文法，意味，首尾一貫性
II. 語用的側面	場面に不適切な話し方，定型化されたことば，文脈の利用，非言語的コミュニケーション
III. 自閉症児に特徴的な側面	社会的関係，興味関心

（4）質問−応答関係検査[28]

対象年齢：2歳〜小学校就学前

　会話能力のうち，聴覚的な文章の理解と表現力，質問−応答関係に関する能力を知ることができる。10課題（日常質問，なぞなぞ，仮定，類概念，語義説明，理由，説明，系列絵，物語の説明，文章の聴理解）における回答内容を基準に従い基本的に3段階で評価する。

　結果として，総得点と各課題得点から質問−応答関係の発達年齢を推定できる。また，回答内容やコミュニケーションの様式に関して質的な分析を行うことができる。

4）認知発達評価

（1）新版K式発達検査2020[29]

対象年齢：0歳〜成人，主に幼児期

　検査課題には，子どもになじみがあって，興味関心をもちやすい玩具や道具が多く用いられている。検査課題に対する子どもの反応や回答内容の基準を用いて分析する。

結果は，姿勢・運動（P-M），認知・適応（C-A），言語・社会（L-S）の3領域および全体の発達年齢と発達指数を算出でき，各領域の発達のプロフィールを示すことができる。

（2）ウェクスラー Wechsler式知能検査

対象年齢：本検査は，実施対象者の年齢により使用される検査が異なる。2歳〜7歳の幼児では，WPPSI-Ⅲ[30]，5歳0か月〜16歳11か月の主に児童・生徒では，WISC-Ⅴ[31] が用いられる。

WISC-Ⅴ（日本版WISC-Ⅴ刊行委員会，2021）では，5つの主要指標得点と全般的な知能を表す合成得点（FSIQ）を算出できる（表6-12）。また，ワーキングメモリ（WMI）はWISC-Ⅳで聴覚的な様式での測定値であったが，聴覚と視覚の混合様式での測定が可能になった。

5）言語発達の分析的評価

言語は，形式（音韻論，形態論，統語論），内容（意味論），使用（語用論）の下位システムによって構成されている（表6-13）。言語発達の過程では，語いの意味，統語，語用などの多様な言語知識が相互に作用し，

表6-12　WISC-Ⅴの指標レベルと合成得点

指標レベル	合成得点（略称）
FSIQ	FSIQ（FSIQ）
主要指標	言語理解指標（VCI）
	視空間指標（VSI）
	流動性推理指標（FRI）
	ワーキングメモリ指標（WMI）
	処理速度指標（PSI）
補助指標*	量的推理指標（QRI）
	聴覚ワーキングメモリ指標（AWMI）
	非言語性能力指標（NVI）
	一般知的能力指標（GAI）
	認知熟達度指標（CPI）

＊子どもの認知能力やWISC-Ⅴの成績について付加的な情報を提供する。

表6-13　言語の構成要素と下位システム

構成要素		言語の下位システム
形　式	音韻論	語音に関する規則（音の種類，順序など）について分析する。
	形態論	語を構成する形態素（意味をもつ語の最小単位）について分析する。
	統語論	句や文の構成に関する規則について分析する。
内　容	意味論	語や文などの言語単位における意味の構造と結合の規則について分析する。
使　用	語用論	コミュニケーション場面における言語の運用の規則に関して分析する。

WPPSI-Ⅲ：Wechsler preschool and primary scale of intelligence-third edition
WISC-Ⅴ：Wechsler intelligence scale for children-fifth edition
FSIQ：full scale intelligence quotient

第6章　小児聴覚障害への臨床活動

社会的参照
乳児は新奇なものや状況に遭遇した際に，他者（養育者）の反応を手がかりに，自分の行動を調整する。

向社会的行動
他者のためになることをしようとする自発的行為。

心の理論
他者の心の状態（意図や信念など）を推測する心的機能。4歳頃より，相手が現実とは異なった考えや信念（誤信念）をもち，誤信念を根拠に行動することがあることを理解できるようになる。

らせん状に高次な形式・機能に変化し，複雑な言語行動が形成される。このことから，指導・生活場面での発話内容について，言語の下位システムの視点から分析評価を行い，それぞれのバランスを検討する必要がある。

　談話は，一続きの文章からなる発話であり，他者との会話や，語りであるナラティブが含まれる。その分析には，語用論や意味論，統語論だけでなく社会言語学などの関連領域の知識が必要である。

⑥ 行動・情緒・社会性評価

1）行動・情緒・社会性評価の目的

　聴覚障害児は，長期の言語コミュニケーションの障害により情緒・社会性の面で課題を呈しやすく，特に重複障害がある場合は，より顕著になる[32]。

　社会性の発達は，乳児の音声模倣や社会的参照に始まり，幼児期には自己制御，親への反発やかけひき，向社会的行動が出現する。その後，言語発達および心の理論の獲得などの認知発達を基盤に，集団活動機会が増え，仲間遊び，感情調整・葛藤解決を学習し，学童期以降には自尊心や自己概念の形成に至る。このように社会性は，情緒面と関連し合いながら他者との関係性の中で連続性をもちながら発達する。情緒社会面の発達は生涯にわたり，エリクソン（1963）[33]は8つの発達段階を提唱している（表6-14）。

　聴覚障害児が，聴者との関係性の中で成長をしていく場合，難聴発症直後から周囲との音声言語によるコミュニケーションに制限が生じる。その状態が長期にわたることで，問題はより複雑化し，たとえ難聴が軽度であっても，良好な友人関係の構築など様々な面で課題を呈する。情緒社会面への支援は，すべての聴覚障害児に対して，問題が起こる前からなされる必要がある。言語聴覚士は，対象児の家庭や学校などの生活環境への支援を

表6-14　エリクソンの心理・社会的発達段階

発達段階	発達課題
1．乳児期	基本的信頼 対 基本的不信感
2．幼児前期	自律 対 恥と疑惑
3．幼児後期	自主性 対 罪の意識
4．学童期	勤勉 対 劣等感
5．思春期・青年期	アイデンティティ 対 アイデンティティ拡散
6．成人初期	親密 対 孤立
7．成人期	世代性（ジェネラティヴィティ）対 停滞
8．成熟期	統合性（インテグリティ）対 絶望と嫌悪

行うととも，聴覚障害児同士の交流およびロールモデルとなる成人聴覚障害者との交流の機会を用意しながら，長期にわたる精神衛生面の支援を行う。

また，評価結果として，情緒社会性の課題の背景にASDなどの発達障害や精神疾患があると考えられる場合は，専門機関を勧め，連携をとって支援をしていくことが大切である。

2）各種心理検査

行動・情緒・社会性の評価は，本人に対する面談や行動観察の他，対象児をよく知る人（保護者や教員など）に対してインタビューや質問紙調査で行われる。

（1）子どもの行動チェックリスト（CBCL）【2012年版】
対象年齢：1歳半〜5歳（CBCL1/2-5）[34]，6〜18歳（CBCL6-18）[35]

ASEBAを構成する調査票のひとつであり，対象児の行動チェックリストである。ASEBAとは，アッヘンバッハ Achenbachらが開発した心理社会的な適応/不適応状態を包括的に評価するシステムである。不安や抑うつなど内在化される問題，攻撃的行動といった外在化される問題など，対象児の情緒や行動面を広くとらえることができる（表6-15）。

（2）日本版 Vineland II 適応行動尺度[36]
対象年齢：0〜92歳

検査者は対象児者のことをよく知っている回答者に半構造化面接を行う。検査は5領域とその下位領域で構成されており（表6-16），4領域（V.不適応行動を除いた）の結果は領域標準得点と，それらを総合した適応行動総合点が算出できる。各領域における「強み（S）と弱み（W）」といった個人内差を把握できる。

ロールモデル
自分の行動や考え方の模範となる人。

子どもの行動チェックリスト（CBCL）
1991年度版では，2〜3歳を対象としたCBCL/2-3[38]と4〜18歳を対象としたCBCL/4-18[39]の2つのテストが児童精神科領域で主に使われる。2024年12月現在，臨床では1991年版の利用も多い。

半構造化面接
検査者が回答者と対面し，質問項目を決めておきつつも自然な会話を通して情報を収集する。

表6-15 CBCL/6-18の尺度構成

症状群尺度	項目内容	上位尺度
I．引きこもり/抑うつ	ひきこもる，しゃべろうとしない，など	内的尺度
II．身体愁訴	めまい，頭痛，腹痛，など	
III．不安/抑うつ	落ち込んでいる，自分に価値がない，心配する，など	
IV．社会性の問題	行動が幼い，仲よくできない，など	
V．思考の問題	強迫観念，強迫行為，など	
VI．注意の問題	注意が続かない，落ち着きがない，衝動的，など	
VII．規則違反的行動	嘘をつく，家出をする，など	外的尺度
VIII．攻撃的行動	いうことをきかない，けんかをする，ものを壊す，など	

ASD：autistic spectrum disorder
CBCL：Child Behavior Checklist
ASEBA：Achenbach System of Empirically Based Assessment

社会的知識
ある集団の中で共有されている知識であり，個人の行為に対して影響力を及ぼす。社会的知識の種類は，道徳，社会的習慣，個人という3つがあげられている（Turiel, 1989）。

表6-16 Vineland-II適応行動尺度の構成

領域	下位領域
Ⅰ．コミュニケーション	受容言語／表出言語／読み書き
Ⅱ．日常生活スキル	身辺自立／家事／地域生活
Ⅲ．社会性	対人関係／遊びと余暇／コーピングスキル
Ⅳ．運動スキル	粗大運動／微細運動
Ⅴ．不適応行動	不適応行動指標／不適応行動重要事項

（3）S-M社会生活能力検査　第3版[37]
対象年齢：乳幼児～中学生

　対象児の社会生活能力（自立と社会参加に必要な生活への適応能力）を測定する。社会生活能力を構成する6領域（身辺自立，移動，作業，意志交換，集団参加，自己統制）130項目からなる質問紙である。回答結果より社会生活年齢（SA）と社会生活指数（SQ）が算出できる。領域別のSAをみることで，子どもの社会生活能力の特徴が理解できる。

3）聴覚障害と社会性への影響

　社会性の発達とは，子どもが生活する集団や文化において，道徳，社会の規範や慣習などに適合した行動がとれるようになることである。道徳や社会の規範，慣習は社会的知識とも呼ばれ，その学習には他者との交流が不可欠であり，日常的な偶発的体験，他者のやりとりからの観察学習が重要である。しかし聴覚障害児が聴児集団で生活する場合，単にその場にいるだけでは理解することが難しい。例えば，対人的な配慮を背景としたコミュニケーションでは，相手が周囲を意識して実際の感情と異なる反応を示すことがある。その際，聴覚障害児は，社会的知識を用いて相手の反応意図を理解することが難しい傾向があり[40]，一貫した支援が必要となる。

Ⅲ 小児聴覚障害の指導・支援

1 養育者支援

　障害の有無にかかわらず，子どもを育てる主体は両親であり，家族である。言語聴覚士の専門性には，主たる養育者の能力や家庭環境を十分に踏まえ，彼らが子どもを愛おしみ，楽しんで子育てに取り組めるような支援を構成する視点が必要である。

SA：social maturity age
SQ：social intelligence quotient

1）養育者へのカウンセリング

新生児聴覚スクリーニングの普及は，聴覚障害児の発見システムを大きく変化させた。2000年代初頭までは，養育者が赤ちゃんと接する中で聞こえの障害を疑い，耳鼻科受診に至ることが多かった。しかし，現在の発見は，医療機関から始まり，養育者と赤ちゃんの関係形成のかなり早い段階で，診断が確定する。

新たに親になった直後の障害告知は，心理的なストレスを増大させることが多い。障害受容モデルは，難聴告知後，両親や家族がショック，否認，悲しみと怒り，適応，再起の段階を経ることを仮定する。しかし，近年のモデルではこのプロセスは直線的なものではなく，家庭ごとに異なり，また，子どもの生涯発達の各段階において，行ったり来たりを繰り返し，循環するものと考えられている（図6-3）。

初期段階の専門家の大きな役割のひとつは，養育者に安心感を与え，子どもと向き合えるよう寄り添い，支えることである[10]。聴覚障害のとらえ方は家庭ごとに異なり，強いストレスが生じ，しばらく機能不全に陥る場合もあれば，解決できる問題として直ちに向き合う場合もある。

いずれにせよ，子どもが音声言語を獲得するための取り組みにおいて，養育者が果たす役割は大きい。言語聴覚士は，養育者へ専門的な知識や経験を提供するが，併せて，これまでの彼らの経験や価値観を尊重し，自信をもって子育てができるように励ますことが重要である。

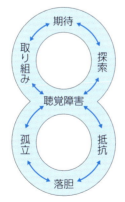

聴覚障害（中心）のとらえ方は，家族ごとに，生涯発達の各過程で異なる。

図6-3　障害受容の循環モデル

出典）Martin, K. and Ritter, K.：Navigating the emotional impact of diagnosis. *Volta Voice*, 18（3）：14-16, 2011

ろう文化
ろう者が所属する文化のこと。ろう者は,言語的少数者であり,自分たちの社会は聞こえる社会とは文化的,言語的に区分されると考えている。バイリンガル・バイカルチュラル（二言語二文化,p.216）を参照。

児童発達支援センター
p.231,232を参照。

2）音声言語指導における養育者の役割

　聴覚障害児の大半は,聞こえる両親から生まれる。これは,子どもを出産する前,親は聴覚障害が言語や生活に及ぼす影響を理解していないことを意味する。彼らの多くはろう文化ではなく,自分たちと同じ聞こえる世界で子どもを育てることを選択する。したがって,聴覚障害児の聞こえの特徴やコミュニケーションのとり方を学ぶ必要が生じる。

　聴覚を最大限に活用し,音声によるコミュニケーションを基盤としたアプローチ（聴覚音声法／聴覚口話法）では,子どもの言語発達において養育者が果たす役割が大きい。特に,乳幼児期の子どもにとっては,養育者が最も重要なコミュニケーションパートナーであり,生活の様々な場面において,子どもの能力に応じた適切なコミュニケーションの場をつくり,主体的学習を促進できるかが指導のポイントとなる[10),11)]。

　その意味で,聴覚障害児の療育においては,専門家による直接的な指導だけでなく,生活に密着した家族への支援が重要とされる。

3）家族同士の交流と将来の見通し

　聴覚障害児療育においては,家族単位での個別の指導支援に加え,養育者が交流できる場を設定することが重要である。親（養育者）同士の交流には,専門家とのかかわりでは得られない共感や安らぎの感情を与え,不安や孤独をやわらげ,子育てに前向きに取り組むことを支える効果がある[10)]。

　また,自然な交流を通じて,補聴器の管理や人工内耳手術の流れ,日々のことばがけ,兄弟姉妹との関係,保育所や幼稚園での配慮,聞こえる友だちとの関係,就学先を決めるうえで検討すべき点,無線式補聴援助システムの導入等について,親目線での有益な情報を共有できる。通所による集団指導を行っている療育機関（主たる対象を難聴とする児童発達支援センター）や教育機関（聴覚特別支援学校幼稚部）では,休憩時間に,そのような交流が自然になされる。個別指導が中心の機関（医療機関）では,小グループ指導の導入や,待合室で交流できるよう予約時間の配慮等が求められる。養育者同士の交流には,専門家は立ち入らないが,行き違いや関係性を損なうことがないように,状況を把握して見守ることが大切である。

　言語指導に合わせた日常的な交流に加え,定期的に先輩養育者の体験談を聞く機会や,年齢の高い聴覚障害児者と交流する機会を設けることで,親は将来の見通しをもつことが可能となる。特に,子どもがインクルーシブ環境にある聞こえる両親の家庭では,モデルとなる聴覚障害児者と出会う機会が少ない。同じ障害モデルとの出会いは,養育者だけでなく,子どもが自分自身の将来を見つめる際に,よい影響を与える。また,子どもや

Ⅲ．小児聴覚障害の指導・支援

養育者が聴覚障害について深く向き合うため，音声言語をコミュニケーションモードとする者だけでなく，ろう者との交流も有用である。

4）家庭の状況を理解する

聴覚障害児を取り巻く家庭環境は，個々に大きく異なっている。養育者の価値観や考え方，教育歴，経済状況，祖父母や親戚の状況は決して一律ではない。家庭では聴覚補償機器の常用が難しかったり，ことばがけが単純なかけ声レベルにとどまっていたりすることも珍しくない。一人親家庭であったり，家庭内に介護や支援を必要とする者がいたり，合理的な理由がある場合が多いが，養育者の姿勢に課題があると考えられることもある。

養育者支援の基本姿勢は，決して，彼らの態度を非難したり，人間性を否定したりしないことである[10]。養育者と専門家との関係がうまくいかなくなると，専門機関から足が遠のき，子どもが必要な指導や検査を受けられなくなる。医療的・教育的ネグレクトの状況になることは，避けなければならない。各家庭の状況を十分に理解し，養育者や家族が子育てに向き合えるように根気よく励まし，支えていく姿勢が必要である。

ネグレクトの状況にある等，支援が難しい家庭については，関係する他の専門機関や専門職と連携して，チームで支えていく視点が重要である。関係する主な機関として，生活保護，障害福祉あるいは虐待関連の公的機関，保育所，幼稚園，児童発達支援センター，小学校，中学校などがある。

ネグレクト
虐待の一種であり，身体的・精神的な危害を加えることはないが，子ども，高齢者，障害者等に対し，保護，世話，養育，介護等を怠り，放任すること。

② 聴覚障害児の音声言語指導のとらえ方

聴覚障害児の音声言語の習得は，専門機関だけでは成立せず，家庭での指導も含んだ総合的な取り組みが求められる。ここでは，乳幼児期の指導における基本的な原則や考え方について概観する。具体的な指導内容については，発達段階ごとの指導の項を参照してほしい。

1）ハビリテーションの実施体制

表6-17に，乳幼児期にかかわる主な専門機関の一覧を示した。生活に基盤を置いた指導形態をとる施設として，聴覚特別支援学校（ろう学校）と児童発達支援センターがある。前者は文部科学省，後者はこども家庭庁が所管する。日常生活や季節行事にかかわる活動を通じて指導を行うため，通所回数が多く，指導時間も長い。地域の聴覚障害児支援の拠点として，家族や子ども同士の交流等，直接的な指導以外の機能も有している。

また，児童発達支援センターは，対象によって医療型，福祉型に分けら

第6章　小児聴覚障害への臨床活動

表6-17　乳幼児期の主な専門機関

専門機関		対象年齢（歳）	頻度・時間	指導基盤	主な指導形態	指導者	オージオロジー機能	インクルーシブへの取り組み
聴覚特別支援学校	教育相談	0〜2	1〜2回/週 1〜2時間	生活ベース	個別（一部小グループ）	教員	聴力検査等の校内実施については，地域ごとに状況が異なる	就園要件があれば保育所等に通所
	幼稚部	3〜6	5日/週 終日		学級単位（一部個別）			保育所・幼稚園との交流
児童発達支援センター*¹		0〜6	2〜3回/週 半日〜終日		個別と小グループ併用	言語聴覚士	VRA，COR，peep show，プレイオージオメトリ，補聴器適合	通所日以外は，保育所・幼稚園等に登園
耳鼻咽喉科医療機関		年齢区分なし	1回/週〜 1回/月 1時間	クリニックベース	個別		上記に加え ABR，ASSR，OAE等*²	通所施設ではないため，通院時以外は，保育所・幼稚園等に登園
高度医療機関（大学病院，人工内耳センター等）					個別（一部小グループ）		上記に加え，人工内耳マッピング	

*1　主たる対象を難聴とする児童発達支援センター（旧難聴幼児通園施設）を想定。心身障害児総合通園センターの一部門であれば，センター内に耳鼻咽喉科診療所が併設されている。その場合，ABR等の検査実施が可能となる。
*2　乳幼児聴力検査機器を保有していない施設もある。

心身障害児総合通園センター
1979年7月，厚生省児童家庭局長通知の「心身障害児総合通園センター設置運営要綱」に基づいて，主に大規模都市を中心に設置が進められた。複数の通園機能をもち，相談・指導・診断・検査・判定等を一体的に行える拠点施設である。
しかし，多くの小規模自治体には実行が困難であり，その後，児童発達支援事業・センターを含め，地域特性に応じた支援システムの構築が進められることとなった。
2012年に，通園機能が児童発達支援センターへ改組したため，心身障害児総合通園センター内に児童発達支援センターが設置される形態となった。

れるが，ここでは，主たる対象を難聴とする施設（旧難聴幼児通園施設）が該当する。また，心身障害児総合通園センター（いわゆる，療育センター）内の一部門として位置づけられている児童発達支援センターも多く，その場合，耳鼻咽喉科診療所が併設されている。

クリニックベースの施設には，耳鼻咽喉科医療機関と高度医療機関がある。医療供給体制の中で検査や聴覚補償機器の調整に合わせて，言語指導を行う。指導は診療報酬に基づいており，生活ベースの機関より時間が短く，回数も少ない傾向にある。また，高度医療機関は人工内耳治療に特化した機能をもち，人工内耳センターを設置している施設もある。

生活ベース，クリニックベースのいずれも，家庭環境における親子間のコミュニケーションに力を入れており，指導時には養育者の同席を求めて，一体的に指導を構成する。

2）聴覚活用

言語習得前に高度以上の難聴となった子どもには，言語音の記憶はない。彼らは，音声言語がどのような音であるのか，記憶をさかのぼることはできない。

聴覚補償機器を装用して聴覚障害児が最初に行うことは，傾聴態度を身につけることである。傾聴態度とは，聴覚刺激に対して注意を向け，持続することであり，聴覚活用の基盤となる能力である。傾聴という表現から

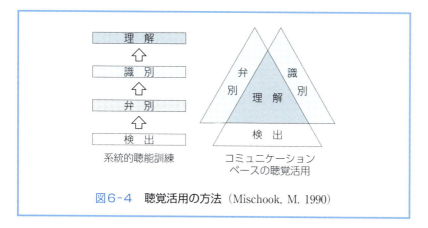

図6-4　聴覚活用の方法（Mischook, M. 1990）

系統的
順序立てて，筋道どおり組み立てられる様子。

は，受け身的な印象を受けるが，実際は，興味や関心のある音に対して選択的に注意を向ける能動的な行為である。

　聴覚活用の方法は，系統的な聴能訓練とコミュニケーションを基盤とした方法に分けられる[41]。前者は，音刺激の検出，弁別，識別，理解の順に系統的に学習を進める手法である（図6-4）。これは，言語獲得後の聴覚障害者では，記憶にある音を階層的に再構築する有効な学習法である。しかし，子どもの場合は，言語音の記憶がないだけでなく，母語の意味や構造の習得途上にあるため，言語理解を最終段階に設定する系統的な訓練は有効な指導法になりにくい。

　一方，後者の手法では，聴覚活用を階層的な発達過程ととらえず，音の検出，弁別，識別は子どもにとっての意味理解と同時に生じるという考えに基づいている（図6-4）。これは，他者とのコミュニケーションを通して，聴覚活用と言語理解を同時に行う手法といえる。

　言語理解と切り離して聴覚のみに働きかけることは，現実には不可能である。例えば，乳幼児期の指導では，太鼓の音に合わせて，止まったり，動いたりする。太鼓の音の有無（on-off）に注目すると検出課題となるが，言語理解を全く介さずにこのような認知的活動は成立しない。そもそも，楽器音の聴取に重きを置くとしても，指導者は「出発進行」や「止まって」といった音声言語を発しているはずである。検出を目的とした課題であっても，子どもなりの理解に基づいて行動しているため，豊かなことばがけが必要である。

3）子どもの言語習得の背景

　聞こえる幼児は，大人の発話を記憶し，自分なりに発話意図を解釈して，類似した場面で再現することができる。例えば，2歳の子どもは，次のような一人ごっこ遊びに興ずることがある。

第6章　小児聴覚障害への臨床活動

句
2つ以上の語を組み合わせて意味をなす文法単位であり，主述の関係がないもの。主述関係があれば節となる。
名詞句：私のランドセル
動詞句：ランドセルを背負う
節：私はランドセルを背負う

形態素
意味をもつ表現要素の最小単位のこと。分割後，品詞に割り当てられる。
例えば，「猫が歩いて来た」という文は，「猫/が/歩い/て/来/た」と6形態素に分けられる。品詞では，「名詞/格助詞/動詞/接続助詞/動詞/過去助動詞」が割り当てられる。

分節化
乳児がプロソディやアクセント等の手がかりに基づいて，音響学的には連続している音声言語から，意味カテゴリーや句，単語，形態素の単位を切り出すこと。

表象
ものごとを写しとって記憶に保ち，思い浮かべる行為や，そのイメージそのものをさす。
言語は，特定の音声・身振り等を用いて目の前に存在しないものを表す表象システムのひとつである。
聴覚障害児については，言語化されていない心的な映像と考えればわかりやすい。

> 「いらっしゃい。ごめんください。どうぞおすわりになって（椅子に座って，というジェスチャーをする）。どうもすみません。おかまいなく。つまらないものですが（お土産を渡すジェスチャーをする）。ありがとう。」
>
> （2歳4か月女児）

これは，母親と客とのやりとりを再現したものである。もちろん，子どもはすべての発話内容について，大人と同じレベルで意味を理解しているわけではなく，その子なりの解釈に基づいて語を使用していると考えられる。

このとき，子どもは，2つのことを同時に行っている。ひとつは，大人の発話と表現から句，単語，形態素といった小さな単位を区分し，切り出すこと，すなわち分節化である[11),14)]。本来，音声言語は音節の連続体であり，音響的にも各単位の明確な切れ目は存在しないため，意味のあることばを話すためには，分節化が必要である。

もうひとつは，分節化された句，単語，形態素について，発話者の意図を結びつけることである[14)]。もちろん，発話意図の解釈は，子どもの年齢発達に応じて変化する。

例えば，上記の一人遊びの例では，2歳児は「つまらないものですが」という句の分節化について，「相手に渡すこと」として解釈している。この子どもが5歳頃になると，「つまらないもの」「ですが」とより小さな単位での分節化が可能となり，「相手に謙（へりくだ）って，お土産を渡すこと」と解釈するようになるかもしれない。子どもなりの相手の発話意図の解釈は，子どもが心的に思い描く表象といって差し支えない。

他者とのコミュニケーションを通じて，子どもは表現に含まれる単語や形態素を身につけていく。さらに，様々な文脈において，多様な言い回しを用いる経験は，それらがもつ統語構造の理解を促進する。子どもは，繰り返し生ずる知覚や行動から共通するパターンを知覚するため，親や周囲の大人によることばがけの多さは，言語発達の重要な要素である[14)]。

4）コミュニケーションを基盤とした言語指導

（1）基本的な考え方

聴覚障害児の音声言語発達の遅滞は聴覚障害により，言語の分節化が適切に機能せず，表象を言語記号に結びつけることのつまずきに起因するといえる。高度以上の難聴があると，自然な分節化は困難である。このつまずきは，0歳代の早期より生じており，言語を用いたコミュニケーションが進展せず，始語の遅れに直接つながり，その後の言語機能が積み上がっていかない要因のひとつとなる。

一方，前述したような一人ごっこ遊びについては，聴覚障害児において
も，発声と身振りを用いて，同じように表現する場面をしばしば認める。
聴覚障害があっても，その子なりに文脈を理解し，描いた表象について，
意味を切り取り，自分が用いることができる手段で表現する能力を有して
いる。あくまでも，聴覚障害児の初期の言語習得の課題は，音声言語の分
節化とその意味づけにある。

そこで，乳幼児期の言語指導は，他者とのコミュニケーションが生じる
文脈を用いて，言語の分節化を進めることが基本となる。具体的には，子
どもの表象に対して，受信可能な方法で処理可能な質・量の言語表現をモ
デルとして入力する。子どもとのやりとりを通じて，指導者や養育者が最
適な言語モデルを構成し，リアルタイムで的確に提示することが重要な要
素となる。

これは，生活や遊びの文脈での実体験を伴う活動においてのみ，言語指
導が成立するということではない。実体験は，指導の大きな要素であるが，
重要なことは，子どもの表象を推察し，働きかけるプロセスをていねいに
押さえることにある。机上での指導であっても，絵や写真等を用いること
により，過去の実体験の表象を呼び起こすことができる。また，机上ある
いは指導室における，その時点の課題や活動についての表象に働きかける
ことも必要である。

（2）分節化の成立条件

文脈や背景情報に基づいた聴覚情報処理はトップダウン処理と呼ばれ，
末梢に入力された情報に基づき行うデータ分析はボトムアップ処理と呼ば
れる[11),19)]。聴覚障害児の聴覚活用では，トップダウン処理の向上が重視さ
れている。しかし，音声言語の分節化にあたっては，一定水準のボトムアッ
プ処理能力が必要になる。意味のあるコミュニケーションを通じて，徹底
した聴覚活用を図り，両者の発達を相互作用的に促すことが重要である。

発話者による文，節，句の境界近くの音の意図的な変化は，ことばの切
れ目を明確にし，子どもの分節化を容易にする。すなわち，育児語の特徴
である擬声語や擬態語，語の強調や繰り返し等は，聴覚的なパターン知覚
を進め，モデルとなる発話から句，単語，形態素を切り出すうえで有効で
あり，子どもの言語習得を支える[11)]。

なお，高度以上の難聴があり補聴器を装用する子どもの場合，聴力程度
が低下することによって，聴覚活用のみで語音を聞きとることの困難さが
増す。3音節以上の単語について，音節構造の把握が難しい場合は，集中
的な聞きとり訓練に加え，文字やキューサイン等の視覚的な補助手段の導
入を検討する必要がある。

音 節

母音を核として，切れ目なく一
気に発音される連続した音のこ
と。

例えば，切手［kitte］は母音
が2つなので2音節となる。

一方，モーラ（拍）では，かな
文字1文字が1モーラに相当す
るため「き・っ・て」と3モー
ラとなる。

音節は，モーラとは数え方が異
なることに注意する。

第6章　小児聴覚障害への臨床活動

システム
ある目標を達成するため，相互に関連し秩序をもって機能する要素の集合。

食物アレルギーへの注意
食物を訓練素材として用いる場合は，子どもの食物アレルギーについて，あらかじめ養育者や主治医に確認する必要がある。

再現学習
子どもが実際に体験した印象深い内容について，後に振り返り，ことばを定着させたり，発展させたりする指導方法のこと。再現遊びとも呼ばれる。ままごと等のごっこ遊びも再現遊びの一種である。
特定の場面を切り出し，ターゲットとなる表現を繰り返して指導することが可能となる。

拡大模倣
表6-18（p.238）の「訂正的拡大模倣」を参照。

（3）言語指導システム

　コミュニケーションを基盤とした言語指導の基本的なシステムは，実体験で事象の表象を形成し，最適な音声言語モデルを提示して表象と結びつける。さらに，別の時間・場面で，実体験を再現できる資料を用いて，繰り返し表象の言語化を行うことにより，定着と拡大を図る。

　例えば，「酸っぱい」という語は，聞こえる子どもであれば，1〜2歳にかけて話すことが確認されている。仮にこの語を習得していない2歳の聴覚障害児に，日常的な感覚を表現する語として指導する最も容易な方法は，レモンの搾り汁をほんの少し口に含ませて，酸っぱいという感覚の表象をつくることだろう。以下に，指導の流れを示す。

① 子どもがレモンを指さし顔をしかめて「アッアー」と訴えてきたら，最初のかかわりは成功したといえる。指導者や養育者は，タイミングよく「レモン，酸っぱいねー，酸っぱーい」とことばがけをする。

② このとき，子どもの聴覚的なパターン知覚を容易にするため，音節構造を大きく崩さない程度の韻律の強調が効果的である。

③ 大人がおおげさにも酸っぱそうな表情をすると，子どもにも楽しい気持ちが伝わって，自然にやりとりに参加するだろう。

④ 全員がいっしょになって，レモンをなめるしぐさをして「酸っぱーい」と繰り返す中で，子どもが「アッアーイ」とリズムやイントネーションを模倣できたら，この指導はかなりうまくいったことになる。

⑤ 次の指導時には，本物のレモンは必要なく，絵や写真で子どもの表象を呼び起こすことができる。再現学習を通じて，繰り返しことばがけすることで，子どもの表象は映像から言語音へと変化する。すなわち，その子どもは「酸っぱい」という感覚に対して「アッアーイ（酸っぱーい）」と表現する音声表象を習得したのである。

　このシステムにおける指導の手順は，言語発達のどの段階でも共通している。例えば，年齢が少し上の3歳の聴覚障害児がレモンを絞って，「ギュッた（ギュッとした）」と話したとする。以下に，この状況での指導の流れとねらいを示す。

① 大人は子どもの発話意図を汲み取り，「レモン／ギューってしたね。ギューって，絞ったね」と訂正的に拡大してフィードバックする。

② 子どもの表象に相当する言語を擬音語から高度化させることを狙っている。フィードバックに対して，必ず模倣することを求めているわけではないが，一部でも拡大模倣がみられたら，大人のモデル提示はうまくいったことになる。

③ さらにその後，同じ3歳の子どもが「ママ／レモン／ギュッて」といいながらレモンを渡してきたら，大人は「ママも／レモンを／絞っ

Ⅲ．小児聴覚障害の指導・支援

てね」とモデル提示を行う。

④ この言語モデルでは，子どもの単語の構成に基づき，意図に合うよう助詞を推察して文に挿入し，フィードバックをしている。ここでは，助詞を理解させることを狙っている。

⑤ この場合「ママが／レモンを／絞ったよ」とすると，本来の意図とは微妙に意味が異なる。大人の役割は，子どもの表象を推察して，最適な言語モデルを投げかけることである。

（4）基盤となるコミュニケーションの発展

聴覚を用いた情報伝達は，コミュニケーションの参加者間の情動の共有を図りやすい。特に，前言語期から一語文期（おおむね始語～1歳中頃）の乳幼児のコミュニケーションは，「謡うように響き合う」「伝染的に共鳴する」等と表現される[10]。このような情動に訴えかけたコミュニケーションは，発話意図が共有された中で生じるため，音声言語モデルの入力を容易に行うことができ，年齢が低い子どもへの言語指導には効果的である。

しかし，情動的コミュニケーションでは，情報共有が瞬時になされ，メッセージの受け渡しと受け取りを必要としないため，会話のやりとりをするターンテイキングの構造を学びにくい。さらに，意図の共有化は，阿吽の呼吸でやりとりを進めるため，言語的なメッセージへの注目と分節化を妨げる可能性がある。

したがって，構文や活用形といった緻密な言語処理を子どもに求める段階では，必ずしも強い情動性はふさわしくない。二語文，三語文の段階（おおむね2歳後半）以降では，双方向の会話のやりとりが的確に生じるよう，ターンテイキング型のコミュニケーションの頻度も増やしていく必要がある。

4）家庭におけるコミュニケーション支援

これまで述べてきたように，聴覚障害児の言語発達には，養育者や家族が果たす役割が大きい。子どもは，専門機関で直接指導を受ける時間に比べて，家庭で過ごす時間のほうが圧倒的に多い。

子どもとの日常的なコミュニケーションにおいて，言語と会話能力を伸ばすためのストラテジーを組み込むことにより，食事，身支度，掃除，洗濯，入浴といった毎日の生活で繰り返される活動は，良質な言語学習の機会となる。養育者や他の家族との間で日常的に生じるコミュニケーションは，子どもの音声言語発達を促進する。

言語聴覚士の専門性のひとつは，家庭における日々の活動が豊かな学習経験の場となるように，養育者を支援することである。表6-18に，聴覚障害児に対するコミュニケーションストラテジーの例を示す。言語聴覚士は，専門機関での言語指導時や家庭訪問時に，これらのストラテジーを実

聴覚障害児に対するコミュニケーションストラテジー
聴覚障害によって生じるコミュニケーション上の困難を軽減するために，パートナーが行う工夫や配慮のこと。

第6章　小児聴覚障害への臨床活動

表6-18　子どもに対するコミュニケーションストラテジー

ストラテジー	定　義	例
期　待	首を傾げたり，じっとみつめる等，子どもの発信を期待する信号を出して待つ。	「粘土で何をつくるのかな」と，子どもの反応を期待してみつめる。
沈　黙	子どもによる補完を期待して，最後まで話さないで，意図的に途中で止める。	大人「お家に帰ったら・・・」 子ども「玩具で遊ぶ」
訂正的拡大模倣	子どもの発話に基づいて，1つか2つ要素を加える，あるいはより高度な表現に置き換えて，モデル提示をする。	子ども「レモン，ギュッた」 大人「レモンを，ギュッて，絞ったね」
セルフナレーション	自分が行っていること，考えていることを声に出す。	「お母さんは，冷蔵庫を開けて，卵を探しているの。これから，目玉焼きをつくろうかな」
ナレーション	子どもが行っていることを声に出して解説する。	「お人形さんを，抱っこしているね。お人形さんは，お腹が空いたっていっているよ。お人形さんに，ごはんを食べさせているね」
ラベリング	子どもの内的なメッセージを文脈から推察して，言語的に表現する。	子どもが，コップを母親に差し出す。 大人「喉が乾いたから，お茶を飲みたいな」
質　問	質問の形にして，子どもの発話を精緻化する。	子ども「お母さん，行っちゃった」 大人「お母さんは，トイレに行ったのかな」
肯　定	子どもが発話を続けられるように肯定的なコメントをする。	「すごくいいね。それで，どうなったの」

出典）Tye-Murray, N.: Foundations of aural rehabilitation: Children, adults, and their family members, p.393, Plural Publishing, 2019より改変

周波数圧縮
補聴器の機能のひとつ。高い周波数帯域の音の入力を低い周波数帯域に移行させる。例えば，4,000Hzの聴取が困難な場合，残存聴力のある2,500Hzに移行させることで，子音の聞きとりを改善させる。

演し，家庭において，養育者が無理なく実施できるよう支援する。

5）発声発語（構音）の指導

　近年では，早期からの高出力補聴器や人工内耳装用と聴覚活用により，聴覚印象評価（表6-9）において「4.高度」以上の発声発語障害となる子どもは，ほとんどみられない。

　構音指導については，先に示したように，聴覚補償機器の調整により，聞きとることができる言語音を増やすことが第一義的な対応である（p.220 語音聴取能力）。例えば，高周波数音域の聴力が低下する事例では，摩擦音や破裂音が聞きとれないため，それらの獲得に難渋する。構音指導に先立ち，周波数圧縮型の補聴器を装用させ，当該の語音の聞きとりを進めることが有効である。

　聴覚活用や聴覚補償機器の調整によっても，語音の明瞭性に課題が残る場合，発声発語指導により改善を図る。

　① 構音（分節音）指導　　基本的な手順は，聞こえる子どもと同じである。おおむね5歳以上で文字学習が進み，音韻の分解・抽出が可能となった子どもに実施する。聴覚的に弁別困難な語音の獲得を目ざす場合，視覚的に構音点や構音動作を示す必要がある。

　② 超分節指導　　聴覚活用が可能であれば，正常サンプルを聞かせて，

抑揚，発話速度，音声強度に留意して模倣を促す。難しい場合は，音響分析ソフトウエアを使って超分節的側面を視覚的に示し，調整を促す。

③ 小児聴覚障害の ハビリテーションの概要

1）ハビリテーションプログラムの立案

（1）リハビリテーションとハビリテーション

リハビリテーションとは，ラテン語のre（再び）＋habilis（人間らしい，適した）ということばから生まれている。心身に障害のある人に対して，「身体的，心理的，社会的，職業的な能力を最大限に発揮し，再び，人間らしく生きる（社会でともに生きていく）」方法を見い出していくという意味である。

先天性の身体障害のある子どもの支援を考えたとき，障害があっても社会参加を可能とし，社会生活を整えていくハビリテーションの考え方が浸透している。この理念をノーマライゼーションと定義している。障害者の人権や自由を守ることを定めた障害者の権利に関する条約（2006年国際連合総会で採択）などに，この考えが反映されている[42]。

本節では，回復を見込んで治療や療育を行い「元の状態に戻す」ことは困難と考えられる言語獲得前の聴覚障害児を対象としているため，「re」のないハビリテーションという用語を用いることとする。

（2）聴覚障害児のハビリテーションの目的と重要な視点

聴覚障害児のハビリテーションは，乳幼児期，または学童期以降も様々な課題をもった聴覚障害児を対象とすることが多い。このような発達の途上にある聴覚障害児の成長を支えるため，家庭を中心として，医療，保健，福祉，教育，療育，行政など多面的な領域の専門職が連携し，発達段階に合わせた包括的な支援体制を必要とする。

① **聴覚障害児のハビリテーションの目的**　「ことばを話せるようにする」ことに目がいきがちであるが，一人の人間として全人的な発達を実現させることが重要である。また，聴覚障害は時間が経過しても改善はなく，永久的なものであり，補聴器や人工内耳を使用しても難聴がなくなるわけではない。したがって，自身の聴覚障害を肯定的に受け止め，自己実現を可能とし，自立していくための支援が必要となる。

しかしながら，聴覚障害を肯定的に受け止めるのはたやすいことではない。生涯をとおして，自身の聴覚障害について肯定と否定の感情が混在している場合も少なくはなく[43]，ライフステージに合わせて様々な支援を個別化して行う必要がある。

ノーマライゼーション
障害のある人が障害のない人と同等に生活し，ともに生き生きと活動できる社会を目ざすという理念。

全人的な発達
人を，身体や精神などの一側面からみるのではなく，人格や社会的立場なども含めた総合的な観点から発達をとらえる考え方。

自己実現
自分が内面で抱えている欲求を社会生活の中で実現させること。

ライフステージ
人の生涯を幼児期，学童期，青年期，成人期などに区切ったそれぞれの段階をさす。

第6章　小児聴覚障害への臨床活動

コーディネーター
物事が円滑に行われるように，全体の調整や進行を担当する人。

②　**聴覚障害児のハビリテーションの視点**　　聴覚障害児と家族を含めた支援計画が必要となり，聴覚障害児のライフステージを見据え，発達の連続性と長期的視点が重要である。

聴覚障害児のハビリテーションを行うにあたっては，言語聴覚士，教員，保育士など専門職による聴覚障害に対する考え方やとらえ方が，子どもや養育者に大きな影響を与える。このため子どもの将来を見据えて，どのような視点で支援を行おうとしているのかなど，専門職としての立場や考え方について意識を高めておく必要がある。

（3）ハビリテーションプログラムの立案

難聴の確定診断後は，左右の聴力レベルの確定，言語，認知，コミュニケーションなど総合的な評価が必要となる。評価を基に子どもの状態をとらえ，方針を決定して，指導の長期目標，短期目標を設定する。

また，指導の開始後も定期的に再評価を行いながら指導を継続していくことになる。短期目標は診断後1〜3か月，長期目標は6か月〜1年程度で到達すべき課題とする。

図6-5に難聴診断から就学前までのハビリテーションシステムを示す[44]。子どもの生活年齢で獲得すべき課題を考慮して目標を設定し，子どもの発達状況を見極める必要がある。しかし，早産児であったり，発見や支援の介入が遅れた場合では，言語面だけではなく，人との相互交渉などコミュニケーションの基盤となる能力の習得に時間をかける必要もあり，生活年齢のみで指導目標を設定できない場合もある。

①　**発達段階における主要な支援内容**　　以下に示すように，ライフステージごとに支援内容が異なる。

・乳児期：左右の聴力レベルの確定，補聴器の安定装用，日常生活における聴覚活用と意図的な聴覚学習，養育者とのコミュニケーションの構築が重要である。

・幼児期：聞こえにくさに配慮した語りかけによって，聴覚活用や聴覚学習を促しながら定型発達の系列性に準じた基本的な言語力の促進，様々な場面でのコミュニケーション能力の向上が必要となる。

・学童期：教科学習が開始されるため聴覚補償のための環境整備，学習面における情報保障などが重要となる。また，自己の障害認識を促し，学校適応への支援を目的としながら経過観察が必要となる。

・青年期・成人期：自己の障害認識を高め，アイデンティティの形成が重要な支援の柱となる。

言語聴覚士は聴覚障害児とかかわる他機関と連携をとり，情報提供を行い，コーディネーターとしての役割を担うことになる。また，養育者や家族に対して，特に乳幼児の段階では指導計画や指導の意図などを説明して

Ⅲ．小児聴覚障害の指導・支援

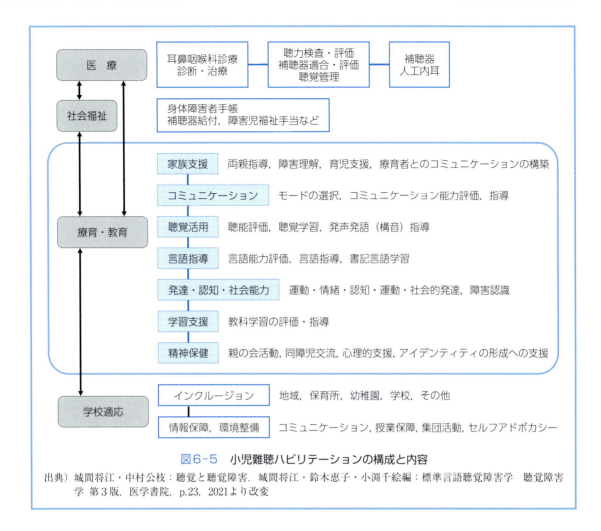

図6-5　小児難聴ハビリテーションの構成と内容

出典）城間将江・中村公枝：聴覚と聴覚障害．城間将江・鈴木恵子・小渕千絵編：標準言語聴覚障害学　聴覚障害学　第3版，医学書院，p.23，2021より改変

表6-19　保護者支援講座

① 難聴の種類，感音難聴の聞こえ方，難聴の原因
② 聴力検査について，オージオグラムの見方，難聴程度
③ 補聴器の構造と機能，取り扱い方，補聴器の試聴体験
④ 聴覚障害が言語・コミュニケーション・発達に及ぼす影響
⑤ 聴覚の発達と聴覚学習（音の気づかせ方，音声コミュニケーションの工夫），療育と教育の可能性と重要性
⑥ 言語・コミュニケーション指導の考え方と方法
⑦ 学校教育とインクルージョン，必要な環境調整
⑧ 家族の役割，ろう文化と手話
⑨ ライフステージと必要な支援，教育的・社会的資源に関する情報提供

協力を得ることが重要で，家族支援も並行して進めていく。
　これらの支援内容について，保護者を対象とした講座内容を示した（表6-19）。

241

第6章　小児聴覚障害への臨床活動

情動的交流
同じ場所で同じ感動を感じ，お互いに溶け合う，響き合う，共鳴し合うという状況。

共同注意
人とものを代わる代わる見て，その人と一緒に何かに注意を向けること。

役割交替
相手に一方的に情報を流すのではなく，お互いに情報の発信や受信を交替する。

同期（共鳴動作）
相手に合わせてリズムを整える動き。

スキンシップ
肌の触れ合いによって親近感を育むこと。赤ちゃんへのスキンシップには赤ちゃんの心と身体の発達を促す。

社会的微笑
生後2〜3か月頃に，抱っこされたり，あやしてもらうなど何らかの刺激を与えられたことに対して笑顔になること。

二項関係
自分と他者，自分と玩具など，ある特定の対象と1対1で関係を結んでいる状態をいう。例えば，1対1でスキンシップを行うことで，愛着をもつようになる。

三項関係
子どもと大人がひとつの行為や対象を共有し合うこと。ことばやコミュニケーション能力獲得の第一歩となる。

④ 発達段階ごとの聴覚障害児の聴覚言語指導法

1）乳児期の指導

　人は出生してすぐにことばを話すことはなく，初語は1歳前後に出現する。それ以前では，反射的な音声や叫び，微笑，泣き，発声の模倣などの行動がみられる。乳児期では，子どもとかかわる「ひと」との関係をとおして「情動的交流」あるいは「共同注意」をしながら「役割交替」をし合うようになる。そして，養育者と愛着関係を深め，ことばや言語コミュニケーションの土台となる力を構築する。この発達段階を前言語期という。

（1）定型発達児の乳児期における母子コミュニケーション

　① 生きるための大切な表出【0〜2か月】　0〜2か月頃は，子どもの快・不快の発信を養育者はタイミングよくとらえる必要がある。

　子どもの近くで，目と目を合わせながら表情，動き，発声などを同期（共鳴動作）させる。子どもの表情や動きの変化をみながら，抱く，ゆする，こばがけ，表情など身体を通したかかわり（スキンシップ）を多くする。

　② 人と同じ「もの」をみる「視線の共有」の成立【3〜4か月】　3か月頃は，親しい人をみたときに微笑むという社会的微笑がみられる。また，養育者と視線や気持ちを合わせ，共有しようとする。

　この時期，あやされると相手をみて，声を出して笑い，四肢を活発に動かすようになる。あやし行動（抱っこ，揺れ遊び），子どもの世話をする際に養育者が何気なく発する「かわいいね」「おむつ換えよう」などのことばがけを積極的に行う。

　③ 人と「もの」との関係の成立【4〜6か月】　4〜6か月頃は，人よりもむしろ「もの」に注意を向けるようになる。そして，転がしたり，叩いたり，なめるという行動がみられる。

　養育者は，子どもの気持ちやサインを読みとり，ほめる，同じように声を出す，動かした身体部位を触るなどして応答する。子どもの動きやサインと養育者の反応にみられる関係性に子どもの意識が向くように配慮する必要がある。

　子どもは，自分の要求が伝わった経験をもつことで，養育者が自分の要求をかなえてくれる存在であることに気づき始める。その頃になると二項関係から三項関係に移行していく。

　④ 「もの」を介在させたやりとり（外界を探求する力の発達）と相手の意図への関心【8〜9か月】　9か月頃になると，自分の要求行動の実現者として養育者に注意を向けるようになり，三項関係が成立する。養育者が子どもの動きをまねすることで，子どもへのフィードバックが可能

となる。これにより，子どもは自分の意図が養育者に伝わったと実感する。

養育者は，自分に注意が向くように子どもの動きや発声をまねする。遊ぶ際はこれらを繰り返し，バリエーションをつけ，間を保ちながら自身の行動に注目させる。

⑤ **意図的伝達の出現【10～12か月】** 10～12か月頃は，「マンマ」「ブーブー」などの簡単なことばが言えるようになる。構音は未熟であるが，伝達手段としてことばを獲得する時期である。一方，ことばを必要としない指さしやアイコンタクトなどの使用も増え，視線，発声，身振りなどを複合的に使い，意図を伝達しようとする。

（2）聴覚障害児の乳児期における聞こえ・ことば・コミュニケーションの発達課題

前言語期におけるコミュニケーションの発達は，「基本的伝達構造」と「記号的伝達構造」の2構造がある[45]。これらの側面がバランスよく発達していることが重要である。

以下に，乳児期の聴覚障害児における具体的なかかわりの注意点をあげる。

① **基本的伝達構造**

a．**泣きへの対応**：子どもが泣いていたら必ず応じる。健聴児では，養育者が離れた所から声をかけても，その声が聞こえるので，間もなく自分の近くに養育者が来ることを察し，泣き止む。しかし，聴覚障害児では離れた所にいる養育者の声は聞こえにくい。このため，子どもが泣いているときは，養育者がすぐに子どもの近くに行き，子どもの身体に触れるという配慮が必要となる。このような配慮があると，聴覚障害児に自分の要求が満たされたという満足感を与えることができる。一方，配慮がない場合では，泣いて要求しても養育者から反応が感じられないので要求が少なくなり，一般的におとなしくなりがちとなる。聴覚障害児には泣いたらすぐに応じることが，乳児期のコミュニケーションのきっかけになる。

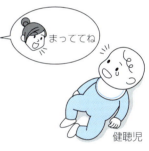
健聴児

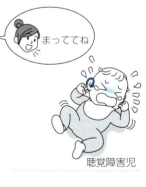
聴覚障害児

b．**要求行動に応じる**：聴覚障害児はことばでは要求できなくても，スプーンで食べさせているときであれば，身体を乗り出して茶碗に顔をつけようとするときがある。このようなときは，「はやく，はやく」「たべたい，たべたい」など，子どもの気持ちに合ったことばがけ（代弁）を身振りとともにする。

c．**動作のまねを誘う**：7～8か月頃になると，健聴児は相手の動作のまねをするようになる。同様に，聴覚障害児においても，例えば「いない，いない，ばー」などでタオルを払い，おもしろい顔をみせるという遊びをすると，タオルをつかんで払うという養育者のまねをして喜ぶ様子がみられる。このように養育者の動作の模倣をとおして，動作のやりとりを楽し

韻律的情報
音声言語の抑揚，強勢，音長，リズムなどをいう。

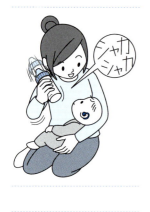

み，その場の気持ちの通じ合いを深めることができる。

② 記号的伝達構造

　a．**声をコミュニケーションに使うことを促す**：養育者は，子どもが声を出したら，子どもの正面でその声をまねして応えてあげる。「アーアー」「バブバブ」のような喃語でも，子どもの身体を揺らす，声をまねして返すなどをすると，子どもは自分の発声に養育者が反応したと理解する。

　このとき，目と目を合わせて，ゆっくりしたテンポで，少し大きめの声で表情に変化をつけて話しかける。

　b．**周りにある音の存在と意味を学習させる**：日常生活にある音刺激（環境音，玩具の音など）を音源をみせながら，動作とともに音刺激を擬音語，擬態語などで表現して，ことばがけをする（ミルクを入れた哺乳瓶を振りながら「シャカシャカ」。車が通ったら「ブーブー」，ドアが閉まったら「バタン」など）。視覚，聴覚，触覚などと併用して音を聞き，感じる体験させながらイメージを育てる。

　このように実際にみたり，味わったり，触ったり，子どもの心が動いているときにリズミカルな擬音語（ジャー），擬態語（ユラユラ）などを用いると効果的である。これらの擬音語・擬態語の韻律的情報は，五感を通すことで聴覚的にも印象に残りやすい。

　養育者は，ことばの韻律的情報をやや誇張したはっきりとした声で，1m以内（60〜70dBSPL）から子どもと同じ目線の高さでことばがけをする。

　c．**音への条件づけをする**：補聴器装用を開始したからといって，すぐに音の存在に気づき，音源がわかり，音の意味が理解できるわけではない。段階を追った聴覚学習が必要になる。

　条件づけの音源としては，太鼓のように立ち上がりが急峻な波形をもつ確実に聞こえる音，「オーイ」のように母音を主とした音声が適している。以下に，聴覚学習の進め方の例を示す。

　① 養育者（母親）は，「きいてごらん」と耳に手のひらを当てて傾聴のポーズをとり，父親からの太鼓の音を待つ。

　② 太鼓の音が聞こえたら，養育者（母親）は，子どもに「何か聞こえるよ」と注意を促す。次に，父親が連打する太鼓に注目させて「トントン」「聞こえたね」と共感する。

　養育者と子どもが①と②のかかわりを反復させ，子どもに音への気づきを促す。

　子どもの視界にある音源に気づくようになったら，次第に，音源がみえない所（子どもの後ろ等）から音出しを行う。

　d．**意図的な発声を誘う**：音声言語をコミュニケーションに使うためには，音声を意図的に出すことが特に高度・重度聴覚障害児では必要になる。

Ⅲ．小児聴覚障害の指導・支援

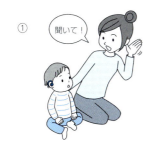
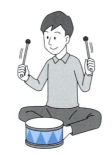
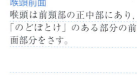

喉頭前面
喉頭は前頸部の正中部にあり，「のどぼとけ」のある部分の前面部分をさす。

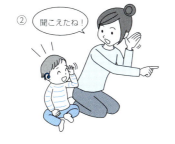
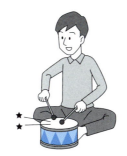

玩具のマイク，音に反応して動いたり，光ったりする玩具などを用意する。
　① 遊びの中で，養育者（または言語聴覚士）が，「アー」「オー」など数秒の持続発声をする。このとき，養育者は自分の口元をさし，示す。また，子どもの手のひらを養育者の<u>喉頭前面</u>付近に触らせて，喉頭からの振動を触知させる。
　② 子どもに発声を促すときは，手のひらを子どもの喉頭前面付近を触れさせ，反対側の手のひらで養育者の喉頭前面付近を触らせ，喉頭からの振動を触知させる。

高度以上の聴覚障害児の場合，初期においては，養育者の口形をまねしても声が出てないことがある。声が出なくても開口模倣したらすぐにほめ，少しでも発声があれば喜ぶことが大事である。子どもに発声を促す際は，児の口元に玩具のマイクを近づける．また音に反応して動く玩具などを使うことで，発声が意識される場合もある。

　e．**繰り返しのある生活を大切にする**：子どもの日常生活場面は，毎日の繰り返しが多い。子どもは，このような場面で養育者から繰り返し使われることばを聞き，理解していく。

　聴覚障害があると，見通しがもてない行動に不安を感じたり，やろうとしないことがある。このため，身振り，絵，実物，写真などで，次に何をするか，どこに行くかなどを知らせ，見通しをもたせた生活を心がけるこ

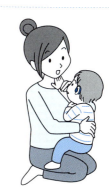
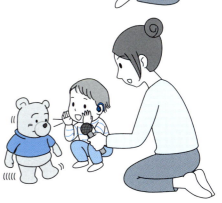

245

幼児語
育児語ともいう。調音器官の使い方が未熟である幼児でも発声しやすい音をもつことば、同じ音を連続させて単純化したことば、反復したことばなどが用いられる。

とが大事になる（ベビーカーと祖母の写真を見せ、話しかけてから祖母の家に出かけるなど）。

　f．幼児語で語りかける：健聴児は、人がボールを投げる様子をみて、ボールが跳ね返る音を聞き、ボールを放り投げる動作を「ポーン」と音声言語で表出できる。一方、高度以上の聴覚障害児は、ボールを投げている場面を見聞きするだけでは、健聴児と同じように自発的な音声言語の表出につながりにくい。

　養育者は、聴覚障害児がボールを投げようとしているときは「ポーン」、手を拭くときには「フキ、フキ」など、幼児語を用いて子どもの行為に合わせて、繰り返し音声模倣を誘導する。しかし、音声言語はすぐに模倣できるものではなく、まずは反応を返すという意味で動作模倣を誘導する。この際、聴覚障害児は自分と「もの」との二項関係になりやすいので、視線を合わせてから話しかけ、音声言語を意識させる配慮が必要である。

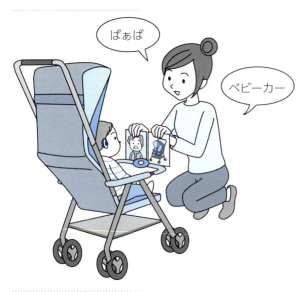

> ♪ **手遊び歌** ♪♪
> 「ひげじいさん」「かいぐり」「いとまき」「げんこつやまのたぬきさん」などの手遊び歌は、動作も豊かで擬態語や擬声語も多く、わかりやすい歌となっている。また、はっきりとしたリズムや繰り返しが多い歌詞が好ましく、身振りの意味をイメージできるような工夫と振りつけが必要である。

> ♪ **「くちびる・あご・舌」の力を育てよう** ♪♪
> 　食事や遊びをとおした「吹く、吸う、かむ、なめる」などは発音の基礎になる力である。日常生活場面で楽しく行って、興味をもたせる。
> 　舌づかい：棒のついたペロペロあめをなめる。唇についた砂糖をなめる。
> 　息づかい：子ども用のラッパを吹く。巻き取り笛を吹く。すいかの種を飛ばす。
> 　吸　　う：ストローでジュースを吸う。

Ⅲ. 小児聴覚障害の指導・支援

♪ 音声はみえない ♪♪

　養育者が話しているとき，聴覚障害児は養育者の口元が動いていることは，みてわかる。しかし，補聴器装用を開始したばかりの頃は，人の口腔から音声が産出されていると思っていない場合がある。このため，養育者の口形を動かす行為をまね（開口模倣）して子どもが口形を動かすことはあっても，声が出ていないとことが起こる。

　子どもの耳に聞こえている音声は，目の前の養育者の口からではなく，別の所から聞こえている音と勘違いしている場合もなくはない。そのようなときは，養育者が声を出していることを触覚で理解できるように，子どもの手を養育者の喉頭前面を触らせて触知させるなどの工夫が必要である。

二語連鎖
2つの単語をつなぎ合わせた（単語＋単語）（単語＋動詞）の発話。

2）幼児前期（1～2歳代）の指導

　この時期は，前言語期の愛着関係がさらに深まるが，生活面ではまだ養育者に大きく依存している段階である。

　ことばの面では，養育者を中心とした情動的コミュニケーションをとおして，言語の音（音声学・音韻論），語・句・文の構造（形態論，統語論），意味（意味論，活用論）の側面において相互的に関連しながら発達する。さらに，語彙の急激な増加傾向や二語連鎖による表出が出現する時期であり，言語の意味理解を深め，子どもが話そうとしていることを言語化していく過程が重要となる。

　集団保育を開始する場合では，自己統制しつつ，簡単なルールを理解する集団遊びを経験する。このような集団保育と家庭生活のバランスをとりながら支援を行う必要がある。

（1）定型発達児の幼児前期における母子コミュニケーション

　①　命題的発達段階　　1歳～1歳6か月頃になると，命題的発達段階を迎える。この時期では，伝達手段としてことばを使うことができるようになる。例えば，おもちゃ箱をさして「ブーブー」ということで，車の玩具がほしいという要求を伝えたりする。ことばとしては一語文であるが，そこにしっかりと伝達手段としての要素が出現している。

　②　語彙の爆発期　　1歳半～2歳後半頃にかけて子どもの語彙数は爆発的に増加する。子どもはものの名前を中心にことばを覚えていくので，周囲の大人に「これなに？」と名前を尋ねることを繰り返す。

　また，二語文を獲得する時期でもあり，車の玩具を指さして「パパ／ブーブー」など，文で欲求を伝えることができるようになる。しかし，これは「パパ／車をとって」と「パパ／車があるよ」の両方の解釈ができるため，文の意味はまだ一定していない。

247

（2）聴覚障害児の幼児前期における聞こえ・ことば・コミュニケーションの発達課題

① 基本的伝達構造

　a．様々な指さしに対応する：1歳すぎから指さしが出現する。指さしは，ものの名前を聞く，やりたいことを示す，行きたい場所を示す，感嘆を表現する，実物を選ぶなどの働きがある。

　この時期からほしいものを二択で選択するなど，やりとりを広げていく。例えば，① 牛乳とジュースのどちらがいいか，実物をそれぞれの手にもって聞く。② 子どもが牛乳を指さしたら，養育者が「牛乳なのね」と身振りとことばで確認する。

　b．様々な要求手段を伝える：子どもは何かを要求するとき，視線や声，指さしなどで相手に伝えている。これを，誰にでもわかる形に変えて，はっきりと要求できるように養育者が伝達方法を子どもに示す必要がある。例えば，おいしいときは，「おいしい」とほほをおさえたり，繰り返してほしいときは「もう1回」と指を立てるなどして，音声と身振りで訴える方法があることを子どもに気づかせる。

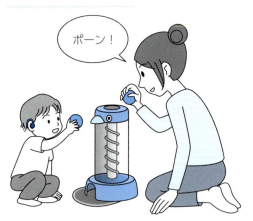

　養育者の動作の後に，子どもが同じ動作をしてきたとき（動作模倣），その身ぶりに合った音声言語の模倣を誘う。動作は，音声によることばがけにおいて意味の理解を促すために必要である。すぐに音声模倣は出てこないが，何度か繰り返していくことで，養育者が音声を求めていることに気づかせる必要がある。養育者は児から音声模倣を求める姿勢を崩さないようにする。

　c．ことばで感情をコントロールできるようにする：子どもの身体発達に伴い，自分の感情をコントロールすることばがけが必要になる。おさまりのつかない感情があっても，大人のわかりやすいことばがけで気持ちがおさまり，場面に合った行動ができるようになる。

　例えば，遊具（滑り台）の順番を待てないとき，泣きわめいてしまったら，養育者が並んでいる子どもを指さしながら「まっててね」「おにいちゃん，まってるね」「ならぼうね」など，やさしい文構造，身振り，絵を用いて現場の状況を伝えることが必要である。

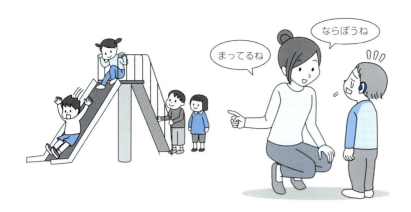

② 記号的伝達構造

　a．ことばがけの調整（話しことばの長さ）：健聴者であっても未習得のスペイン語を音声言語だけで聞かされたら，音は聞こえても，ことばとしては聞きとれない。つまり，聞いた経験のない言語はほとんどわからないという状況におかれる。

　聴覚障害児にことばがけをする場合，言語を獲得していなければ，聞いただけではその音声言語をすぐに弁別できない。またことばの概念が理解できていないために，音が聞こえても意味がわからない。理解を促すためには，身振り，絵，文字など視覚的情報を併用する必要がある。

　注意点として以下のことがあげられる。
- この時期の聴覚障害児にペラペラと長い文で話しかけても，文の区切りがわからず理解できない。このため，養育者の話しことばは，児が理解できる長さで発話をする必要がある。
- 児がとらえやすいことばでゆっくりと，簡潔な単語を中心に語りかける必要がある。
- 児の自発話のレベルが，単語，単語がつながる語連鎖，文なのかを見極める。児の発話に単語が多ければ，単語を中心としながら二語文程度の発話でも語りかけるなど，少し上のレベルで話しかけることが必要である。

　b．児の行動の言語化（代弁）：子どもは，物にぶつかって痛かったり，お腹がすいたりしたときに「泣く」という表現しかできなかった段階から，次第に「おいしい」「痛い」「いやだ」「もっと」など，自分の心の動き（気持ち）をことばや身振りで伝えようとする。それによってコミュニケーションが深まっていく。

　養育者は，児の様子をみて，関心のあること，考えたり，感じていることなど，児の気持ちの動きに寄り添いながら代わりに言語化する。つまり，

「今，ここで起こっていること」「今，感じていること」をことばにしてあげることである。

例えば，具体的な場面をとおして，食事中であれば「あー，おいしいね」「もぐもぐ。食べたいね」，暑い日にのどが渇いていると感じたときは「あついね，ごくごくしたいね」などである。ことばで表現するだけではなく，気持ちを表す身振りを併用するとよい。

c．ことばのまね（音声模倣）を誘う：子どもがことばを習得する過程には，養育者の話しことばをまねする段階がある。健聴児であれば，何も教えなくても，耳に入ることばを聞いて，まねをしながら身につけていくことができる。

聴覚障害があると音や音声言語が入りにくい環境にあるため，音声を聞いているだけでは発音やことばは発達しない。養育者の発話を繰り返し聞き，ことばの模倣（音声模倣）をしながら，ことばを獲得していく。児が養育者のことばに誘われて声を出したり，口を動かしたら音声模倣の始まりである。健聴児よりも音声模倣が出現するまで時間を要する。

① 養育者は，できるだけ雑音のない所で，児の正面から1m以内の距離で，音声模倣させたいことばを擬音語，擬態語などを用いて単語で話しかける。反応がなければ繰り返して発話する。

② ことばの概念が形成されていない段階では，養育者は意味の理解を促すために身振りもつけながら話すことが必要である（特に，動作語や形容詞など）。この段階では，聞いただけで，音声言語を弁別できるとは限らないので，身振りが記号になる。

養育者の発することばの模倣を促した際に，すぐに音声模倣が出ない場合では，養育者の身振りを模倣させる（「ゴクゴク」の音声言語を何度か誘導しても音声が出なかったとき，併用している「飲むという語の身振り」を真似させる）。その後，子どもの要求を満たすようにして場面を終了させる。

③ 養育者は，話しかけた後，児からことばの模倣がでなくても，何らかの反応（養育者の発話と同時に使われる身振り，うなづき，発話しているかのように口を動かす，アワワなどの発声）を待つ。このような反応があったらほめる。ほめることで強化される。

以上のように，子どもの音声模倣しようとする気持ちを大切にし，部分的，反射的な音声模倣を認め，音声模倣をとおして，人とやりとりをする楽しさがわかるようにすることが必要である。そこから何らかのキャッチボールが始まる。

子どもの音声模倣が出現してきたら，養育者は児の発話の間違いを指摘するのではなく，正しい発音，語彙，表現を示してことばを繰り返すこと

Ⅲ．小児聴覚障害の指導・支援

で，児に強化する。また，児の発話が主に単語であれば，文にせず，単語を繰り返すほうがよい。例えば，「ジュースのもう。おいしいね。つめたいね。おいしいジュースのもう」など，様々な単語を用いて文で話しかけるより「ジュース」「ゴクゴクするよ」「ゴクゴク」「ゴクゴクしよう」「ジュース。ゴクゴク」などと，児の反応を見ながら同じ単語を何度も感情豊かに繰り返すほうがよい。

　　d．ことばを使うことを誘う：ものの名前など理解が増えたら要求場面などをとおして，ことばを使うことを誘う。

　　① 児が表出できると判断できることばは，養育者はすぐに音声模倣を誘わず，子どもの反応を待つ。

　　② 何らかの表出がみられない，あるいは音声模倣が出そうにないときには，養育者がすぐに児に音声模倣を促す。

　　③ 児からの音声模倣があった後，養育者が肯定的に「○○ね」と児と同じことばを用いて繰り返してあげる。これによって，児は伝わった気持ちになり，モチベーションが高まる。表出できることばには個人差があり，初めは発音が不明瞭なことが多い。児が表出した語を養育者が繰り返すことで音声言語が強化される。

　注意点として以下のことがあげられる。初期の段階では，すべての要求語を「ちょうだい」「やって」などのことばで代用しがちであるが，これらの語が自発語となったら「かして」「とって」など，場面に合った適切なことばを使用していくようにする。聴覚障害児は包括的な動詞を使うことが多く，言語発達とともに適切な表現に置き換えて音声模倣を誘っていくことが必要である。

　例えば，初期は，聞きやすく，言いやすいことばで誘導するため，ごみを捨てるときに「ぽい」などと誘導する。しかし，ことばの模倣が増えてきたら「すてて」などに変化させていく。

　　e．文を誘導する(二語文の表出)：単語レベルで自発語が増えてきたら，二語文の模倣を誘導する。

　　① 単語をいくつか羅列するような表出が出てくる。

　　② 子どもがりんごをみて，「たべる」と音声（身振りがあってもよい）で伝えてきたとき，「りんご　たべる」と音声模倣を誘う。音韻意識が高まり，聴覚的記憶が鍛えられ二語がつながってきたら「りんごを／たべる」と助詞も入れて文として模倣を誘うことが必要である。

　　f．身振りをつけて意味を伝える。しかし，行動できたとしても「ことば」がわかったわけではない：動作を伴ったことばがけの理解は，経験を積み重ねていくことで徐々にできるようになる（養育者が「アムアム」といいながら，食べるしぐさをすれば，これから食事だと理解する）。この

251

♪ 手作りの写真カードと絵カード ♪♪

　健聴児は，人物やもの，よく出かける場所などは，自分に向けられていない会話からもことばを繰り返し聞きながら覚えていく。聴覚障害児は，自分に向けられた会話以外の情報は受けとりにくい。このため，人の発話を聞いただけではことばをなかなか覚えられない。1歳頃から生活の中で意図的にものと名前を意識し，写真や絵カードにして，繰り返してことばを使い，慣れることが必要である。

　ジャンルとしては，身近な人，よく出かける所，出かけるときに使うものや乗り物，日常的によく使うものなどである。

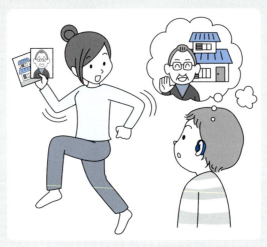

♪ 子どもが伝えようとすることばと養育者が応答すべきことば ♪♪

　養育者が模倣を誘うとき，子どもが表出すべきことばを子どもに誘う。しかし，養育者側の発話を習得させることも欠かせない。
　① 高い所に置いてある玩具に届かない様子をみて，養育者は子どもに「とって」と，子どもが表出すべきことばを発する。
　② 子どもから音声模倣があったら，養育者は玩具を手渡しながら「○○とったよ」と養育者側の発話からも子どもに音声模倣を誘う。

　このようにして，子どもが表出すべきことばと養育者側の発することばの2種を模倣させながらことばを覚えていくことになる。

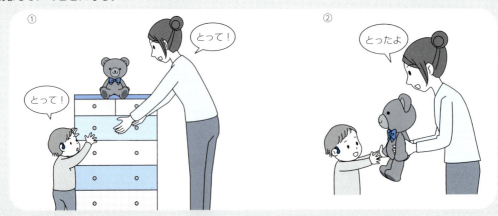

Ⅲ. 小児聴覚障害の指導・支援

ように，身振りが意味理解や概念形成に有効である。

　この時期，補聴器を装用してもすぐにことばを聞き分けられるわけではないため，養育者の音声のみの話しかけだけでことばの意味を理解できるとは限らない。繰り返される経験から身振りの意味を理解し，たとえ適切に行動したとしても，「話しかけをことばでわかってる」ととらえることに注意が必要である。

　例えば，養育者が雨に濡れてタオルが欲しいときに，離れた所にあるタオルを指さして，チョウダイの身振りをしながら「タオルをもってきて」と話しかけたとする。このとき，聴覚障害児があたかも聞こえて理解したかのように，タオルを養育者に持ってくることができたとしても，「タオルをもってきて」という，日本語構文を理解しているとはいいきれない。濡れている養育者の姿，指さしの方向，チョウダイの身振りなどの状況判断で「タオルを欲しがっているので，もってきてあげる」という行動ができてしまうこと，行動ができてもことばをわかっていることではないことを養育者に理解させることが必要である。ことばの表出ができて日本語構文を理解したととらえることが無難である。

3）幼児後期（3歳〜就学前）の指導

　幼児の言語発達は，発声，表情，身振りなどによるコミュニケーションを経て，初語，単語，二語文の獲得へと進展する。幼児後期になると，言語獲得だけではなく，言語概念の形成が重要な時期となる。つまり，これらの習得状況が学童期以降の教科指導の成果に影響を与えることになる。

（1）定型発達児の幼児後期における言語活動の特徴

　この時期は，友だちとのかかわりが増加し，様々な事柄への興味・関心が高まる。このため，お互いの意思疎通のために集団の中で共通のコミュニケーション手段が必要となる。また，限られた特定の人とのやりとりが中心であった幼児前期とは異なり，生活言語をレベルアップさせ，生活年齢に対応しながら疑問詞，形容詞，副詞，複合動詞などを理解する。そして，就学までに2,500〜3,500語[44]の語彙を獲得していく（表6-20）。

　就学を目前とした段階になると，書きことばを中心とした学習言語の習得が開始する。学習言語の習得は，学童期以降の教科学習を支えるために重要である。このため，就学前の段階では，限られた人とのやりとりが中心となる生活言語から不特定多数の人とのやりとりが中心となる学習言語の習得の段階に進める必要がある[43]。

　また，バランスのとれた言語発達には，「聞く・話す」だけではなく「読む・書く」という力（リテラシー）も必要となる。

生活言語
コミュニケーションのための言語で「一次的ことば」ともいう。

学習言語
思考や学習のために使う言語で，「二次的ことば」ともいう。書記言語もこの種類の言語に含まれる。

リテラシー
文字を読んだり書いたりする能力。

第6章　小児聴覚障害への臨床活動

（2）聴覚障害児の幼児後期における聞こえ・ことば・コミュニケーションの発達課題

① 模倣からやりとりへ（5W1H）　「誰」「どこ」を使ったやりとりを,実生活や日常の経験をベースにした写真や絵などを基に尋ねる。「どこに／行くの？」「誰と／行くの？」などである。

質問文を獲得していない場合について,以下に述べる。

1. 養育者の発する質問文（「どこに／行くの？」）の音声模倣を聴覚障害児に促す。

2. その質問に対する聴覚障害児の返答（「公園に／行く」）を養育者が答えて,子どもにも音声模倣させる。仮に,子どもが「公園」と返答した場合は,動詞部分を運用させて,「公園に／行く」と構文を意識させることで,「どこ」を認識させることができる。

このように,初期は,養育者の聴覚障害児に対する質問とその返答を音声模倣させる必要がある。このため,養育者は1人2役（質問する側,返答する側）となって聴覚障害児に音声模倣を誘導する。また,日常生活では,家庭で父親がでかけるときに,母親が児に「どこに／行くの？」と尋

表6-20　聴覚障害児の言語発達評価基準

期	年　齢	構　文 （形式）	語　彙 （意味）	コミュニケーション	語　用 （運用）	その他
前言語期				音声の有意味性理解,指示理解	共感,共同注視,反復的行為要求	基礎的関係 抑揚模倣
初期言語期	1〜1歳11か月 （0〜1歳5か月）	1語文	1〜50語	質問行為の理解 選択「ドッチ」「ドレ」 手渡「チョウダイ」	動作的指示理解 役割交替 指さし（確認）	音声模倣
語連鎖期	2〜2歳11か月 （1歳6か月〜 1歳11か月）	2語文 3語文	50〜400語 名詞,動詞, 終助詞	定型型あいさつ 定型型質問応答	指さしによる文要素の意味呈示	語連鎖模倣
多語文 従属文発生期	3〜3歳11か月 （2〜2歳10か月）	多語連鎖 従属文	400〜1,000語 格助詞,形容詞, 副詞	質問行為の理解 終助詞・活用語文末上昇による質問と応答	指さし・身振りなどによる談話構成要素の意味表現・理解	仮定法 順接の談話
文章構成期	4〜4歳11か月 （2歳11か月〜 3歳11か月）	従属文	1,000〜1,500語 接続詞,形容詞, 副詞	疑問詞「ドレ」「ドウシテ」「ドウ」の表現		非現前事象の談話 逆接の談話
多弁期 複文期	5〜5歳11か月 （4〜4歳11か月）	従属文 複　文	1,500〜2,500語 動詞,形容詞, 副詞,複合動詞, 助動詞	「イクラ」「イツ」「ドンナ」「ドノ」「〜ッテ,ナニ」「ドウシテ」		文末形式 程度,状態 談話構成
成人後模倣期	6〜6歳11か月 （5〜5歳11か月）	従属文 複　文	2,500〜3,500語 抽象名詞 語義定義			言語学習的機能 知識,人格

年齢：（　）内の年齢は,定型発達児の発達基準。

出典）廣田栄子：小児難聴の評価．廣田栄子：小児聴覚障害者・言語聴覚士のための聴覚障害学,医歯薬出版,pp.102-146,2022

ねさせ，父親に「会社に／行く」「スーパーに／行く」などと返答しても
らう経験などが必要である。そして，子どもが自発的に質問文を人に使用
できるようにする。

「なぜ」「何」「どのように」の質問に対しては，返答に思考を伴うこと
になる。特に，「なぜ」の場合は，返答のフレーズとして「どうしてかと
いうと○○」「○○だから・・・」のようにパターンで答えさせ，原因−
結果の関係の理解を促すことが必要である。

「いつ」を使った質問は，時間感覚やカレンダーワークなどで日付や曜
日の理解ができるようになってから用いる。

② 因果関係を意識する　　聴覚障害児は，事項の結論のみが伝えられ
ることも多く，その過程までの情報や周囲の考え方が耳に入りにくい（第
1章Ⅲ-1（p.8）参照）。このために，結果としての行動の意味や目的，
つまり何をしているのか，なぜそうするのかなどを細かく伝え，コミュニ
ケーションを拡充する工夫が必要である。

例えば，「お家／帰るよ」➡「手／つなごうね」➡「どうしてかという
と／車が危ないからね」などである。

③ 読み書きの力につなげる：絵日記指導　　絵日記を用いた指導の利
点は，体験したことをイメージ豊かな絵として表現できることである。絵
とともに体験を再現することによって実体験以上の再現遊びが展開できる
ことである。

また，自分の体験を誰かに伝え，共有することで共感の楽しさを伝える
ことができる。このようなメッセージを伝え合い，コミュニケーションを
広げ，言語化することをねらいとしている。

a．「今ここで」の体験を大切にしていくことを心がける：例えば，お
母さんのアイロンかけをみていたときのこと。興味本位で触って，熱くて
慌てて指を引っ込め，大泣きをしたとする。この経験の後，アイロンかけ
の場面を必要な道具などを使って再現して，経過をていねいに説明する。

子どもの発達年齢に応じて，アイロンを使うとしわがとれること，熱く
なったアイロンにお水をかけるとジャーと音がすること，熱くなったアイ
ロンに触るとやけどをすることなどテーマを養育者が選択して，ていねい
に話し込み，子どもの興味に合った絵日記を書くことが大事である。

一度にたくさんの情報を盛り込むことより，経験から話し込みをていね
いに行うことがこの段階では必要である。指導においても繰り返し再現遊
びを行い，保護者にかかわり方のモデルを示す。

b．養育者が絵で表現する：子どもが，関心や興味を示したところを絵
で表現する（厚手の画用紙）。児を主人公にして体験を絵にする。実際に
使用した切符，パンフレット，しおり，写真など貼りつけるのもよい。

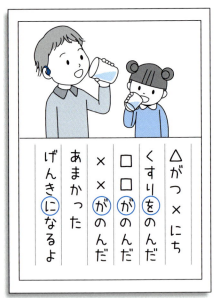

描いた絵などをみて，児に経験したことを身振りも含めて自由に話させる。その際に，児が指さしや動作で表現したら，それを示すことばに置き換えて言語化する。例えば，児がぶつかって，痛かった様子を動作で表現したら，「ドーンとぶつかったね。痛かったね」などである。その後に児のレベルに合わせて音声模倣を促すことが必要である。3歳頃は，このように感情豊かな擬態語などを用いながら様子を表すことばを使うとよい。

児に獲得して欲しい語彙や構文などを絵日記に入れると，絵日記の体験といっしょに学習できるので工夫する。

　　c．養育者は児が自発話できる文を書く：絵日記に表現する文は，児が話しことばで使っている短い文，繰り返しのあることばを用いた文を中心とした構成がよい。例えば，動詞部分をそろえるなどの工夫をすると，ことばが繰り返されるので文が視覚的にも記憶に残りやすい。

5歳頃では，養育者は児が絵をみて発した表現を生かし，書きことばに変えて表現する。例えば，「玩具が壊れちゃったの。直してもらうの」という子どもの発話に対して「玩具が壊れたから／直してもらう」などである。

　　d．絵日記を基に体験を再現する：絵日記で書いてある内容について，半具体物を使ってそのものに見立てて，再現遊びをする。実際に行ったことを基に再現しながら話題を広げていく。

> 例）ホットケーキづくり場面（絵日記を用いて）を示す。
> 　母：「ボールに，粉を入れたよ。他に何を入れたかな？」
> 　子：「たまご」
> 　母：「コンコン，たまご　入れたね」
> 　子：「コンコン，パカン。たまご　入れたよ」
> 　母：「次に，何を入れたかな？」
> 　子：「牛乳入れたよ」
> 　母：「ジャーと入れようか。いっぱい，入れたかな？」
> 　子：「ジャー，ジャー入れたよ」
> 　母：「コップで入れたね」
> 　子：「うん。コップで入れたよ。1回，ジャーした」
> 　母：「コップ　1杯だけよ」
> 　子：「1杯だけ」
> 　母：「2杯も入れたらベチャベチャするよ」

上記の会話をみると，母親の質問に単語で応答しているときは，母親が

Ⅲ．小児聴覚障害の指導・支援

文を意識させている。母親が文の音声模倣を誘導すると，子どもは母親の用いる文を音声模倣している。この繰り返しをとおして，ていねいにやりとりが進み，言語獲得が進んでいく。

実際の体験場面では時間に制約があるために「牛乳をコップに1杯だけ入れる」「どうして2杯入れてはだめなの？」など，ていねいにやりとりができないまま流れてしまうことも多い。このような部分を，再現遊びをとおしてていねいにやりとりすることが大事になる。

再現遊びは，実際には体験できなかったこと，危険があるためにできなかったこと，時間がなくてやりとりを深められなかったことなどを改めて場面設定して再現する。やりとりに時間をかけ，楽しみながら行うことが可能となる。

e．「話しことばを書く」から「書きことばを書く」へ：絵日記の初期は「話しことば」で使われる文を用いて絵日記を書く。就学前までには「書きことば」でも書けるようになるとよい。しかし，以下のような誤りがみられる場合も多いため，注意をする。

・発音どおりに書く（例：せんせい➡てんてい）
・助詞が脱落する（例：ぼくが行く➡ぼく　行く）
・動詞の使い方の間違いがある（例：私はもらった➡私はあげた）
・助詞の間違えのために主語が転倒する（例：ぼくはお母さんに叱られた➡ぼくに　お母さんを叱られた）　など。

4）学童期（小学生）の指導

学童期の聴覚障害児の聞こえやことばの力，学力の獲得状況は様々である。乳幼児期からの補聴器や人工内耳の装用状況によって聴覚活用の状態が異なり，幼児期からの言語・コミュニケーションに影響する。その結果，学齢期の音声言語能力が異なる。

聴覚障害児が用いるコミュニケーション方法には，聴覚口話法，手話法，トータルコミュニケーション法がある。手話法やトータルコミュニケーション法では，手話や動作で視覚的に内容を伝えるため伝達力が高い。トータルコミュニケーション法では日本語音声と日本語に対応した手話単語を同時に用いることが多い。手話言語は，日本語とは異なる語彙や文法体系をもつ独自の言語である。日本語と手話言語の2つの言語を用いて育ってきた場合には，両方の言語力の獲得状況をみる必要がある。

言語・コミュニケーション指導は，一人ひとりの聴覚障害児の聞こえやことばの力に合わせて行う。通常，学童期は教科学習において知識を獲得し，抽象的な思考ができる言語力の獲得を目ざす時期である。しかし，学童期になっても生活に必要な言語の獲得途上にある場合には，生活言語力

聴覚口話法
音声でのやりとりでは口形も情報のひとつである。補聴器などから聞こえる音と口形から発音を覚え，会話へとつなげる方法をいう。電話のように音声だけの場合を聴覚法とし区別する。

手話法
日本語の音声に対応させて手話単語を用いる方法で，助詞を指文字で示し，日本語対応手話と呼ばれてきた。家庭や地域で用いられる手話（手話言語）とは区別する。

トータルコミュニケーション法
様々なコミュニケーション方法を組み合わせて用いる方法。いろいろなコミュニケーション方法の聴覚障害児が在籍する公立の難聴教育機関で用いることが多い。日本語音声に日本語の手話を対応させることが多い。

手話言語
p.216参照。

257

第6章　小児聴覚障害への臨床活動

を底上げすることが目的となる。

（1）指導目標

学童期の聴覚障害児の指導目標は，① 保有する聴覚の活用，② 学習言語能力（CALP）の獲得，③ コミュニケーション能力の向上，④ 聴覚障害の受け止め（障害認識）ができることがあげられる。

（2）指導内容

① **保有する聴覚の活用**　学童期では，ことばを知り意味が理解できて初めてことばとして聞こえるものが多い。

新しいことばを学ぶ際には，以下の活動が必要である（図6-6）。

- ことばの意味を理解する。
- 文字や聴覚で音を確かめる。
- 声に出すことを繰り返し，聞こえの力を育てる。
- 文の聴取は，短文から行うとよい（図6-7）。

> **学習言語能力（CALP）（CALP: Cognitive Academic Language Proficiency）**
> 教科学習を進めるために必要な言語を学習言語能力，幼児期に用いる言語を生活言語能力（BICS：Basic Inter-personal Communicative Skills）と呼ぶ。BICSは生活で用いられる言語力であるが，CALPは抽象的な内容を理解し論理的な思考ができる言語力である。

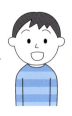

```
ＳＴ：今日は，つゆぞらだね。
児童：うるとらまん？
ＳＴ：つゆぞら。
　　　今，雨が多い（雨のゼスチャー）でしょ。つゆ。
　　　6月は，つゆって，いうの。6がつは「つゆ」だから，雨が多い。
児童：ふーん。つゆ。
ＳＴ：つゆの空。6月の雨のときの空をつゆぞらって，いうの。
　　　つゆぞら（文字で書く）。
児童：ふーん。つゆぞら。
ＳＴ：そう。つゆぞら。つゆぞら，つゆぞら，ってきこえる？
児童：つゆぞら。うん。つゆぞら，ってきこえる。
ＳＴ：つゆぞらだね。うるとらまん。同じに聞えるね。
児童：うん。でも，今はちがうよ。
　　　つゆぞら，ウルトラ，ちょっとちがう。
```

図6-6　新しいことばの聴取

> **ボトムアップ処理**
> 感覚刺激のみを用いて情報を処理する方法。聴覚の場合は，語音や非語を聴取し情報を処理する。

> **トップダウン処理**
> 知識を活用し聴取する方法。会話が行われている場面や話題，文脈などから語や内容が推測できる。

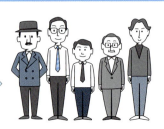

図6-7　短文の聴取

CALP：cognitive academic language proficiency
BICS：basic interpersonal communicative skills

Ⅲ．小児聴覚障害の指導・支援

・いくつかの文を聴取し，聴取できた内容を統合する。
・解答や内容が推測できる力を育てる。

文章の聴取（図6-8）では，以下の配慮が必要である。
・何を聴取すべきか（相手の名前，日時や場所等）を理解する。
・聴取すべき内容に焦点を絞って聴取する。
・日常生活でも聴取できるようにする。

重度の聴覚障害児にとって，最も難しい聴取活動は語音の聞きとりであるため，評価として語音聴力検査を行うことがある。学習として語音の聞きとり（図6-9）を行う場合は，語音の聴取だけではなく，正確に聴取できない部分をトップダウン処理を用いて補うことができる活動がよい。生活場面ではボトムアップ処理とトップダウン処理が同時に行われる。

通常教室は騒がしく，聴取しにくい環境であり，特にグループ活動での聴取が難しい。聴覚障害児の聴覚コミュニケーションには＋15dB程度のSN比が必要である。SN比の改善のために補聴援助システムを利用する。先生の声が直接補聴器や人工内耳に届くため，聴取しやすくなる。相手の声が小さく聞きづらいときにボリュームを上げたり，周囲がうるさいときに雑音抑制機能を用いたりする練習を行う。

② 障害の受け止め　補聴援助システムや補聴器や人工内耳の有効な活用には，聴覚障害児自身が自分の聞こえを知る必要がある。しかし，先

SN比
S：信号（シグナル）とN：雑音（ノイズ）の差。例えば70dBSPLの会話（S）を50dBSPLの雑音（N）の中で行った場合，70-50となり，SN比＋20（プラス20）と表現する。健聴児では，雑音が大きくても聴取できるが，補聴器や人工内耳を装用していても雑音があると聴取できない。

補聴援助システム
雑音下でも話者の声を直接聴覚障害児に届けるしくみ。通常学校では，聴覚障害児がクラスに一人のことが多いため個人の使用に適しているデジタル無線方式補聴援助システムがよく用いられている。磁気ループシステムは，複数の聴覚障害児がいる聴覚特別支援学校や難聴学級で用いられる（第5章Ⅲ, p.195参照）。

電話メモ☎	聴取する項目
ヘ　　　　から	・相手の名前
について	・内　容
いつ：	・日時や場所
どうなる：	
書いた人の名前：	

図6-8　文章の聴取（聞きとり　電話メモの例）

図6-9　トップダウン処理を用いた語音の聞きとり

訂正方略
小学3年生・人工内耳装用の場合の活用例
ＳＴ：シンリンが，ね。
児童：シンピン？【繰り返し】
　　　新しいもの？【確　認】
ＳＴ：シンリン，森と林とか，
　　　木がいっぱいある所。
児童：ああ森，林のこと。
　　　　　　　　【繰り返し】
　　　シンリン（と言いながら
　　　漢字で森林と書いてみせ
　　　る。　　　　【確　認】

アサーティブ
積極的かつ相手に失礼でないという意味がある。難聴による聞こえにくさが軽減するような話し方や補聴援助システムのマイクの使用等の要求をアサーティブに伝える必要がある。

10歳の壁，9歳の峠
聴覚障害児の書記言語力が9歳段階にとどまり，抽象思考を伴う学習の困難さを壁や峠ということばで象徴的に表してきた。

天性の聴覚障害児では，聞こえていないことが日常であり自分の聞こえにくさに気づくことができない。そこで，同学年の聴覚障害児の聞こえなかった体験や聞こえを補う工夫を知ることで自分の難聴に気づくことができる。学童期では他者と自分を比較し，自分の難聴を受け止め（障害認識），同じ難聴であっても一人ひとり聞こえや対応が異なることを学ぶ。

③　**コミュニケーション能力の向上**　　聴覚障害児は，雑音下では音声を聞きとりにくい。そこで，聞き返しや確かめによって音声情報を補う必要がある。これを訂正方略という[46]。訂正方略は，聞き返し，繰り返し，確認の3つに分類できる（表6-21）。不確かな内容に応じて訂正方略を使い分け，コミュニケーション方法も音声に限らず文字や指文字，手話を状況に合わせて組み合わせて用いる。聴覚障害児自身が聞き取りにくさを補い，内容がわかったときの喜びが，コミュニケーション能力を向上させる。

また，相手にわかりやすい話し方をアサーティブ assertiveに相手に要求する必要がある。「声が小さいから聞こえない」ではなく，「もう少し大きい声で話してくれたら，とても聞きやすくなって助かる」のような言い方をするとよい。

同学年児童とのコミュニケーションが難しく，友だち関係がうまくいかない場合がある。聴覚障害児のコミュニケーションには，周囲の難聴理解が必要である。聞きとりにくさを補うために聴覚障害児が訂正方略を用いる必要があることを周囲が理解していないと，聴覚障害児の聞き返しをわずらわしいと感じる。聴覚障害児の聞こえを周囲が理解できるような取り組みが必要である。

参考に難聴理解授業の例を示す（表6-22）。教育機関に携わる言語聴覚士は，個々の聴覚障害児がどのような教育環境で過ごしているのかを見聞きし，教育機関と連携する姿勢が求められる。

④　**学習言語能力（CALP）の獲得**　　学童期の聴覚障害児は，漢字書字や計算は学年相応の学習ができるが，文の読解や作文が苦手であることが多い。聞こえなさや聞き違いによって，文字の省略や置換が起こりやすいためである（例：ノコギリを「のこみり」と表記する）。文字を用いて正しいことばを確認した後で聴取練習を行うと，正しいことばの音に気づくようになる。

語彙は，具体語に比べ抽象語の獲得が困難である。抽象語がもつ複数の概念を獲得させるため，webなどで概念を視覚的に示したり（例：「群」をwebで検索し語のイメージを映像表示すると，様々な動物や人が集合している画像をみることができ，「群」の概念を知ることができる），経験と結びつけて理解させる。また，実際にことばを用いる機会を設け，定着を

Ⅲ．小児聴覚障害の指導・支援

表6-21　訂正方略の種類

種　類	聞き返し	繰り返し	確　認
例	え？　　　何？もう1回，いってください。	相手のことば，もしくはその一部を繰り返していう。	相手の発話からわかったことを伝える。

表6-22　難聴理解活動（例）

活動内容	目的（理解する内容）
1．補聴器（集音器）で音を聞く。	教室には雑音があり，聞こえにくい。
2．いろいろな話し方を聞く体験する。　　口の開け方，話す位置・速さ，声の大きさを変える。　筆談やジェスチャーなどを加える。	話すときの配慮として　① 肩をたたき，気づいてから話しかける。　② 正面から，口をはっきり開けて話す。　③ 音声だけで伝わらないときはジェスチャーや筆談も用いる。
3．要領よくまとまった話とそうでない話を聞く体験する。	わかりやすい話し方として　要点を伝えてから，詳細を話す。　伝わらないときは，説明の順番やいい方を変える。
4．集団での話し合いの中で難聴（ヘッドホンで雑音を提示し聞きとり難くする）を体験する。　一人ずつ話す，記録（ノートテイク）係をつくる，座る位置を変えるなどして体験する。	集団での話し合いのときの配慮として　① 一人ずつ順番に話す。　② 記録係がいると内容が共有しやすい。　③ 聴取しやすい場所や座席を配慮する。
5．グループレクリエーション活動（フルーツバスケットや伝言ゲームなど）での難聴の体験。　文字やゼスチャー等を加えたレクリエーションも体験する。	楽しいはずのレクリエーションが，聴覚障害児は疎外感を感じ，楽しめないことを共感する。文字やジェスチャーの表現を加え，活動に合わせて難聴を補う工夫をすると楽しめる。

促す。教科学習では，予習で語や内容を知ったうえで授業に参加するとよい。

　語彙の理解面の評価は，絵画語彙発達検査や抽象語理解力検査，K-ABCⅡの理解語いを文字提示すると実施しやすい。

　聴児は8歳までに日本語の文法をおおよそ獲得するとされるが，聴覚障害児では12歳以降に遅れる場合がある。構文は，聴児と同様に正語順文の後に逆語順文，授受構文（授文）の後に授受構文（受文）を獲得する。その後，受け身文や関係節文の獲得に至る[47]。構文指導にはこの順序性を考慮する必要がある。

　構文力の評価は，J.COSS日本語理解テストやLCSA，K-ABCⅡの文の理解，文の構成，小児構文検査や読書力検査などを用いることができる。また，ナラティブや作文を用いた評価もできる。

　具体的な指導としては，多様な構文が含まれていない絵本の読み聞かせや教科書の音読・暗唱，日記や作文を用いた指導がよく実施される。いずれの指導も話す・聞く・読む・書くのいずれも取り入れ，繰り返すことで定着を図る。

正語順文
逆語順文
「タロウがアキラを呼ぶ」のように主語＋目的語＋述語の文が正語順文である。日本語では助詞の働きによって「アキラをタロウが呼ぶ」のように逆語順でも同じ意味となる。

授受構文
「AがBに花をあげる（授文）」「BはAに花をもらう（受文）」のような文。

合理的配慮
通常学級で学習するために必要な支援で，教育機関側が無理なく行える支援のこと。通常学級の聴覚障害児に対しては，先生が板書を多くすることや，プリント学習の取り入れ，児童の椅子に消音キャップをつけ雑音を減らすなどの配慮は合理的配慮とみなされている。手話通訳者やノートテイカーの配置の有無は地域によって異なる。

特別支援教育コーディネーター
個々の障害に応じて必要な支援を検討する担当者。医療機関との連携の調整も行う。

スクールカウンセラー
児童生徒，その養育者に対して心理面の相談や対応を行う担当者。

エビデンス
症例に対して，効果を示す根拠・証拠を示すデータが多数集まっている状態。

（3）学校生活・教科学習への支援

周囲は，教科学習の困難さは理解しやすいが，集合の合図や家庭科でのガスの音や湯の沸く音が聞こえないために起こる不都合さには気づきにくい。今日では外国語学習が義務化され，初めて耳にする英語を聴取する学習も必要になった。

個々の聴覚障害児の困難さに対して教育機関では合理的配慮として必要な支援を行うが，その支援の内容についての助言を言語聴覚士に求めることがある。

（4）養育者への指導

学童期では学年が上がるにつれ，養育者と離れて過ごす時間が増えるため，聴覚障害児がどのように毎日を過ごしているのかわかりにくくなる。養育者は，学校生活，友だち関係，学習理解等について，学校の先生と連絡や相談ができる関係を築いておく。学校には学級担任以外に，特別支援教育コーディネーターやスクールカウンセラーがおり，聴覚障害児のみならず養育者の支援や心理面の相談に対応する。養育者は，聴覚障害児の自立を容認しつつも，聴覚障害児からの相談を聞き，学校の先生に伝え相談し，必要な支援を依頼する役割を担う。聴覚障害児に必要な合理的配慮や支援の実施には，聴覚障害児本人や養育者からの申し出や相談，了解が必要である。聴覚機器の管理には養育者の力が必要である。聴覚障害児の音や声への普段の反応から，補聴器や人工内耳の不具合に養育者が気づき対応するとともに，聴覚障害児自身が機器の不具合を養育者に申告したり対応したりできるようになることが求められる。

⑤ 人工内耳装用児への評価と指導

1）低年齢化する手術年齢

日本における人工内耳手術年齢の低年齢化の背景には，新生児聴覚スクリーニングの導入と早期の補聴器や人工内耳装用による良好な言語発達のエビデンスが多数報告されていることが大きい。聴覚以外の側面で定型発達している聴覚障害児の場合，早期に手術することで未就学の時期に同年齢の健聴児の言語発達レベルに追いつくことは可能である。

現在では，生後6か月以内に補聴器装用と療育を始めることが推奨され，聴覚障害児を支援する日本の専門家の間でも認識されつつある。このことは，米国の聴覚障害児支援の専門家 Joint Committee on Infant Hearing の間では，すでに2000年代初期に唱えられていた。米国では，その頃から早期発見・早期介入するEHDIプログラムが州ごとに整備され，現在では

EHDI：Early Hearing Detection and Intervention

Ⅲ．小児聴覚障害の指導・支援

1－3－6ゴール（p.204参照）を達成している地域が多い。

　日本では，新生児聴覚スクリーニングが2000年代から少しずつ広まり，早期に発見された1歳代の重度聴覚障害児に対して両側同日手術も行われている。また，小児人工内耳適応基準が2014年に改訂された後は，1歳代の手術例が増え，手術の低年齢化の様子がうかがえる。残念ながら日本では聴覚障害の早期発見後の受け皿となる体制や聴覚領域の言語聴覚士などの専門家育成が大きな課題となっており，欧米の状況にまでは追いついていない。

2）人工内耳装用効果の評価

（1）手術前の前言語期からの評価

　早期発見された先天性両側感音難聴児は，生後6か月以内に両側に補聴器を装用する。1歳頃には人工内耳の手術に踏み切るか，補聴器のままでいくかを決定することが望ましい[48]。1歳頃までに人工内耳適応か否かの判断をするためにも，前言語期から用いることができる評価法（表6-23）を使って補聴効果をみる必要がある。

（2）人工内耳手術前の聴力検査

　先天性聴覚障害児の場合，本人は訴えることができないため，補聴機器の状態が適切な調整か否か，検査を複数用いて定期的に評価するクロスチェックが大事になる。乳幼児期でも左右耳別の裸耳聴力レベルを正確に検査することが重要である。正確な左右耳別の裸耳聴力レベルは補聴器調整には必須となる情報であり，人工内耳手術に踏み切るかどうかの判断材料にもなる。

　客観的検査であるASSRやABRは左右耳別裸耳聴力レベルの予測には役立つが，セデーションが一般的に必要になるのでそれを繰り返すのは現実的ではない。また，補聴器装用効果を確認するための手段としての装用閾値検査には，ASSRやABRは使用できない。

　専門家や家族による音への反応・行動観察も参考にしながら，自覚的聴力検査であるVRA・COR，遊戯聴力検査を使って測定したい。最も優先され，早い段階で測定すべき検査は，左右耳別の裸耳聴力レベルである。

クロスチェック
p.206参照。

セデーション
誘眠剤・鎮静剤などを使用して眠らせたりする処置のこと。

表6-23　前言語期からの人工内耳装用児評価

種　類	評価する方法
聴覚発達・聴取能力評価	・Ling 6音（前言語期〜成人） ・リトルイヤーズ聴覚活用質問紙®（0〜24か月） ・IT-MAIS（乳幼児）
言語発達・全般的発達評価	・日本語マッカーサー乳幼児言語発達質問紙（8〜36か月） ・遠城寺式乳幼児分析的発達検査法　（0〜56か月） ・新版K式発達検査　（0歳〜成人）

IT-MAIS：Infant-Toddler Meaningful Auditory Integration Scale

（3）人工内耳手術後の評価

　聴覚活用による言語習得のために，人工内耳が適切に調整されているか常に注意しておく必要がある。装用児が起きている間（寝ているとき以外）は，人工内耳を常時装用できているのか専門家は注意を払う。十分に装用できていない場合は早急に家族と一緒にその原因と対応策を考える必要がある。

　定期的にLing 6音を含めた聴覚・言語発達評価（表6-23）を用いた結果，聴覚活用による言語の獲得ができると判断されるにもかかわらず言語発達のスピードが遅い場合は，原因を探る必要がある。言語発達が年齢相応になるためには，装用児の健全な認知発達だけでなく十分な聴覚補償と言語環境が必要である。日頃から良質な言語環境をつくり，子どもとのやりとりを効果的にできるよう家族を導きコーチングする専門家も必要である。

　言語発達が期待どおりに伸びているのかどうか見極めるときに必要な概念が，難聴児の「きこえ月齢」である。例えば，リトルイヤーズの聴覚活用質問紙®（図6-10）の横軸は「きこえ月齢」である。「きこえ月齢」は，補聴器を安定装用しはじめた年月を起点として算出する。もし手術前の補

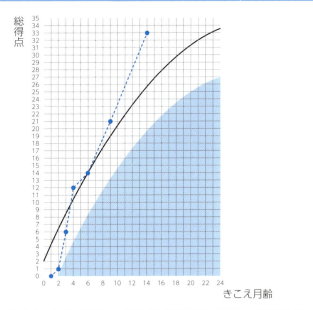

両側補聴器装用を生後4か月で開始した高度感音難聴症例。横軸は，補聴器を安定装用しはじめてからの月齢「きこえ月齢」を表示している。装用しはじめた頃はゆっくり発達していたが，時間とともに発達のスピードが加速していく様子がうかがえる。

図6-10　リトルイヤーズ聴覚活用質問紙®の使用例

♪ Ling6音の検知・弁別・識別を確認 ♪♪

　スピーチバナナ会話音域の代表音である6つのLing音を肉声で提示して，聴取能力を確認できる。Ling6音はカナダの聴覚障害児教育者であったダニエル・リングが1970年代に考案したもので，海外では聴覚活用する聴覚障害児に広く用いられている。図5-57（p.185参照）にあるように/m, u, a, i, sh, s/で構成される6つの検査音である。

　例えば，aの音は，中音域（1,000Hzあたり）に音響的エネルギーがあるが，その音を聴覚情報だけで（子どもの斜め後方などから）会話の大きさで数秒間提示し，振り向いてもらえるかを確認する。会話の大きさではなく，大きめの声ではじめて振り向く場合は，聴力が変わったか，補聴器・人工内耳の調整が必要かもしれない。Ling6音は毎朝，片耳ずつ装用した状態で家族が確認するのが望ましい。

　人工内耳で聴覚活用できるようになる聴覚障害児は，小さめの声で提示してもLing6音に振り向くことができるようになり，さらに聴覚発達が進むと，段階的に音声の検知→弁別→識別の順でできる。検知ができなければ弁別もできず，弁別ができなければ識別に至らない。

　聴覚活用による言語獲得が将来的に可能かを判断するときに役立つ指標として「Ling6音の復唱」（Ling6音の識別）がある。発話・構音が可能な聴覚障害児では，ランダムに提示されたLing6音を復唱することができる。個人差は大きいが人工内耳が安定装用できるようになってから1年以内にLing6音を識別できるようになることが望ましい。

♪ 聴覚活用法を親にコーチングする専門家 ♪♪

　海外には，聴覚障害児が聴覚活用して言語獲得できるように親をコーチングする専門家（AVT）がいる。また，補聴器の装用開始直後の前言語期から親をコーチングするのが理想とされている。子どもとやりとりするときのコツや技術を伝え，日常でも応用できるように具体的な方法をいっしょに考えて工夫する。

　聴覚活用をしてもらう方法のひとつに「聴覚情報を視覚情報よりも先に提示する」がある。例えば，車の玩具をみせる前に「ブーブーで遊ぶよ，ブーブー」と音を聞かせてから，車を箱から取り出すようにする。日常でも「手を洗うよ，ジャージャー」と聞かせてから，洗面所で手を洗うようにする。毎日繰り返すことで，聴覚だけでことばを理解する力が育っていくといわれている。

スピーチバナナ会話音域の代表音である6つのLing音の特徴的周波数成分[49]

m：250Hz±1/2オクターブにエネルギー

u：500Hz±1/2オクターブにエネルギー

a：1,000Hz±1/2オクターブにエネルギー

i（ee）：F1は500Hz付近，F2は2,000Hz付近にエネルギー

sh：2,000Hz周波数帯域付近の摩擦音

s：4,000Hz以上の高い周波数帯域を含む摩擦音

例えば，前母音（iなど）と後母音（uなど）の弁別のためにはF2が聞こえていなければならない。

検知→弁別→識別

・聴覚発達のはじめに，音があるかないかの「検知」能力が育つ。

・次に，音が長いか短いかなど2つの音の区別ができる「弁別」能力が育つ。

・最後に，Ling6音などの単音節や音声の「識別」ができるようになる。

AVT：auditory verbal therapist

聴効果が乏しい場合，人工内耳の音入れ日を起点として計算する。例えば，生後13か月で人工内耳を装用した小児では，生後25か月の時点で「きこえ月齢」はまだ12か月という計算になる。

「きこえ月齢」と同月齢の健聴の定型発達児と比較して言語発達年齢が相応かどうか定期的に評価して見極める。例えば，補聴器装用後12か月の聴覚障害児であれば，定型発達している12か月児と同等の理解語彙を獲得しているか，それ以上の聴覚・言語発達を成し遂げていることを期待する。図6-10で示しているのは両側補聴器装用を生後4か月で開始し，良好な発達を成し遂げた症例である。聴覚・言語発達のスピードが遅いと判断される場合（例えば，図6-10の質問紙の右下のゾーンに入る症例）は，人工内耳の調整が適切なのか，他の発達障害があるのかなど，同時進行で原因を探っていく必要がある。自身の専門外の支援が必要と判断される場合は，早期に多職種連携支援を検討する。そのような判断をするためにも表6-23のような定期的な発達評価が欠かせない。

（4）音場での装用閾値検査と語音検査の重要性

成人の場合では，音入れ後1か月ぐらいで装用閾値検査をすることが推奨されている。同じように小児もなるべく早い段階で装用閾値検査をする。ただし，この検査を行えるのは装用児の聴覚が発達しており，自覚的検査が可能な場合に限られる。

検査では，防音室でスピーカから震音を提示し，少なくとも500～4,000Hzまでの周波数ごとの装用閾値を片耳ずつ測定する。コクレア社の人工内耳の場合，最終的には20～30dBHL（特に1kHz以上の高音域は25dBHL以内）の範囲に入ることが望ましいとされている[50]。

言語発達した聴覚障害児で語音聴取検査が可能になれば，小児の語音検査として標準化されているCI-2004も使用する。人工内耳調整の検証方法として，装用閾値検査と語音検査は欠かせない。得られた検査結果が装用

♪ 手術後も必要となる乳幼児聴力検査 ♪♪

乳幼児の自覚的検査には相応の検査技術が必要となる。また，VRA・CORを用いることができるのは，ドアの呼び鈴などの環境音に反応できてからである。健聴の定型発達児であれば，VRA・CORは一般的に生後6か月頃からできるが，聴覚障害児の場合，音に意味があることを学ぶために最低数か月の補聴経験が必要である。

発達に応じてVRA・COR・遊戯聴力検査を適宜用いることで，人工内耳手術後の装用評価が早期の段階で可能となる。具体的には，手術前は正確な左右耳別の裸耳聴力レベルを知る必要があるが，手術後は人工内耳を装用した状態でどの程度小さい音が聞こえているかを検査する。

児の家族・通園施設の教員による評価と一致しているかにも注意を払う。

3）内耳奇形，重複障害の評価と支援
（1）内耳奇形
　先天性難聴のうち内耳奇形が占める割合に関する報告にばらつきはあるが20％程度とされている[51]。1998年に改定された日本耳鼻咽喉科学会による「人工内耳適応基準」では，内耳奇形例について人工内耳が必ずしも禁忌にならないとされた。現在では，人工内耳の手術前に側頭骨CT所見だけでなくMRI画像も不可欠な検査となっている。近年，これらの画像技術が進歩し，画像診断によって詳細に内耳奇形を分類することが臨床上可能になっている（第3章表3-12（p.57），図3-29（p.58）参照）。

　内耳奇形は遺伝性疾患との関連があるものも報告されており，難聴遺伝子検査が人工内耳手術前に推奨されるのはそのような背景もある。内耳奇形の程度によっては，人工内耳の効果を認めにくいものもある。特に，内耳道狭窄例では蝸牛神経の低形成だけでなく無形成の例もあり，効果がほとんど認められないとされるため，人工内耳の適応は慎重に検討されるべきである。このような場合，現実的な見通しなどを説明し家族の同意を事前に十分に得ておく必要がある。

（2）重複障害の評価と支援
　聴覚以外の障害がある場合は，他の専門家らとの連携がより一層欠かせない。定期的な発達評価によって他の発達障害もあることが認識できた時点で，他の専門家に紹介する体制を整えたい。例えば，肢体不自由や知的障害などの発達障害がある場合は，程度にもよるが療育機関で重点的に適切な支援を受けるほうが望ましいケースもある。また，子どもを専門とした医療機関であれば，同施設内の小児専門の理学療法士や作業療法士による支援を受けられることも多い。他の専門家がどのような支援を行っているかを知ることで，自身の専門領域ではどのように支援するべきかヒントになることも多い。

4）今後の課題
（1）支援体制の課題
　現在の日本では1-3-6ゴールを達成するための支援体制がまだ十分には整っていない。具体的には，乳幼児に対して補聴器・人工内耳の適応や調整を検討する際に必須となる，左右耳別の自覚的聴力検査が実施でき，補聴器・人工内耳を適切に調整できる専門家を育成する必要がある。また，聴覚障害児の言語発達の状態を把握し，言語発達を促す技術を具体的に家族に伝え支援することも専門家には求められる。

PT：physical therapist
OT：occupational therapist

第6章　小児聴覚障害への臨床活動

インクルーシブ教育
障害のある子どもと障害のない子どもがともに同じ場所で学ぶしくみ。一般的に，障害児が普通学校に通うことを意味する。

セルフアドボカシー
自分の権利やニーズを主張すること。障害のある子どもが必要な支援を周りに説明して理解してもらう行為のこと。

発達障害
発達障害者支援法（2004）は，発達障害を自閉症，アスペルガー症候群その他の広汎性発達障害，学習障害，注意欠陥多動性障害，その他これに類する脳機能の障害であってその症状が通常低年齢において発現するものと定めている。

（2）インクルーシブ教育を受ける人工内耳装用児の課題

　早期に手術された人工内耳装用児は普通学校に通える程度の言語発達を成し遂げられることが多くなってきたとはいえ，健聴児と同じ聞こえではないことに留意する。そのため，教員だけでなく周囲に聴覚障害であることを伝えておく必要がある。インクルーシブ教育を受ける場合では，補聴援助システムのひとつである無線通信機器の使用を含む騒音への配慮，人工内耳による聞こえについての周囲の理解，本人が支援を求めるセルフアドボカシーが必要である。本人の障害認識に課題がある場合は多面的な支援を提供する。

❻ 重複障害への評価と指導

　症候群，遺伝子疾患，脳の器質障害等に起因する知的障害や運動障害では，高い確率で聴覚障害が重複する。新生児聴覚スクリーニング（NHS）の開始により，知的障害や運動障害の重複児についても早期の難聴診断が可能となり，適切な聴覚評価と聴覚補償が求められるようになった。また，自閉スペクトラム症（ASD）をはじめとする小児発達障害児の存在が広く知られるようになり，発達障害特性を併せもつ難聴児への指導が必要となった。

　聴覚障害に合併する障害の程度や実態は個々に異なっているため，個々の重複障害児の全体像をとらえ，指導を行う必要がある。また，重複障害児が在籍する療育・教育機関は，聴覚障害を専門とする機関ばかりではないため，在籍する機関との連携が必要である。

1）難聴を伴う主な重複障害の評価と支援

（1）知的障害

　ダウン症児の聴力検査は，聴取すべき音を理解することの困難さと運動発達の遅れにより閾値の測定が難しい。また，聴力は，成長とともに閾値の改善を認める例があり，補聴器の適応や開始時期の判断が難しい。原則としては，補聴器が対象となる聴力であれば装用を勧め，発達や閾値の変化により補聴器が不要となれば補聴器装用を中止する。本人が楽しめる活動の中で補聴器を装用し，音の聴取と楽しさを結びつけていくことで，補聴器を自分から使いたがるように支援する。

（2）発達障害

　発達障害が幼児期以降に診断されることから，乳児期に難聴診断がなされた後に発達障害に気づくことになる。ASDを疑う行動に「名前を呼ん

Ⅲ．小児聴覚障害の指導・支援

でも振り向かない」といった音声反応の乏しさがある。ASD児と難聴児の行動特徴が類似するため鑑別が難しい。また，難聴とASDが重複する場合，どちらかの障害の診断や対応が遅れることが懸念される。

ASDでは検査音への気づきや検査法の理解が困難であることから閾値の測定が難しい場合がある。日常生活での音や声への反応と併せて聴覚評価をする必要がある。装用指導では，補聴器の利得を徐々に上げていくことや，好きな活動の中で補聴器装用を進める等の工夫が必要である。また，常時装用が安定していても不快な聴取経験によって補聴器を外すことが突然起きることがある。装用当初ではイヤモールドへの触覚過敏から補聴器を外すことがあるので，外しても紛失しないような工夫が必要である。

聴覚活用指導においては，パーテーションや吸音材等を用いて環境刺激を軽減する。指導内容やスケジュールを視覚スケジュールやワークシステムを用いることでわかりやすく提示する。また，対人意識の希薄さやコミュニケーションにも常同性を求めるような特異性がみられるため，長期的なフォローや指導が必要である。

注意欠如多動性障害（ADHD）では，難聴があると指示が伝わらないために多動性・衝動性を示しているともとらえられるため，気づかれにくい。他の障害を重複しない聴覚障害児は，学齢前になると顕著な多動性や衝動性が落ち着く。一方，不注意については音への反応の遅れが継続するため，聴覚障害児と行動特徴が類似し，ADHDと難聴を区別しにくい。

読み書き障害は，聴覚障害の二次的障害として引き起こされることがあるため鑑別が難しい。コミュニケーションは手話やジェスチャーを用いてとれるが，文字や指文字を用いての語の獲得が難しい。対象児が興味・関心をもつ読み書き課題を用いながらの，根気強い指導が必要である。

（3）脳性麻痺

脳性麻痺は姿勢と運動の障害である。条件詮索反応聴力検査（COR）などの行動反応をみる聴力検査では，姿勢や運動障害のため音源定位が困難で正確な閾値を得にくい。また，脳の器質的障害でABRの波形が出現しないことや，CORとABR/ASSRの結果が乖離する例がある。聴覚閾値の判断が難しいため，補聴器の利得は症例の反応をみながら慎重に行う。

重度肢体不自由児では体調や健康を優先し，対象児ごとに装用の意味を見い出しながら補聴器に徐々に慣れていくことが望ましい。姿勢・運動発達によって補聴器の型（耳かけ型やベビー型）を選択する。姿勢が安定しない場合には片耳が保持椅子にあたり，両耳装用が難しい場合がある。

（4）先天性サイトメガロウイルス（CMV）感染症

先天性サイトメガロウイルス（CMV）感染症では，難聴の合併率が高く，遅発性の難聴もある。難聴のタイプは混合性，伝音性，感音性を認め，高

ワークシステム
ASD児の指導方法として，学習活動がわかりやすいように，課題を順番に並べて提示し，決まった方法で行う。

脳性麻痺
胎生期から出生前後の脳の損傷に起因する障害。未熟座で一生を過ごす場合や強い緊張や不随意運動を伴い，知的障害を重複する場合も多い。

先天性サイトメガロウイルス（CMV）感染症
妊娠中の母親が感染したCMVが児に感染することで起こる母子感染症。目の欠損症，心奇形，後鼻孔閉鎖，生育・発達の遅れまたは中枢神経奇形，生殖器低形成，耳介奇形ないし難聴，顔面神経麻痺の4つ以上の症状を呈し診断される（第3章Ⅳ-2（p.55）参照）。

度難聴が多い。また，後にADHDなどの発達障害や，軽微なてんかんなどが認められることもある。長期的な聴覚管理と聴覚障害児の状態に応じた療育や言語訓練が必要である。

2）評　価
（1）聴覚評価と補聴
　対象児の発達に合わせた乳幼児聴力検査を用いる。重複障害があると集中できる時間が短く，検査の再現性が乏しい。生活上での音声に対する反応の観察や他覚的検査を併用し聴覚評価を行う。聴覚評価では，以下に示すような工夫がやむを得ないことがある。① 周波数を限定し短時間で実施する。② 純音で反応が得られない場合は音をノイズに変えて試す。③ 補聴器装用閾値から裸耳聴力を推測する。④ 好みの玩具の音に対する聴性行動反応を観察しながら裸耳閾値を推測する。

　聴性行動の観察は子どもをよく知る養育者や療育者とともに行うとよい。録画が可能であれば，後で聴性行動反応と判断できることがある。

　語音検査の提示は，話声のみで難しければ読話併用で行う。対象児の様子を観察しながら注意を引きつけて，集中したタイミングで語音を提示し，提示の間を調整する。既成の語音聴取検査が難しい場合には，数を用いた数唱聴取検査（JANT）や家族の名前を用いた親族呼称了解度検査がある。数唱聴取検査（図6-11）では，あらかじめ，「イチ」「イチ，ニ」「イチ，ニ，サン」……「イチ，ニ，サン，シ，ゴ，ロク」を聞きとり，反応指示用絵カードを指さす練習を行う。その後，イチ以外の「ニ」「サン」「シ」「ゴ」「ロク」をランダムに提示し，反応指示用カードを用いて回答させる。親族呼称了解度検査（表6-24）は，10語をランダムに提示し，絵カードを指さし回答させる。また，対象児に合わせた語（例えば，友だちの名前）を用いて評価することもできる。対象児が集中した状態を維持できるように正誤にかかわらずフィードバックを行う。

　聴覚活用の評価は，その効果が音声言語の聴取のみに限らない。車の音が聞こえることで安全性が向上し，呼ぶと近づくことで生活しやすくなるなど，生活における効果を個々に評価する必要がある。

（2）全体発達や認知・知能の評価
　聴覚評価や指導方法を考案するためには，発達や認知・知能の評価が必要である。

　遠城寺式乳幼児分析的発達検査や津守・稲毛式乳幼児発達検査，KIDS乳幼児発達スケール，新版K式発達検査等が用いられる。対象児に直接検査を行うことが難しい場合は，質問紙法を用いた検査を用いて，養育者から情報を得て評価するとよい。

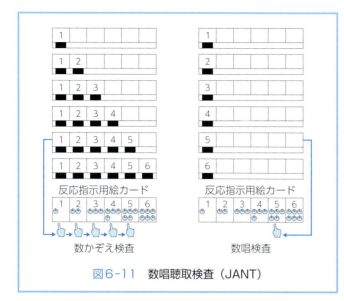

図6-11 数唱聴取検査（JANT）

表6-24 親族呼称了解度検査の刺激語例

拍 数	刺激語
2	ママ，パパ
4	おじさん，おばさん
5	おじいさん，おにいさん，おかあさん，おばあさん，おねえさん，おとおさん

認知・知能の評価では，ウェクスラー式知能検査やビネー式知能検査が利用できる。音声で課題を提示する場合には，指示や課題が伝わっていないことがあるので注意する。検査の目的に応じて，手話やジェスチャー，文字を用いて課題を示してよいか判断する。

(3) 遊びや発話，言語発達の評価

養育者と遊んでいる場面を観察し，遊びの内容や発話の様子から評価することができる。

得られた発話サンプルから，発話で用いられている単語，文の評価や構音の様子も評価できる。絵をポインティングできるようになれば，絵画語い発達検査（PVT-R）や絵カードを用いて語彙理解力を評価することができる。既成の評価法を用いることができない場合も多いので，生活の中で絵カードや写真を用いて語彙の理解や表出について評価する。

Ⅳ 学校教育と就労支援

特別支援教育

特別支援教育の開始（2007年）によって通常学級で学ぶ聴覚障害児に対しても必要な支援を行うことになった。その背景には，発達障害をはじめとする支援の必要な子どもの理解が広まったことがある。軽度の難聴や一

通常学級におけるろう教育
ろう教育は，学校教育法（1948年）により聾学校の就学義務制が始まった。その後，全国の聾学校に幼稚部が設置され，1980年代には個人補聴器の普及により聴覚口話法による早期教育が広まり，通常学校への就学（インテグレーション）が進んだ。

第6章　小児聴覚障害への臨床活動

自立活動
自立を目ざし，障害による困難さを主体的に改善・克服するために必要な知識・技能・態度・習慣を養うための指導。

側性の難聴は，新生児聴覚スクリーニングにより早期に診断されるようになり，通常学級に在籍していても，支援や配慮を受けられるようになった。

1）指導体制

　聴覚障害児が在籍する公教育機関は，聴覚特別支援学校（ろう学校），聴覚障害特別支援学級（難聴学級），通常学級である。通常学級在籍の聴覚障害児は，通級による指導（難聴通級指導）を受けることができる。教育機関では，障害による困難さを改善・克服するための指導の領域として自立活動が行われる。

　学校や学級の決定は，聴覚障害児の教育的ニーズに本人や保護者の意向を加味して行われる。市町村が就学相談のための支援委員会を設置し，医師や言語聴覚士，心理士等の専門家と保護者が相談できる機会を設けている。表6-25のような規定はあるが，地域の実情に合わせて就学先が決定されている。就学先の選択に際し，言語聴覚士は意見や助言を求められることがあるため各教育機関の特徴を知る必要がある。

（1）聴覚特別支援学校

　聴覚特別支援学校（ろう学校）では，乳幼児教育相談，幼稚部，小学部，中学部，高等部が設置されている。幼稚部から高等部まで継続した指導ができ，少人数指導で個々の教育的ニーズに対応できる。途中で通常校を選択し，特別支援学校で教育相談や聴覚活用指導を受ける場合もある。

　乳幼児教育相談では，聴覚活用やコミュニケーションの指導，母子へのサポートが行われている。3歳になると幼稚部に入り，個別指導に加えてグループ指導が始まる。意思疎通の手段として音声口話に日本語対応手話を併用していることが多い。

　小学部以降の教科学習では，音声，読話，文字，日本語対応手話，指文字など個々の聴覚障害児に合わせた方法が用いられている。IT機器や音声文字変換システム，パトライトや電光掲示板などの聴覚障害用屋内信号装置が整備されており視覚情報によって情報を保障することができる。大

表6-25　特別支援学校・特別支援学級・通級による指導の対象となる障害の程度

特別支援学校	通常学校	
	特別支援学級	通級による指導
両耳の聴力レベルがおおむね60デシベル以上のもののうち補聴器等の使用によっても通常の話声を解することが不可能又は著しく困難な程度のもの	補聴器等の使用によっても通常の話声を解することが困難な程度のもの	補聴器等の使用によっても通常の話声を解することが困難な程度の者で，通常の学級での学習におおむね参加でき，一部特別な指導を必要とするもの
学校教育法施行令第22条の3	平成25年10月4日文科省初等中等教育局長通知	

272

Ⅳ．学校教育と就労支援

学進学を目ざす聴覚障害児がいる一方で，医療的ケアの必要な重複障害の
ある聴覚障害児もおり，在籍児の様相は多様化している。

（2）聴覚障害特別支援学級

　通常の小・中・高等学校に設置された聴覚障害児のための少人数の学級
である。音声言語をコミュニケーション手段とすることが多いが，日本語
対応手話併用の学級もある。聴覚活用指導，構音指導，語彙の拡充や構文
指導等の言語力の促進，コミュニケーション力の育成，障害認識について
の指導が行われる。教科指導は学年に対応しつつも，個々の理解力や言語
力に配慮して行われる。

（3）難聴通級指導・通常学級

　難聴通級指導は，通常学級に在籍する子どもに対して個別の指導やグ
ループでの指導を週1〜数回，通級指導教室で行う。聴覚活用指導，構音
指導，語彙の拡充や構文指導などの言語力の育成，コミュニケーション指
導，障害認識についての指導が行われる。対象には，軽度・中等度難聴児，
一側性難聴児が含まれる。通常学級の教員や子どもたちに対して難聴理解
を促す役目がある。

　通常学級は，学年の教科学習を音声言語で行う。合理的配慮としてコミュ
ニケーション支援や学習支援が聴覚障害児に対しても行われる。補聴器や
人工内耳の装用が早期化することで通常学級に在籍する聴覚障害児は増加
している。聞こえの状態を医療機関と教育機関が共有し，連携して聴覚障
害児の学校生活を支える必要がある。特別支援教育コーディネーターを中
心に個々の子どもに対する必要な支援が検討され実施される。

2）インクルーシブ環境

　共生社会の形成に向けて，障害のある子どもを受け入れる教育環境（**イ
ンクルーシブ環境**）の整備を目ざす（**図6-12**）。① 消音キャップやテニ
スボールを利用して机や椅子の雑音を軽減する。② 授業内容を板書やプ
レゼンテーションを用いて視覚的に示す。③ 補聴援助システムで先生の
声を補聴器や人工内耳に直接届け，雑音を軽減する。④ ノートテイカー

> ♪ 特別支援教育コーディネーター ♪♪
> 　各学校における特別支援教育を推進するため，校内委員会や校内研修の企
> 画・運営，関係諸機関と学校との連絡調整，保護者からの相談窓口となる。
> 通常の学校も特別支援学校にも特別支援教育コーディネーターがおり，連携
> を図っている。聴覚特別支援学校は地域の聴覚障害児の支援を行う目的でセ
> ンター的機能を有しており，通常学校に在籍する聴覚障害児の聴覚活用や言
> 語指導などの相談に対応している。

インクルーシブ環境
障害にかかわらず共生できる教育の実現（インクルージョン）を目ざすのがインクルーシブ教育（包括的教育）であり，その状況が整っている環境のこと。障害のある者と障害のない者がともに学ぶしくみである。それ以前は，通常学級に聴覚障害児を受け入れる（インテグレーション）方法で，通常学級の指導法に聴覚障害児が従う必要があった。

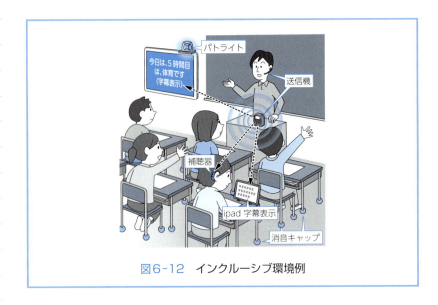

図6-12　インクルーシブ環境例

や手話通訳者，聴覚障害児のための支援員を配置する。⑤教職員や学級児童が聴覚障害児の聞こえについて理解し，必要な支援をともに考え実施していく。①と②は，すべての子どもに有効であることからユニバーサル支援と呼ばれる。③と④は地域によって実施状況が異なる。

　聴覚障害は，補聴器や人工内耳を装用していれば聞こえるという誤解が生じやすい。聴覚障害児が生活する地域に対しても難聴理解を啓発する必要がある。

3）教育機関への言語聴覚士の参画と課題

　聴覚特別支援学校には，地域の聴覚障害児の支援を行うためのセンター的機能があり，地域の通常学校の要請に応じて聴覚障害児の教育に必要な助言や支援を行っている。専門性の向上のために言語聴覚士が教育機関にかかわる機会が増加している。

　学校で聴覚障害児を指導する場合には教員免許が必要であるため，教員免許をもたない言語聴覚士は教員といっしょに指導したり，市町村が設置している学校以外の機関で聴覚障害児の指導をしている。

　教員と言語聴覚士の連携が求められるが，教員と言語聴覚士とでは養成課程や専門知識が異なるため，お互いの専門性を認め，相手にわかりやすく説明する必要がある。言語聴覚士が学校に対して助言を行う場合は，教室で実施可能な支援を教員とともに考えていく姿勢が必要である。

IV. 学校教育と就労支援

② 大学・専門学校で学ぶ聴覚障害者

　大学や専門学校（以下，高等教育機関）で学ぶ聴覚障害学生が増加している。高等教育機関では専門知識や技能の習得のため専門用語が用いられるため聴取理解が難しいことが増える。また，ゼミ活動のような話し合いや自主的な活動やフィールドワークのような学外の活動も増え，聴覚障害学生が自分で必要な情報保障を周囲に依頼する必要がある。

　障害のある学生を支援するための担当部署（障害学生支援センターなど）で学習に必要な支援を相談できる。教員が講義のレジュメを学生に事前に渡す工夫や，学生ボランティアのノートテイカーや手話通訳を派遣する等，個々の学生のニーズに対応する。聴覚障害学生自身が関係各部署に必要な支援を依頼する必要がある。言語聴覚士は，聴覚障害学生が直面している困難さを聴取し，必要な支援と依頼の仕方について，聴覚障害学生といっしょに考え，支援を具体化する手助けを担う。

③ 情報保障

1）バリアフリーの考え方

　障害のある人の社会参加の障壁（バリア）として，① 物理的な障壁（車椅子使用者の段差や障害物等），② 制度的な障壁（資格や免許の付与の制限等），③ 文化情報面での障壁（わかりやすい案内や表示の欠如等），④ 意識上の障壁（心ないことばや態度，考え方など）がある。聴覚障害があると情報発信が音声でなされた場合に聴取できないというバリアがある。音声以外の方法を用いて情報を保障することでバリアが軽減できる。

2）情報保障の考え方

　聴覚障害によるバリアの軽減には，聴覚補償と情報保障という2つの方法がある。聴覚補償は音声を大きくしたり，雑音を軽減したりして聴取しやすくする方法である。一方，情報保障は，文字や手話，絵図などを用いて内容を伝達することである。

3）情報保障の実際と人的資源，物的資源

　聴覚補償と情報保障の実際を表6-26に示す。情報保障の人的資源として，制度化されたものに手話通訳者と要約筆記者がある。教育現場では，特別支援員や介助員を市町村が配置している場合がある。物的資源として

高等教育機関で学ぶ聴覚障害学生
聴覚・言語障害のある学生数でみると，
　2020年度　1,798人
　2021年度　1,852人
　2022年度　2,005人
　2023年度　2,255人
と年々増加傾向にある[52]。

聴覚補償
聴覚情報である音声を聴取しやすくする。

情報保障
音声を文字や手話に置き換えることで，情報伝達を保証する。

第6章　小児聴覚障害への臨床活動

手話通訳
要約筆記
障害者総合支援法に基づいて地域生活支援事業の中の「意思疎通支援」を用いて要約筆記者や手話通訳者の派遣が行われている。

表6-26　聴覚補償と情報保障の実際

聴覚補償	・話者の近くに座る	・拡声器やマイクの使用
	・補聴援助システムの活用	・雑音の軽減（消音キャップの利用）
情報保障	・手話通訳	・要約筆記
	・ノートテイク	・音声文字変換システム
	・eメールやLINE	

は，学校を含め公共施設では緊急情報をパイロットランプで伝えたり，電子掲示板に文字で表示したりする。

　すべての学童期以降の子どもがパソコンやタブレット端末を保有する時代となり，音声文字変換ソフトウエアやアプリ，LINEなどが使用できるようになった。このような機器の操作能力と文字情報を処理できる能力を聴覚障害児に育成し，学習場面に応じて有効な方法を判断し実行できるようにする。

④ 就労支援

　聴覚障害者の安定した就労には，職場や会社側のコミュニケーションにおける配慮が必要である。職場での情報保障が主に印刷資料や筆談で行われ，手話通訳は研修・会議などに限られた場面で行われているという実態がある。聴覚障害者の就労満足度を高めるためには，仲間として気楽に声をかけることができる人間関係をつくり，職場帰属意識を高め，情報保障への支援や配慮が職場でできることが必要である。

　就労にあたっては，高校や大学での職場実習やインターンシップを利用し就労体験を通し，就労時に必要な支援を明らかにしておく。例えば，電話を用いた業務が難しい場合には，eメールやLINEで代替できるようにする。会議では，事前の資料配付や相手の顔や口元がみえるような座席の配置，音声文字変換システムの活用などが有用である。聞こえの状態と仕事の内容が当事者によって異なるので，必要な支援を自分から職場の人に伝

♪ 聴覚障害者の就労の問題 ♪♪
　障害者雇用実態調査（2023年度）によると，従業員規模5名以上の事業所に雇用されている身体障害者52万6,000人のうち，肢体不自由35.4%，内部障害30.6%に次いで聴覚言語障害者は12.2%であった。岩山(2013)[53]は，障害者雇用実態調査（1998，2003，2008年）から聴覚障害者では転職経験が4割程度であり，主な退職理由は，「賃金・労働条件に不満」「職場の雰囲気・人間関係」「仕事内容が合わない」が上位であると報告している。

えることになるが，誰に伝えればよいかを職場側と打ち合わせておく必要
がある。

〔引用文献〕

1）Yoshinaga-Itano, C., Sedey, A.L. , Coulter, D.K., *et al.*：Language of early- and later-identified children with hearing loss. *Pediatrics*, **102**(5): 1161-1171, 1998

2）中村公枝・城間将江・鈴木恵子編：標準言語聴覚障害学　聴覚障害学 第2版, 医学書院, p.21, 236, 2015

3）こども家庭庁：令和元年度「新生児聴覚検査の実施状況等について」調査結果, 2021

4）沖津卓二：重複障害児の聴覚医学的問題. *Audiology Japan*, **53** (6)：664-676, 2010

5）Hall, J.W. Ⅲ：Crosscheck principle in pediatric audiology today：A 40-year perspective. *Journal of Audiology & Otology*, **20** (2)：59-67, 2016

6）Northern, J.L. and Downs, M.P.：Hearing in children, Lippincott Williams & Wilkins, 1991

7）Widen, J.E., Folsom, R.C., Cone-Wesson, B., *et al.*：Identification of neonatal hearing impairment：hearing status at 8 to 12 months corrected age using a visual reinforcement audiometry protocol. *Ear and Hearing*, **21** (5)：471-487, 2000

8）Dworsack-Dodge, M.M., Gravel, J.S., Grimes, A.M., *et al.*：Audiologic guidelines for the assessment of hearing in infants and young children, The American Academy of Audiology, 2012

9）Scollie, S., Glista, D., Tenhaaf, J., *et al.*：Stimuli and normative data for detection of Ling- 6 sounds in hearing level. *American Journal of Audiology*, **21** (2)：232-241, 2012

10）中村公枝：難聴乳幼児の治療教育. 平成2～4年度厚生省心身障害研究「治療教育の開発と統合化に関する研究（主任研究者：高橋彰彦）」難聴幼児指導の手引き, pp.93-148, 1993

11）中村公枝：聴覚とコミュニケーション 乳幼児期の聴覚活用と言語習得. 音声言語医学, **48** (3)：254-262, 2007

12）北　義子：乳児期の難聴児ケアの視点－言語聴覚士による「養育者と子の間主観的コミュニケーション支援」－. 音声言語医学, **60** (1)： 1 -10, 2019

13）髙橋　脩・青木　藍（聞き手・装画）：発達障害児と家族への支援, 日本評論社, 2022

14）トマセロ・M著, 辻　幸夫・野村益寛他訳：ことばをつくる：言語習得の認知言語学的アプローチ, 慶應義塾大学出版会, 2008

15）大原重洋・廣田栄子：聴覚障害幼児における聴児との社会的遊びの発達的

変化と関連要因の検討. 音声言語医学, **53**（4）：319-328, 2012

16) 廣田栄子・田中美郷：特集<聴覚と音声言語> 中・高度聴覚障害児の音声障害と幼児期の指導との関係. 音声言語医学, **30**（4）：381-388, 1989

17) 高橋宏明：代用音声指導の選択. 耳鼻咽喉科臨床, **80**（5）：708-711, 1987

18) 広田栄子・工藤多賀・田中美郷：聴覚障害児における発話のピッチ・速度, 音声強度の検討. 音声言語医学, **26**（3）：199-208, 1985

19) Tomblin, J.B., Oleson, J.J., Ambrose, S.E., *et al.*：The influence of hearing aids on the speech and language development of children with hearing loss. *JAMA Otolaryngology-Head & Neck Surgery*, **140**：403-409, 2014

20) 市島民子：有意味語への移行期における発声の超分節的特徴と語用論的機能. 聴能言語学研究, **9**（2）：56-63, 1992

21) 江尻桂子：乳児における喃語と身体運動の同期現象1 その発達的変化. 心理学研究, **68**（6）：433-440, 1998

22) 広田栄子：聴覚障害児における早期からの聴覚口話法による言語指導の実際とその成果. 音声言語医学, **34**（3）：264-272, 1993

23) 今井智子・加藤正子・竹下圭子他：新版構音検査, 千葉テストセンター, 2010

24) Chin, S.B., Bergeson, T.R. and Phan, J.：Speech intelligibility and prosody production in children with cochlear implants. *Journal of communication disorders*, **45**（5）：355-366, 2012

25) 上野一彦・名越斉子・小貫　悟：PVT-R絵画語い発達検査手引, 日本文化科学社, 2008

26) J.COSS研究会 編：J.COSS 日本語理解テスト, 風間書房, 2010

27) 大井　学・藤野　博・槻舘尚武他（日本版著）：CCC-2子どものコミュニケーション・チェックリスト マニュアル（D.V.M. Bishop原著）, 日本文化科学社, 2016

28) 佐竹恒夫・東江浩美・知念洋美：質問－応答関係検査 実施マニュアル, エスコアール, 1997

29) 新版K式発達検査研究会編：新版K式発達検査2020　実施手引書, 京都国際社会福祉センター, 2020

30) WPPSI-III刊行委員会（日本語版著）：WPPSI-III知能検査 実施・採点マニュアル（Wechsler D原著）, 日本文化科学社, 2017

31) 日本版WISC-V刊行委員会（日本語版著）：WISC-V知能検査実施・採点マニュアル（Wechsler D原著）, 日本文化科学社, 2021

32) Bigler, D., Burke, K., Laureano, N., *et al.*：Assessment and Treatment of Behavioral Disorders in Children with Hearing Loss：A Systematic Review. *Otolaryngol Head Neck Surg* 1, **60**（1）：36-48, 2019

33) エリクソン・E. H.著, 西平　直・中島由恵訳：アイデンティティとライフサイクル, 誠信書房, 2011

34) 船曳康子・村井俊哉：ASEBA行動チェックリスト（CBCL／1½-5：保護者用およびC-TRF：保育士用）標準値作成の試み．児童青年精神医学とその近接領域，**58**（5）：713-729，2017

35) 船曳康子・村井俊哉：ASEBA行動チェックリスト（CBCL：6-18歳用）標準値作成の試み，児童青年精神医学とその近接領域，**58**（1）：175-184，2017

36) 辻井正次・村上　隆（日本語版監修）：日本版VinlandⅡ適応行動尺度マニュアル，日本文化科学社，2014

37) 旭出学園教育研究所編：S-M社会生活能力検査　第3版手引，日本文化科学社，2016

38) 中田洋二郎・上林靖子・福井知美他：幼児の行動チェックリスト（CBCL／2-3）の日本語版作成に関する研究．小児の精神と神経，**39**（4）：305-316，1999

39) 井潤知美・上林靖子・中田洋二郎他：The Child Behavior Checklist/4-18日本語版の開発．小児の精神と神経，**41**（4）：243-252，2001

40) 野原　信・廣田栄子：聴覚障害児における会話時の意図理解に関する検討：社会的知識の使用．*Audiology Japan*，**61**（6）：538-545，2018

41) コール・E著，今井秀雄編訳：聴覚学習，コレール社，1990

42) 障害者の権利に関する条約，国際連盟，https://www.mofa.go.jp/mofaj/fp/hr_ha/page22_000899.html.（2024年8月13日閲覧）

43) 佐藤紀代子・杉内智子・城本　修他：中等度難聴者における聞こえにくさと聴覚障害への意識の検討．*Audiology Japan*，**62**（4）：290-298，2019

44) 廣田栄子：小児難聴の評価．城間将江・鈴木恵子・小渕千絵編：標準言語聴覚障害学　聴覚障害学　第3版，医学書院，p.266，2021

45) 長崎　勤・小野里美帆：コミュニケーションの発達と指導プログラム－発達に遅れを持つ乳幼児のために－，日本文化科学社，1996

46) 平島ユイ子・城間将江：中等度難聴児の自由会話におけるコミュニケーションブレイクダウンと訂正方略の活用．言語聴覚研究，**9**（1）：22-29，2012

47) 厚生労働科学研究感覚器障害戦略研究：聴覚障害児の日本語言語発達のために－ALADJINのすすめ，テクノエイド協会，pp.136-138，2012

48) 高度・重度難聴幼小児療育ガイドライン作成委員会編：人工内耳前後の療育ガイドライン．2021

49) Cole, E.B. and Flexer, C.: Children with Hearing Loss: Developing Listening and Talking, Birth to Six, Plural Publishing, p.28, 2020

50) Wolfe and Shafer：Programming cochlear implants. 2nd Ed, Plural Publishing, 2014

51) McClay, J.E., Tandy, R., Grundfast, K., *et al*：Major and minor temporal bone abnormalities in children with and without congenial sensorineural hearing loss. *Arch Otolaryngol Head Neck Surg*, **128**（6）：664-671, 2002

52) 日本学生支援機構：令和5年度（2023年度）大学，短期大学及び高等専門

学校における障害のある学生の修学支援に関する実態調査結果，2023

53）岩山　誠：聴覚障害者の職場定着に向けた取り組みの包括的枠組みに関する考察．地域政策科学研究，**10**：1-24，2013

〔参考文献〕

・Tye-Murray, N.：Foundations of aural rehabilitation：Children, adults, and their family members, Plural Publishing, 2019

・廣田栄子編著：きこえとことばの発達と支援　特別支援教育・療育における聴覚障害のある子どもの理解と支援，学苑社，2021

・城間将江・鈴木恵子・小渕千絵編：標準言語聴覚障害学 聴覚障害学 第3版，医学書院，2021

・テクノエイド協会：感覚器障害戦略研究　聴覚障害児の療育等により言語能力等の発達を確保する手法の研究　聴覚障害児の日本語言語発達のために〜ALADJIN のすすめ，平成24年1月，https://www.techno-aids.or.jp/aladjin.pdf

・片岡祐子・菅谷明子・中川敦子他：両側難聴児・者が学校生活で抱える問題に関する調査の検討．*Audiology Japan*，**64**（1）：87〜95，2021

・平島ユイ子・村上　健・塚原　恵他：音声会話における人工内耳装用児の訂正方略に関係する言語要因の検討．音声言語医学，**56**（1）：30-36，2015

・矢崎　牧：家庭でできるきこえのチェック！リング6音について言語聴覚士が徹底解説．
https://nannchou.net/basic/ring6（2023年1月4日閲覧）

・諸頭三郎・山崎博司・内藤　泰他：内耳奇形を伴う小児人工内耳症例の術後成績．*Audiology Japan*，**55**（1）：68〜76，2012

・天地真顕・柳井真由美・井口郁雄他：療育センターにおける重複難聴児の支援体制．*Audiology Japan*，**61**（2）：136〜144，2018

・大沼直紀他：ことばのききとり評価（JANT，親族呼称，Matrix）．立入　哉・中瀬浩一編著：教育オーディオロジーハンドブック，ジアース教育新社，pp.100-119，2017

・大沼直紀・岡本途也：簡易語音検査による聴覚障害児の聴能の評価．*Audiology Japan*，**37**（1）：64〜73，1994

・北川可恵・黒瀬　誠・新谷朋子他：運動障害を伴う重複障害児の補聴器装用．*Audiology Japan*，**49**（1）：93〜100，2006

・金樹　英・東江浩美・鈴木繭子他：聴覚障害児における発達障害重複についての研究．明治安田こころの健康財団研究助成論文集，**46**：87-96，2010

・力武正浩・小島博己・森山　寛他：難聴を伴う重複障害児の変遷と現況−現在における問題点を中心として．耳展，**55**：417-424，2012

・森つくり・川住隆一・熊井正之：注意欠陥・多動性障害の合併およびその傾向がある聴覚障害幼児の聴取・言語能力に関する調査研究−全国ろう学校幼

稚部における質問紙調査. *Audiology Japan*, **52**（3）：157-165, 2009

・吉冨　愛・馬場信太郎・金丸朝子：ダウン症児の難聴の検討. 小児耳鼻咽喉科, **39**（3）：312-319, 2018

・青木和昭・関根一希・下岡順直他：アクティブ・ラーニング科目における聴覚障碍者に対する情報保障の実践例. 地球環境研究, **21**：43-51, 2019

・笠原桂子・廣田栄子：若年聴覚障害者における就労の満足度と関連する要因の検討. *Audiology Japan*, **59**（1）：66-74, 2016

・厚生労働省：平成25年度障害者雇用実態調査結果報告書, 2014

・筑波技術大学聴覚系就職委員会：聴覚障害学生雇用ガイド 第2版, 2019

・文部科学省：聴覚障害教育の手引き. 2020

【第6章　まとめ】

●新生児聴覚スクリーニング検査で要精査となった児の支援についてまとめてみよう。

●小児聴覚障害はどのような側面について評価が必要か，整理してみよう。

●収集した評価をもとに結果サマリーを作成し，ハビリテーションの長期・短期目標を設定し，指導計画を立案してみよう。

●ハビリテーションにおける職種間・施設間の協力・連携について考えてみよう。

●人工内耳装用児，重複障害児などの聴覚評価，ライフステージにおける支援の注意点をまとめてみよう。

第7章 成人聴覚障害への臨床活動

【本章で学ぶべきポイント】
- 成人聴覚障害の特性とリハビリテーションの課題について聴覚障害の発症時期別に学ぶ。
- 成人聴覚障害の聴覚機能，心理・社会面，コミュニケーションの評価について理解する。
- 成人聴覚障害の補聴機器とコミュニケーションにかかわる指導・支援について学ぶ。

I 成人聴覚障害の多様性

1 発症時期による支援ニーズの違い

　成人聴覚障害は，発症時期，聴力の程度，原因，難聴の進行スピード，現時点のライフステージなどによって支援ニーズや対応が異なる。本項では，聴覚障害の発症時期と各ライフステージからみたリハビリテーションの課題を示す（表7-1）。

1）言語獲得前の発症

　言語獲得前に難聴を発症し，成人となった例を示す。青年期・成人期に学業や就労など社会適応にかかわる問題が表面化した例では，小児期の言

Ⅰ．成人聴覚障害の多様性

表7-1　聴覚障害の発症時期と各ライフステージからみたリハビリテーションの課題

発症時期＼現在の年齢	乳幼児～青年期 （0～25歳前後）	成人期 （25歳前後～65歳未満）	高齢期 （65歳以上）
言語獲得前	**補　聴** ・適切な補聴 ・補聴援助システムの導入と活用 **言語獲得** ・言語習得への支援 **障害認識** ・保護者の障害理解 ・学校での情報保障/環境調整 ・セルフアドボカシー育成/障害認識への支援 **コミュニケーション** ・コミュニケーションスキルの習得 ・手話を含めたコミュニケーション手段の拡大 **社会適応** ・学校・進路選択 ・同障者との交流	・補聴援助システムの積極的な活用 ・職場での情報保障/環境調整 ・セルフアドボカシー育成/障害認識への支援 ・コミュニケーションスキルの習得 ・社会適応/就労支援 ・日常生活の支援	 ・ライフステージの変化への適応 ・所属集団の開発
成人期		**心理的支援** ・失聴後の心理過程への支援 **補　聴** ・適切な補聴 ・補聴援助システムの導入と活用 **障害認識** ・職場での情報保障/環境調整 ・セルフアドボカシー育成/障害認識への支援 **コミュニケーション** ・読話の効用の理解 ・コミュニケーションスキルの習得 ・手話を含めたコミュニケーション手段の拡大 **社会適応** ・社会適応/就労の維持・支援 ・日常生活の支援 ・同障者との交流	 ・ライフステージの変化への適応 ・所属集団の開発
高齢期			**補　聴** ・補聴器の導入と定着 ・補聴援助システムの導入 **障害認識** ・対象者と家族への障害理解と認識 **コミュニケーション** ・読話，手話の効用の理解 ・コミュニケーションスキルの習得 **社会適応** ・日常生活の支援 ・ライフステージの変化への適応 ・所属集団の開発

283

障害認識
聞こえにくいという特徴をもった自己への肯定的認識と聞こえる周囲に対する認識であり，障害のとらえ方，すなわち自己の障害への理解（認識）の仕方を示す。

聴覚的認知
耳で聞いた情報を処理・理解する能力のこと。「音を聞く」「音の違いがわかる」「多くの音の中から音を聞き分ける」「ことばがわかる」「話を聞きながら要点をまとめる」などをいう。

アイデンティティ
自分は自分であるという認識や感覚のこと。また，相手とのかかわりの中で形成されることが多く，自分の役割や価値観などに影響を与える。

聴覚的モダリティ
聴覚からの情報が，視覚など他の感覚からの情報より記憶や認識に優位性をもつこと。

補聴援助システム
第5章III（p.195）参照。

語獲得の状況，コミュニケーション状態，障害認識など多くの課題が複雑な形となって存在している。また，小児期では活動範囲が限られているために，聴力が軽度・中等度，あるいは一側性難聴では問題が顕在化しないだけであったということも多々みられる。

しかし，成人期にひとたび問題が表面化すると，① 聴覚的認知が難しい，② 言語力が不十分である，③ コミュニケーションが確実に取り切れないために相手とわかり合える充足感が乏しく，人間関係が構築されにくいという問題が露呈する。そして自身の聴覚障害の問題に対して回避や嫌悪，諦めなどの葛藤が生じ，アイデンティティが確立できないなど心理的に不安定さを認めることがある。さらに，聞こえにくさのために職業選択が限られ，昇任や昇給が阻害されたり，職場の理解を得られないなどの問題が生じる場合もある。育児場面では母親同士のコミュニケーションにうまく参加できず，地域で孤立するなどの問題がみられる場合もある。また，趣味や娯楽などの文化的活動や地域参加においては，活動に積極的に参加しにくいという影響が想定される。

高齢期以降では，身体的機能の衰えとともにみずからの老いに向き合わざるを得ない状況となる。配偶者や友だちとの死別などを迎え，コミュニケーションの機会が乏しくなり，孤立しやすい。

2）成人期の発症

成人後に後天性聴覚障害（中途難聴ともいう）になった例を示す。発症時期は40～50歳代の働き盛りにも多い。

難聴の原因は様々であり，伝音系疾患や外傷による一時的な伝音難聴，突発性難聴やメニエール病などで難聴が進行し，不可逆性となったために，補聴器や人工内耳といった補聴機器による聴覚補償が必要な感音難聴，小児期から難聴が徐々に進行し，成人期に高度難聴と診断されたものなど多岐にわたる。

成人期の聴覚障害は，言語の獲得が完結している。このことが言語獲得前に発症の聴覚障害との大きな違いである。聴力の程度によっては，聴覚的モダリティの活用に個人差が大きく，環境音や言語音の知覚・認識が困難な場合もある。さらに，補聴機器の効果が乏しい例では，手話や筆談といったコミュニケーション手段が必要となる。しかし，聞こえにくさを自覚していても，本人や家族が聴覚障害を受け入れられない場合では，補聴機器や補聴援助システム，手話通訳や要約筆記などの受容が進まない例もある。

また，聴覚障害を発症したために，これまでの生活が大きく変容してしまい，職業の再選択などが必要な状態に陥ることもある。経済的基盤が揺

らぐなど，ストレスが大きく，衝撃や喪失感を抱きやすく，人生の途中で突然に生じた聴覚障害を受け入れることが困難な例もみられる。さらに社会生活や家族間のコミュニケーションも滞り，必要な情報収集などが不十分なために，疎外感や喪失感などを訴える例も多く存在する。このように，先天性の聴覚障害とは異なる心理状態と考え，家族を含めて障害認識への支援が必要になる。

3）高齢期の発症

加齢による聴覚障害は，蝸牛有毛細胞の消失や変性，聴神経のニューロンの消失，聴覚中枢機能の低下によるものである。特徴として，聴覚情報処理能力の低下，認知機能の低下によるコミュニケーションの疎通性の低下がある。このために，聴力レベルの程度に比して語音聴取が悪くなり，音圧を上げてもことばを聞き分けられない，音は聞こえても早口だと聞きとれない，音が反響しやすい場所や雑音がある場所ではことばが聞きとりにくいという状況になる。

「国立長寿医療研究センター老化に関する長期縦断疫学研究（NILS-LSA）」[1]によると，難聴の有病率は，50歳代後半から高くなり，65歳以上になると急速に増加する傾向が示されている（図7-1）。また，難聴の進行は，高音域周波数から聴覚閾値が上昇し，しだいに低音域から中音域まで障害されること，年齢が高くなるほど聴力低下が著しいことが明らかとされている[2]（図7-2）。

聴力は徐々に低下するため，自身の聴覚障害への自覚が乏しいことが多い。本人よりも家族，施設の介護職員などの指摘で聴覚障害がわかる例も

> **聴覚情報処理能力**
> 音声言語を聴取するための時間分析能，周波数弁別能，両耳分離能・融合能，スケッチ機能などを示す。

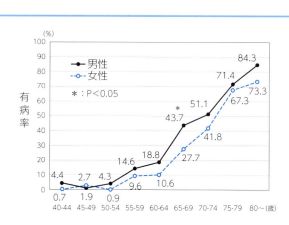

図7-1　難聴の有病率（25dB以上）

出典）内田育恵・杉浦彩子・中島　務他：全国高齢難聴者数推計と10年後の年齢別難聴発症率−老化に関する長期縦断疫学研究（NILS-LSA）より．日本老年医学会誌，49：222-227，2012より改変

地域包括支援センター
高齢者の暮らしを地域でサポートするために設けられている機関であり，相談対象は要介護認定の有無に制限はない。高齢者，家族，地域住民から相談を受けている。

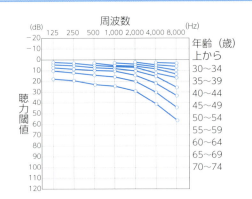

図7-2　年齢ごとの平均聴力レベル

出典）山岨達也・越智　篤：聴覚に関わる社会医学的諸問題「加齢に伴う聴覚障害」．*Audiology Japan*, 57（1）：52-62，2014

ある。一般に，若年者に比べて障害認識度が低く，障害を認めたがらない。また，高齢になればなるほど社会的な活動や役割は減少し，コミュニケーションの対象が近親者や介護者に限られるため，リハビリテーションのニーズを感じていないことが多い。しかし，語音弁別能の低下，雑音下での語音弁別能の低下がみられたときは，補聴器装用を勧めることが重要となる。

　高齢者の生活の質を保障するために，地域包括支援センターなどを中心とした活動や集いの場を維持するなど，個々に合わせた柔軟な対応が必要になる。難聴と認知症との関連[1]も明らかとされており，補聴器装用を積極的に推奨する必要がある。また家族や周囲の人に対して「聞こえているのに，聞こえないふりをする」などと聴覚障害を誤解されないように啓発することや対象者にわかりやすいコミュニケーションの取り方などの指導を行うことも重要となる。

聴覚管理および難聴の進行と補聴機器の選択

1）聴覚管理と予防

　言語獲得前に発症した聴覚障害において，その聴力を経時的に追っていくと，成長の過程で難聴が進行する場合がある。成人期に発症した聴覚障害においては，これまで健聴であったのに突然に聴力が低下し，その後，聴力変動が続くこともまれではない。また，加齢性難聴は，徐々に難聴が進行していく場合も多い。このように，人の聴力は永続性があるものでは

ない。聴覚障害による問題を最小限にとどめておくためには，定期的な聴覚管理を生涯を通じて行うことがきわめて重要となる。

難聴を予防するためには，以下のことが重要と示唆されている。動脈硬化症，糖尿病，虚血性心疾患，腎疾患などの生活習慣病を予防し，内耳有毛細胞の障害を引き起こすことが明らかとされている騒音への曝露を防ぐことである[3]。また，若い世代がスマートフォンなどの音響機器で大音量の音を聞くことが原因となって難聴が発症するリスクについては，注意と対策が必要である。

2）難聴の進行と補聴機器の選択

難聴の進行の程度によっては，補聴器の適合だけではなく，人工内耳の選択も視野に入れる。言語獲得前の聴覚障害では，乳幼児期・学童期に中等度程度の難聴であっても，青年期・成人期に聴力が高度以上に進行する場合がある。このような例では，進路選択などに直面したとき，または社会的な活動への制限を取り除こうとしたときに，最新の高出力の補聴器を考慮するだけではなく，みずから人工内耳を選択肢とする例もみられる。

成人期に発症した例では，聴力が高度以上になると補聴器だけでは不十分な場合もあり，手話を学び，新たなコミュニティを形成する例もある。しかし，それだけでは満足できない，満たされない状況がある場合には，人工内耳による聞こえの回復を選択する例も認める。

高齢期に発症した例では，残存聴力を活用して外界の刺激を取り込むために，補聴器の適合が必須となる。この対応を早めに行うことがフレイル予防にもなる。また，高度以上の聴力に低下した例では人工内耳も選択肢のひとつとなっている。高齢期でも人工内耳の手術が可能である身体条件，機械の操作性，周囲の協力，精神条件が整えば，補聴機器として人工内耳は十分に機能する。

> **フレイル**
> 健常から要介護へ移行する中間の段階。具体的には，加齢に伴い筋力が衰え，疲れやすくなり家に閉じこもりがちになるなど，高齢になることで生じやすい衰え全般を示す。加齢性難聴になると，人とのかかわりが少なくなるため，フレイルの状態になりやすくなる。

II 成人聴覚障害の評価

1 関連情報の収集

成人聴覚障害を扱う際は，聴覚障害の主観的・客観的評価を行い，対象者のニーズを詳しく知ることが必要である。そして，ニーズに合わせて補聴機器などを判断し，訓練・指導の方針を立てる目的で情報収集を行うこ

家族歴
この場合は家族・親戚の中に聴覚障害があるか，否か。

補聴器特性表
補聴器特性測定装置によって得られた出力特性を図示したもので，表示法は日本産業規格（JIS）により規定されている。

調整マップ
人工内耳の各電極のTレベル（最小可聴閾値）とCレベル（最大快適閾値）を測定した後，電極のバランス調整を行い，スピーチプロセッサにプログラムした結果を図示したもの。

聴覚障害者関係団体
全日本ろうあ連盟，全日本難聴者・中途失聴者団体連合会，人工内耳友の会「ACITA」などがあり，各地に支部がある。

とが重要である。

1）本人への問診

問診は，基本的情報，医学的情報，コミュニケーションに関する情報について聴取する。その際は対象者によってコミュニケーション手段が様々なため，本人が最も理解しやすい方法で臨機応変に対応する必要がある。

例えば，手話を用いたコミュニケーションを主とする対象者は，手話通訳士を介する場合もある。注意点としては，通訳者と言語聴覚士がやりとりをするのではなく，必ず対象者に向けて話すことが重要である。書記言語力のある対象者に対しては，要約筆記者を介して筆談でまとめるほうがよい場合もある。また，構音が不明瞭であると認識している対象者は，書記言語力があれば筆談をして相手に伝えようとする場合もある。

問診は，対象者のコミュニケーション能力を評価する手段になる。会話の疎通性，会話がわからなかったときの対応の仕方，傾聴態度，コミュニケーション意欲，障害認識の状況など観察しながら実施する。

問診表（図7-3）に基づいて，プロフィールを作成する必要がある。その内容としては，以下のとおりである。

（1）基本情報

氏名，性，年齢，生年月日，住所，職業，社会的・経済的基盤，家族構成，主訴について聴取する。その他，小児期からの聴覚障害の場合は療育・教育歴などについても聴取する。

（2）医学的情報

既往歴，現病歴，受診歴，家族歴，難聴の医学的診断，耳科的手術歴，現在までのオージオグラム（聴力図）や語音聴取検査結果，補聴器や人工内耳経験の有無と使用期間，補聴器特性表，補聴器装用閾値，人工内耳装用であれば調整マップなどについて聴取する。

（3）コミュニケーションに関する情報

家族や職場でのコミュニケーション手段と必要度，会話の理解度，対象者および家族の聴覚障害のとらえ方，聴覚障害者関係団体への加入の有無などを聴取する。また，問診を行いながらコミュニケーションに必要なコミュニケーションスキル（p.296参照）の活用状況について確認しておく。同行者がいる場合には，その相手とのコミュニケーション状態を観察しておく。

2）家族などからの情報収集

対象者と家族で聴覚障害の問題のとらえ方が異なる場合がある。例えば，対象者は「困ることがない」と話していても，家族は「テレビの音が大き

問診表

氏名		性別	男　女
生年月日	年　　月　　日	年齢	歳
住所			
職業			
身障手帳	種　　　級	障害名	
交付年月	年　　月　　日	難聴原因	
難聴の発症時期	年　　月　　日	補聴器開始	
主訴			
医学的診断名	右	左	
聴覚障害の種類	右	左	
聴覚障害の程度	右	左	
既往歴			
現病歴			
受診歴療育歴など			

家族構成	本人との続柄	年齢	職業	聴覚障害の有無	聴覚障害の原因

・障害認識

・家族からの情報

・その他

これまでの聴力検査結果

	検査日	右耳								左耳							
聴力		125	250	500	1000	2000	4000	8000	125	250	500	1000	2000	4000	8000		
	／／																
	／／																
	／／																
	／／																

・補聴器特性表
・人工内耳マップ
・その他の資料は別紙貼り付け

これまでの補聴機器使用経験

	右耳（補聴器・人工内耳）		左耳（補聴器・人工内耳）	
使用状況	有	無	有	無
使用開始	年　月　日		年　月　日	
機種				
購入先				
1日使用時間				

これまでの補聴機器における装用閾値（補聴器・人工内耳）

検査日	右耳							左耳							施設名
	125	250	500	1000	2000	4000	8000	125	250	500	1000	2000	4000	8000	
／／															
／／															
／／															

これまでの語音聴取能検査結果（補聴器・人工内耳）

検査耳	裸耳		音場（補聴機器使用）		
	右	左	右	左	両耳
音圧					
単音節					
単語					
文					

・コミュニケーション手段　【聴覚のみ／補助として視覚情報利用／視覚情報中心（筆談，手話・指文字）】
・読話，手話の活用状況
・傾聴態度，コミュニケーション意欲・疎通性
・わからなかったときの対応について

図7-3　問診表の例

すぎる」「話し声が大きい」「聞き間違いが多い」「うなずいていたので，わかっていると思っていたら，聞こえていなかった」などと訴える場合がある。このため，家族の主訴，対象者から聴取した内容の確認，聴覚障害の理解度，家庭内のコミュニケーション方法などについて聞きとりを行う。

また，会話の理解度や疎通性が不十分，障害認識が低い対象者では，踏み込んだ会話ができない場合もある。この場合は，家族からの情報聴取が不可欠となる。

3）他機関，他部門からの情報収集

成人聴覚障害においても他機関，多職種との連携によるチームアプローチは重要である。受診歴のある医療機関，聴力の継続管理を行っている施設，補聴器販売店，福祉関係のケースワーカーなどから必要な情報を収集して共有する。対象者の学校，職場，高齢者・介護施設等の情報は重要であり，環境調整を行う際には活用していく。

環境調整
困難や困りごと，生きづらさなどを抱えているときに，「困ったこと」が起きにくいように，「環境」を「調整」すること。

第7章　成人聴覚障害への臨床活動

純音聴力検査
第4章Ⅱ（p.74）参照。

語音聴力検査
第4章Ⅲ（p.86）参照。

補聴器適合検査の指針（2010）
第5章Ⅰ-5（p.170）参照。

② 聴覚機能にかかわる評価

　聴覚機能にかかわる評価とは，補聴機器を使用した条件において環境音や言語音の聴取評価を行い，補聴機器の再調整の要否や聴覚活用の可能性や限界について検討することである。

1）基本的な聴覚検査

　最低限に必要な検査は，純音聴力検査と語音聴力検査である。
　純音聴力検査では，裸耳の気導と骨導の聴力レベルや聴力型がわかる。対象者によっては，聴力レベルがよくてもことばとして聴取が難しい場合も見受けられる。このため，語音聴力検査を施行して，言語音の聞きとりを検査する必要がある。対象者の聴取能のレベルによっては，肉声による語音聴取を行う場合もある。このように，対象者に合わせて検査の目的を考え，適切な検査を実施する必要がある。

2）補聴機器の装用効果の評価

　調整した補聴機器の効果を評価する方法は，補聴機器の非装用時と装用時で検査を行い，結果を比較し，その差を装用効果とする。

（1）補聴器

　「補聴器適合検査の指針（2010）」は，「調整された補聴器が有効であるかどうか評価する方法」を示した指針である。
　「補聴器適合検査の指針」には，必須検査項目（2項目），参考検査項目（6項目）の計8項目が示されており，それぞれの検査の実施方法や適合判定基準が明記されている。この指針のポイントを以下に示す。

- ・聴力レベルに応じた十分な利得があるか。
- ・補聴器を使用すれば通常の会話音聴取が可能か。
- ・環境雑音下での装用が可能であるか。

（2）人工内耳

　人工内耳装用閾値検査，装用下でスピーカ法を用いて音場語音聴取検査，人工内耳評価のための語音聴取評価検査「CI-2004（試案）」（表7-2）などによって効果測定が行われている。評価時期は，音入れ6か月後，1年後，2年後という節目に測定される場合が多い。
　人工内耳による装用閾値は，マッピングが適切になされていれば，約20～30dBHLの水平型装用閾値が得られ，ささやき声レベルの音入力が高音域まで補償される。しかし，装用閾値が語音聴取にそのまま反映されるわけではなく，個人差が大きく，雑音負荷に影響されやすい。

Ⅱ．成人聴覚障害の評価

表7-2　人工内耳評価のための語音聴取評価検査「CI-2004（試案）」

分　類			検査名称	リスト数	課題数	回答形式
小児用	幼児用	クローズドセット	① 持続時間のパターン検査	2	9 単語	ポインティング
			② 2 音節単語検査	3	9 単語	ポインティング
			③ 3 音節単語検査	3	9 単語	ポインティング
			④ 2 語文検査	8	8 文	復唱／事物選択
			⑤ 3 語文検査	8	8 文	復唱／事物選択
		オープンセット	① 単語検査	5	25 語	復唱
			② 文検査	8	10 文	復唱
	学童用	オープンセット	日常生活文検査	8	15 文	復唱，記入
成人用	成人用	オープンセット	① 子音検査	3	56 音	復唱，記入
			② 単音節検査	3	60 音	復唱，記入
			③ 単語検査	8	25 語	復唱，記入
			④ 日常会話文検査	8	15 文	復唱，記入

注）クローズドセット：選択肢ありの検査，オープンセット：選択肢なしの検査
出典）CI-2004作成作業部会，日本人工内耳研究会編：人工内耳装用のための「語音聴取評価検査CI-2004（試案）」，
エスコアール，pp.1-74，2004

3）質問紙による聞こえについての自己評価

　補聴機器の必要度，使用に関する効果の質問紙は，施設ごとに作成されているものを使用している。

　質問紙による評価方法には様々なものがあり，「きこえについての質問紙2002」[4]（図7-4）では，「聞こえにくさ」「心理・社会的影響」「コミュニケーションストラテジー」の3項目の下位尺度があり，難聴の影響を総合的に評価し，補聴機器などの適応や装用前後の比較ができる。このうち「聞こえにくさ」の下位項目（10項目）は，「比較的よい条件下の語音聴取」「環境音の聴取」「比較的悪い条件下の語音聴取」から構成され，対象者の聞こえにくさを主観的に評価する項目となっている。しかし，これらの自己評価は，個々の生活環境によって言語音聴取の必要性や環境雑音が異なるため，個人差が大きい。

　また，聴取障害とハンディキャップに関する自己評価として日本語版 Hearing disability and handicap scale（HDHS）[5] などがある。

第7章　成人聴覚障害への臨床活動

下位尺度			質問項目	回答肢
聞こえにくさ	比較的よい条件下の語音聴取	1	静かなところで，家族や友人と1対1で向かいあって会話するとき，聞き取れる	a
		2	家の外のあまりうるさくないところで会話するとき，聞き取れる	
		3	買い物やレストランで店の人と話すとき，聞き取れる	
	環境音の聴取	4	後から近づいてくる車の音が，聞こえる	b
		5	電子レンジの「チン」という音など，小さな電子音が聞こえる	
	比較的悪い条件下の語音聴取	6	後から呼びかけられたとき，聞こえる	b
		7	人ごみの中での会話が聞き取れる	a
		8	4，5人の集まりで，話が聞き取れる	
		9	小声で話されたとき，聞き取れる	
		10	テレビのドラマを，周りの人々にちょうどよい大きさで聞いているとき，聞き取れる	
心理・社会的影響	直接関連した行動	11	聞こえにくいために，家族や友人に話しかけるのをやめる	c
		12	聞こえにくいために，1人でいたほうが楽だと思う	d
	情緒反応	13	話が聞き取れなかったときに，もう一度くり返してもらうのは気が重い	e
		14	聞こえにくいことが，あなたの性格になんらかの影響を与えていると思う	d
		15	聞こえにくいことが，あなたの家族や友人との関係になんらかの影響を及ぼしていると思う	
コミュニケーションストラテジー		16	話が聞き取りにくいときは，話している人に近づく	f
		17	会話中は，相手の口元を見る	
		18	うるさくて会話が聞こえないときは，静かなところに移る	
		19	話が聞き取れなかったときは，近くの人に尋ねる	
		20	話が聞き取れなかったときは，もう一度くり返してくれるよう頼む	
		21	小声や早口の相手には，ゆっくりはっきり話してくれるよう頼む	
		22	相手のことばを聞こえた通りにくり返す	
		23	自分の耳が聞こえにくいことを，会話の相手に伝える	

回答肢　a：いつも聞き取れる　　聞き取れることが多い　　半々ぐらい　　聞き取れないことが多い　　いつも聞き取れない
　　　　b：いつも聞こえる　　　聞こえることが多い　　　半々ぐらい　　聞こえないことが多い　　　いつも聞こえない
　　　　f：いつもそうする　　　そうすることが多い　　　半々ぐらい　　そうしないことが多い　　　まったくそうしない

素点の配点　　　1　　　　　　　　　2　　　　　　　　　3　　　　　　　　　4　　　　　　　　　5

　　　　c：いつもやめる　　　　やめることが多い　　　半々ぐらい　　話しかけることが多い　　いつも話しかける
　　　　d：いつもそう思う　　　思うことが多い　　　　半々ぐらい　　思わないことが多い　　　まったく思わない
　　　　e：いつもそうだ　　　　そういうことが多い　　半々ぐらい　　そうでないことが多い　　まったくそうでない

素点の配点　　　5　　　　　　　　　4　　　　　　　　　3　　　　　　　　　2　　　　　　　　　1

　　　　注：質問項目11〜15では，素点の配点を左から5，4，3，2，1と逆転させる

図7-4　「きこえについての質問紙2002」の質問項目

出典）鈴木恵子：聴覚リハビリテーション施行後の評価法. *JOHNS*, **24**：1277-1281，2008

3 コミュニケーションにかかわる評価

　コミュニケーションの評価は，以下の①～③の視点から問診・面接時における観察や質問紙などで行う。① 使用しているコミュニケーション手段などコミュニケーションの方法の把握，② 視線や口元への注目度，積極性などコミュニケーション態度や意欲，③ 聞きとりが難しいときや対象者の発音が不明瞭なために相手に伝わりにくいときにコミュニケーションスキルの活用状況などである。

1）コミュニケーション手段

　成人聴覚障害者が用いるコミュニケーション手段は音声言語だけではなく，音声による聴覚情報を視覚的に補う手段として手話言語，日本語対応手話，指文字，読話，筆記（文字）などがある。

　発症時期，聴力，これまでの教育環境などによって，音声言語以外に使

> ♪ キュードスピーチ ♪♪
> 　子音を発話する際，舌や唇の動き，息の出し方など構音動作を手の動き（キュードサイン）で表現し，母音部分の口形をいっしょにみせる発話である。聴力レベルが高度以上の聴覚障害児に音韻認識を促すきっかけとなり，構音を導く際の手がかりとなるため，ろう学校の構音指導で使われる場合もある。
>
>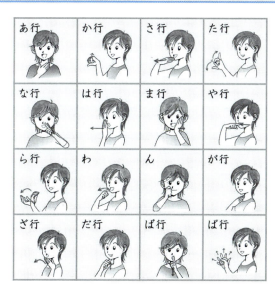
>
> キュードサイン
> 出典）京都府立聾学校ホームページ

われるコミュニケーション手段は様々である。

（1）手話言語（日本手話）

ろう者間の生活や文化を背景にしながら自然発生的身振りや事物の特徴を模倣，模写からつくられてきたものである。

手と指の動きや形態（位置，形，両手の組み合わせ方，動きの方向や速度）だけではなく，視線の向き，顔の表情，身体の動きも重要な要素になる。また，豊かな写像性や複数の情報をひとつの手話で表現する同時性も備えている。また，日本語と異なる文法体系で表現されるため，音声との併用は基本的には行わない。

（2）日本語の音声に対応させて手話単語を用いる方法（日本語対応手話）

音声言語での日本語の音韻や文法体系に合わせたものである。補聴機器を活用して聴者の中で教育を受けた例では，手話を全く知らないこともある。また，成人期の発症例では，音声によるコミュニケーションが不十分な場合に用いられている。

（3）指文字

指文字は，日本語の音韻すべてに対応した手指記号であり，日本国内ではすべて共通である（図7-5）。濁音，半濁音，拗音，促音，長音なども対応できるように工夫されている。しかし，音韻対応であるため，表出には時間がかかり，会話のような連続性のある情報伝達には対応できないという問題がある。このため，指文字だけを使用してコミュニケーションを取るということはほとんどない。

指文字には，以下の利点があるためコミュニケーション手段として補足的に使用されている。① 日本語の音韻や語彙，文法などを伝えるために，手話言語では表現できない固有名詞や助詞，助動詞を表現すること，② 語頭音を提示すること，③ 聞き誤りを修正すること，④ 読話や聴覚活用だけでは難しい音韻の識別を助けることなどである。

（4）読　話

読話 speech readingは，発話時の口形（唇，舌，顎の動き）や表情など連続的な動きを視覚的に観察して話し手の音声言語を理解する方法である。過去には，口唇の動きを読むという意味で，読唇 lip readingともいわれていた。現在では口形だけではなく，文脈的手がかりや文法的知識と関連させながら発話内容を理解する方法と考えられており，広い概念で「読話」ということばを用いている。

日本語の語音の口形分類を表7-3に示した。日本語100音に対して口形は14～15種類[6]と限られている。このために，同口形異音語（「たまご」と「たばこ」と「なまこ」など）が多く存在しており，読み誤りが生じやすく，話題の流れを類推して前後を文脈的知識で補わないと理解しにくい。

Ⅱ．成人聴覚障害の評価

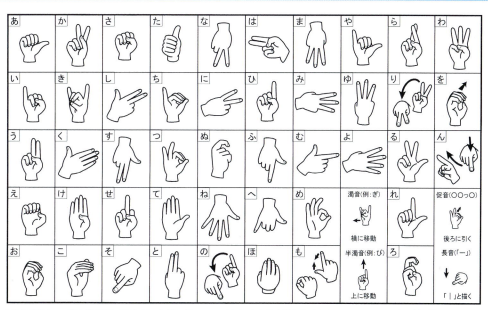

注）原則として，相手が正面からみた形。ただし「ち・つ・の・は・も・ん」は真横から，「お・か・き・こ・そ・た・め」は斜め横からみた形。

図7-5　指文字

表7-3　日本語語音の口型分類

	口型	母音の口型	小開き→母音の口型		閉唇→母音の口型
大開きの母音	ア	あかはらが	さたなやざだ きゃしゃちゃにゃひゃりゃぎゃじゃ	わ ふぁ	まばぱ みゃびゃぴゃ
	エ	えけへれげ	せてねぜで		めべぺ
	オ	おこほろご	そとのよぞど きゃしょちょにょひょりょぎょじょ		もぼぽ みょびょぴょ
小開きの母音	ウ	うくふるぐ	すつゆぬずづ きゅしゅちゅにゅひゅりゅぎゅじゅ	オ/ウ列音のあとの「っ」「ん」 ＊ただし閉唇音の前を除く	むぶぷ みゅびゅぴゅ
	イ	いきひりぎ　しちにじぢ		ア/エ/イ列音のあとの「っ」「ん」 ＊ただし閉唇音の前を除く	みびぴ

促音「っ」・撥音「ん」：前後の音により変化……閉唇音の前の「っ」「ん」は閉唇

出典）坂本　幸：中途失聴者のための読唇プログラム学習法について．東北大学教育学部研究年報，38：185-213，1990

すなわち，読話のみでは対処できないという限界があり，聴覚障害者には精神的・身体的に負担が大きい。

一般に，語音明瞭度が50％以下の聴覚障害者は読話の併用が必要になる。しかし，それ以上の語音弁別能であっても聴覚だけではなく読話を併用したほうが理解は深まるため，コミュニケーションには欠かせない。聴覚障害者は，聴覚的情報が不確かなため，読話による視覚情報を併用することで音声情報理解が改善する。

（5）筆記（文字）

　文字によるコミュニケーションとは,筆談や空書^(くうしょ)のことである。筆談は,手話や指文字が理解できない聴覚障害者に会話内容を正確に伝えることができるため,不可欠なコミュニケーション手段である。空書とは,キーワードになる単語や人名など固有名詞を空中に指の動きで書き表すものである。また,音声認識アプリを用いて音声言語を文字に変換する手段もあるが,誤変換が多く,有効に実用できるまでには至っていない。

　講義（大学）,講演会,会議などで聴覚障害者の情報保障として,パソコンによる要約筆記（パソコンノートテイク）が用いられている。これらの協力者はボランティアであることが多く,要約筆記の専門的知識をもった人が少ないために,聴覚障害者に必要な情報を即時に伝える技術の不足,体力的・精神的に負荷がかかることが課題である。

　この他にファクシミリ,電子メール,チャットなどを利用した文字による様々な情報通信技術が普及している。これらの技術は,電話でのやりとりが困難であった聴覚障害者にとって社会的活動範囲を拡大させるきっかけになっている。

2）コミュニケーションスキル（コミュニケーションストラテジー）

　コミュニケーションは発信と受信を兼ねており,相互に役割を交替しながら進めていくものである。しかし,聴覚障害のために聴覚的情報を受けとりにくい,発話を伝えにくいという状態にある場合ではコミュニケーションは滞りがちとなる。このようなときに,会話をどのように継続していくかが重要であり,この手段をコミュニケーションスキルという。

　佐藤ら[7),8)]は,「聞く」「伝える」の両面からコミュニケーションを評価しており,コミュニケーションスキルを「聞きとるスキル」「伝えるスキル」に分類している。また,「ゆっくり話してください」など,自身の状況を相手に開示して,対応してもらう「要請スキル」もコミュニケーションスキルのひとつに含めている（表7-4）。

　これらのコミュニケーションスキルの活用状況は,面接時の会話を観察して評価することができる。つまり,言語聴覚士が話し手として声量を下げる,口元を隠す,早口で話す,離れて話す,換気扇を回したり窓を開けて雑音を加えて話すなど,聞きとりにくい状況を意図的に設定して注意深く観察することである。そして,このような状況下に置かれた際に,どのような対応（コミュニケーションスキルをどのように活用）をするかについて評価する。また,「きこえについての質問紙2002」[4)]では「コミュニケーションストラテジー」項目を用いて,コミュニケーション上の工夫をどのくらいの頻度で行っているか自己評価を行っている。

Ⅱ．成人聴覚障害の評価

表7-4　コミュニケーションスキル

要請スキル		・自身がわかりやすい方法，話し方を相手に要請。 （声の大きさ，速度，騒音や反響のない場所，光源を背にする等）
聞きとるスキル	聞き返し	・「え？」「何」「もう一回」と会話全体を聞き返す。
	反復模倣	・相手の発話の一部を聞こえたとおりに復唱する。
	確　認	・相手の発話の内容を確かめる。
	不明の明確化	・「何」「どこ」「誰」などを用い，聞きとれなかった限定した内容を明確化する。
	推　測	・相手の発話の前後から推測する。
伝えるスキル	繰り返し	・同じ単語，文などを繰り返す。
	言い換え	・別の語に言い換る。 ・関連する語を付加する。 ・伝わりきらない語を説明する。
	修　正	・相手の受け止めのくいちがいに気づいて，会話を修正する。

出典）佐藤紀代子・杉内智子・明神里香：学童期の聴覚障害児に対する音声コミュニケーション指導の事例的検討．*Audiology Japan*，**67**（1）：61-69，2024より改変

　以下に，表7-4で示すコミュニケーションスキルに説明を加える。

（1）要請スキル

　声の大きさ，速度，騒音や反響のない場所，光源を背にするなど人為的改善が可能なもので，自身がわかりやすい方法などを会話相手に要請するものである。

（2）聞きとるスキル

　聞き手として必要なストラテジーとは，コミュニケーションが途切れてしまったときに継続させる手段になるスキルである。

　「反復模倣」は，相手の発したことばを聞こえたとおりに復唱することで，相手から是正を得ることができる。つまり，聞きとれたとおりに反復することで，話し手は内容が異なれば，言い直すことができる（図7-6）。

　「確認」は，相手の発話の内容を確かめるもので，話し手は聞き手に聞き落としがあれば補い，別のことばに言い直すことができる。

　「不明の明確化」は「何」「どこ」「誰」などを用い，聞きとれない限定した内容を明確化し，話し手にその限定した応答をしてもらうことで，わからないことを聞き出すことができる（図7-7）。

（3）伝えるスキル

　話し手は，聞き手に伝えることを意識することが必要である。「はっきり，ゆっくり」と話し，聞き手に伝わっていないと認識したときにはコミュニケーション場面の仕切り直しが必要になる。

　聴覚障害があると構音が不明瞭な場合もあり，聞き手に話が伝わりにくいときがある。そのようなときに，ことばを言い換えるなどコミュニケーション上の工夫を「伝えるスキル」という。

EPPS性格検査

エドワーズA.L.がマレーH.A.の社会的欲求理論を基に作成したパーソナリティ検査である。達成・追従・秩序・顕示・自律など，社会的欲求の15性格特性の中から2特性を組み合わせた全部で225組の質問項目から成り立っている。質問は社会的望ましさがほぼ等しくなるように組み合わされており，どちらかを選択させるという強制選択法が用いられているのが特徴である。

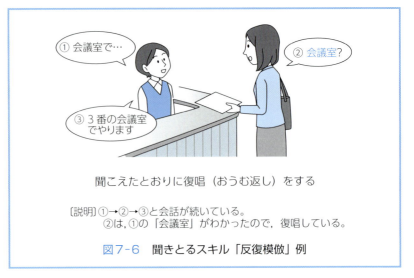

図7-6　聞きとるスキル「反復模倣」例

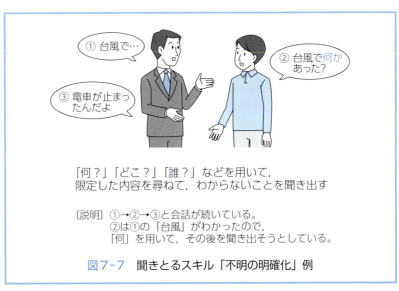

図7-7　聞きとるスキル「不明の明確化」例

4　心理的・社会的参加の評価

　聴覚障害者の心理面および社会参加の評価は，聴覚障害を発症後の心理的状態の把握，社会適応のための方策を見い出すために必要である。市販されている心理検査（矢田部・ギルフォード＜Y-G＞性格検査，コーネル・メディカル・インデックス＜CMI＞，EPPS性格検査など）もあるが，成人後の発症例では，自身がどのように障害をとらえているかが重要となる。
　「きこえについての質問紙2002」（図7-4参照）では，「聞こえにくさ」「コ

CMI：Cornell Medical Index
EPPS：Edwards Personal Preference Schedule

Ⅱ. 成人聴覚障害の評価

ミュニケーションストラテジー」の評価だけではなく，「心理・社会的影響」（聞こえにくさに直接関連した行動，聞こえにくさによる情緒反応）についても質問している[4]。これらは，対人行動の抑制，聞こえにくさの対人関係や性格への影響について自身の主観的評価によるものである。また，聴覚障害者の感情面，および社会面における心理状態を評価として日本語版Hearing Handicap Inventory for Adults（HHIA）（図7-8），対象を高齢者とした日本語版Hearing Handicap Inventory for the Elderly（HHIE）[9]などがある。

質問紙による自己評価から得た情報を活用しながら，面接をとおして聞こえにくさの自覚，補聴機器によって改善を求めている場面を具体的に聞き出す。この過程で，音声言語での会話が難しくても，筆談などを用いて積極的にかかわろうとしているのか否かなど，自身の聴覚障害をどのように受けとめ対処しようとしているのか知ることができる。さらに，会話が滞った場面でどのような反応をするかによって，障害認識の状況を推測することができ，次の段階である指導・支援で取り組むべき課題がみえる場合もある。

⑤ リハビリテーションプログラムの立案

成人聴覚障害のリハビリテーションの目的は，自身の聴覚障害を理解し，社会生活を送るうえで自己実現できるように支援することである。このために言語聴覚士の専門性は広範囲にわたる。

支援を検討する視点としては，以下のとおりである。

（1）聴覚機能に関する支援

主訴が構音やコミュニケーション，社会適応などの問題であっても，聞こえにくさが要因としてかかわっている場合が多い。このため，残存聴力を生かして補聴を行い，補聴器や人工内耳などの適合を軸として，どのように聴覚を生かすかということである。

（2）コミュニケーションに関する支援

聴力，語音明瞭度，発症時期，これまでの環境などコミュニケーション障害の要因を考え，聴覚障害を補い，コミュニケーションを円滑に進められるようなコミュニケーション手段を見極める必要がある。

（3）社会参加・障害認識を促す支援

聞こえにくいながらもコミュニケーションの達成感を得ることが，自身への自信となり，社会生活を充実させる。状況によっては，ピアカウンセリングなどを検討する。

ピアカウンセリング
同じような障害がある当事者同士が，適応上の問題を理解し，解決できるように援助するカウンセリングのこと（p.309参照）。

第7章　成人聴覚障害への臨床活動

Hearing Handicap Inventory for Adults（HHIA）による評価

この検査は，聞こえにくいためにあなたがどのように困っているかを調べるものです。

各質問について，あてはまる番号に○をつけてください	はい	時々ある	いいえ
1	聞こえにくいために電話をかけたくないと思いますか？	4	2	0
2	初対面の人と会うときに，聞こえなくて困ることがありますか？	4	2	0
3	聞こえにくいために，人とつきあうのを避けてしまうことがありますか？	4	2	0
4	聞こえなくてイライラしますか？	4	2	0
5	家族と話すとき，聞こえなくてイライラすることがありますか？	4	2	0
6	パーティーや会合で，聞こえにくくて困ることがありますか？	4	2	0
7	職場の人や顧客の話を聞いたり，理解するとき，聞こえにくくて困ることがありますか？	4	2	0
8	聞こえが悪いと，障害者だと感じますか？	4	2	0
9	友人，親戚，近所の人と話をするとき，聞こえにくくて困ることがありますか？	4	2	0
10	職場の人や顧客の話を聞いたり，理解するとき，聞こえにくくてイライラすることがありますか？	4	2	0
11	映画館や劇場で聞こえが悪くて困ることがありますか？	4	2	0
12	聞こえにくくて神経質になっていますか？	4	2	0
13	聞こえにくくて，友人，親戚，近所の人と会いたくなくなりますか？	4	2	0
14	聞こえにくくて，家族の人と口論になることがありますか？	4	2	0
15	テレビやラジオを聞くとき，聞こえにくくて困ることがありますか？	4	2	0
16	聞こえにくいために，買い物に行きたくなくなりますか？	4	2	0
17	聞こえが悪かったり，聞こえにくいために，体調が悪いですか？	4	2	0
18	聞こえにくいために，ひとりでいたいと思うことがありますか？	4	2	0
19	聞こえにくいために家族との会話が減りますか？	4	2	0
20	聞こえにくいことで，あなたの私生活や社会活動が制限されていると思いますか？	4	2	0
21	親戚や友人とレストランにいるときに，聞こえにくくて困ることがありますか？	4	2	0
22	聞こえにくいために，気分が落ち込んでいますか？	4	2	0
23	聞こえが悪いためにテレビを見たりラジオを聴かなくなりますか？	4	2	0
24	友人とおしゃべりをするときに聞こえにくくいことを不愉快に感じますか？	4	2	0
25	仲間といるとき，聞こえにくいために取り残されているように感じますか？	4	2	0

図7-8　日本語版Hearing Handicap Inventory for Adults（HHIA）

出典）佐藤美奈子・小川　郁・井上泰宏他：HHIA（Hearing Handicap Inventory for Adults）日本語版を用いた聴覚障害の評価法に関する検討．日耳鼻．**107**（5）：489-493，2004より改変

Ⅲ 成人聴覚障害の指導・支援

1 聴覚補償

聴覚障害者の補聴器適合におけるチームの成員と役割を図7-9に示した。ここでは補聴機器のうち，補聴器による指導・支援について述べる。

1）補聴器使用における導入指導

補聴器を装用するためには，自身の聴覚障害の状況を理解することが必要である。オージオグラムから何が聞こえ，何が聞こえないかを客観的に知り，聞きとりの困り感を認識していく。また，ことばの聞こえ方や補充現象を含む自身の聞こえの特徴を理解することが重要である。

補聴器は音を大きくする機械である。使用することで聞こえが改善するだけではなく，ことば以外の聞きたくない音も大きくなり，環境・状況によってはことばの聞きとりが改善しない場合があることをていねいに指導する必要がある。

また，補聴器の微調整を行うために，通院が何度か必要なことも最初に伝えておきたい。補聴器への過度な期待，不信感，不安を導入指導で払拭しておくと，装用後のギャップが少なくなる。

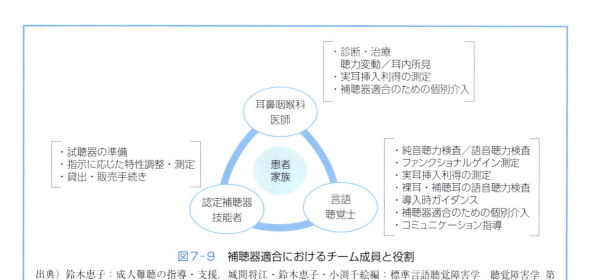

図7-9　補聴器適合におけるチーム成員と役割

出典）鈴木恵子：成人難聴の指導・支援．城間将江・鈴木恵子・小渕千絵編：標準言語聴覚障害学　聴覚障害学　第3版，医学書院，p.225, 2021より改変

補聴援助システム
第5章Ⅲ（p.195）参照。

2）補聴器の装用指導

　補聴器の試聴は，調整後，日常生活の中で行うことになる。

　装用指導では，補聴日記（図7-10），試聴の記録（図7-11）などを基に試聴後の問題点を明らかにする。

　試聴初期は使用時間，使用場面，つけはずし，ボリュームの調整，電池交換などについて対象者の訴えに応じて助言を行う。また，環境音のうるささ，音声の音質などの評価だけではなく，聞こえにくい音声，うるさい音声に合わせて，最大出力音圧や騒音抑制，周波数特性を再調整する。

　補聴器によっては，音量調整やいくつかのプログラムが設定できるものもある。装用指導のポイントを以下に示す。

（1）装用時間

　1日数時間から始めて，徐々に装用時間を長くしていくことがよい場合もある。一定の装用時間が確保されているにもかかわらず，「ほとんど使っていない」などの返答があれば，補聴器の出力が大きすぎる，または小さすぎるなど調整が適切ではない，あるいは人とかかわろうとする意欲が低いなどが考えられる。

（2）装用場面

　補聴器が必要とされる場面で使用されているか確認する。雑音がうるさいために補聴器を使う気にならないことも考えられる。

　すぐに雑音に慣れるわけでないこと，装用初期には違和感があること，必要な音声に耳を傾けることで少しずつ雑音が気にならなくなることを説明し，装用を中断しないように助言することが重要である。

（3）音質（うるささ）

　我慢できないうるささがないかを確認する。

（4）操作性

　スイッチや電池交換においては，手先の操作性が必要とされる。高齢者などの場合は操作できるかを確認する必要がある。対象者または家族が確実に操作できるものを選ぶ。

3）補聴器の限界の認識

　装用時間が長くなり，様々な環境で使用できるようになると，補聴器の調整が適正であっても雑音や反響のある所，複数人での会話，後方や離れた場所では，ことばの聞きとりが難しいことに気づくようになる。補聴器の限界を対象者に認識させることは，補聴器を活用するうえで重要である。

　このような場合では，補聴援助システムを使用することでSN比を改善でき，聴取状況がよくなることがある。このような機器の存在などを情報提供する必要がある。

Ⅲ．成人聴覚障害の指導・支援

補聴日記		補聴器　右耳（	）	左耳（		）		
日　付		月　日	月　日	月　日	月　日	月　日	月　日	月　日
使用時間	午前	時間	時間	時間	時間	時間	時間	時間
	午後	時間	時間	時間	時間	時間	時間	時間
使用場面	家	テレビ 会話 電話	テレビ 会話 電話	テレビ 会話 電話	テレビ 会話 電話	テレビ 会話 電話	テレビ 会話 電話	テレビ 会話 電話
	外出	会話 会合	会話 会合	会話 会合	会話 会合	会話 会合	会話 会合	会話 会合
つけはずし		○　×	○　×	○　×	○　×	○　×	○　×	○　×
ボリュームの調整		○　×	○　×	○　×	○　×	○　×	○　×	○　×
電池交換		交換できた　　　　　　交換できなかった						
聞こえにくかった音声								
うるさかった音声								
気づいたこと								

図7-10　補聴日記

出典）杉内智子：補聴器の効果と適合判定. *Audiology Japan*, 51（3）：193-198, 2008より改変

補聴器をつけた時の様子　　年　月　日

1　水洗トイレの音をうるさいと感じますか

がまんできない	＋	がまんできる	－	うるさくない

2　食器のぶつかりあう音をうるさいと感じますか

がまんできない	＋	がまんできる	－	うるさくない

3　新聞をめくると音など，紙の音をうるさいと感じますか

がまんできない	＋	がまんできる	－	うるさくない

4　人ごみの中でうるさいと感じますか

がまんできない	＋	がまんできる	－	うるさくない

5　道を歩いている時，車の走る音をうるさいと感じますか

がまんできない	＋	がまんできる	－	うるさくない

6　音が響いたり，割れる感じがしますか

がまんできない	＋	がまんできる	－	うるさくない

7　音がこもる感じがしますか

がまんできない	＋	がまんできる	－	うるさくない

8　音がキンキンと，甲高い感じがしますか

がまんできない	＋	がまんできる	－	うるさくない

9　音が，自然な感じに聞こえますか

がまんできない	＋	がまんできる	－	うるさくない

10　自分の声が自然に聞こえますか

がまんできない	＋	がまんできる	－	うるさくない

11　ことばがはっきりきこえますか

がまんできない	＋	がまんできる	－	うるさくない

調整の希望　　　　　　＋：あり　　　　　　－：なし

12　ハウリング（あり，なし）
13　かゆみ　　（あり，なし）
14　満足度　　100　90　80　70　60　50　40　30　20　10　0

図7-11　試聴の記録

出典）杉内智子：補聴器の効果と適合判定. *Audiology Japan*, 51（3）：193-198, 2008より改変

第7章　成人聴覚障害への臨床活動

CVC構造
CはConsonant（子音），VはVowel（母音）を表す。つまり，母音＋子音＋母音の音節構造からなる音声。

ボトムアップ処理
情報処理のひとつで，聴覚の場合は，音響的な語音の手がかりを聴取して情報を処理する方法。

トップダウン処理
知識や経験など意味的文脈を手がかりとして情報を処理する方法。

4）語音聴取改善のための聴取訓練

（1）要素訓練

① **韻律的要素の弁別と識別**　　音の有無，大小，高低，長短などがある。

・持続時間の弁別：音の持続性のパターンを弁別できることを目標にする。単語を用いるのであれば，モーラ数が異なる語とする。

・ピッチの弁別：基本周波数の弁別（男声と女声の弁別，疑問文と平叙文の区別）。

② **音韻的要素の弁別と識別**

・母音弁別：母音の聴取は，第1，第2フォルマントの音響的情報がわかれば，ほぼ聴取可能とされている。

・子音の聴取：単音の弁別は，子音の音素弁別を目的とする場合，子音の前後の母音を統制したCVC構成の課題を用いる（例：apa/ata/aka/aba/ada/aga/aha/asa/aza/ana/ama/ara/aja/awa）。

（2）総合的訓練

　一つひとつの語音の聞きとりに固執せず，前後の文脈や話のテーマから語・文の意味を推測するなど総合的な理解に重点を置く方法が総合的訓練である。

5）語音聴取の限界の認識

　人が言語音を理解するためには，大脳中枢で聴覚的情報処理がなされる必要がある。末梢の聴覚器官で入力された情報は，聴覚中枢に上向するボトムアップ処理と多様な情報から情報を選択し，統合するトップダウン処理によって処理されている。

　言語獲得後の成人聴覚障害であれば日本語の知識や社会経験が豊富であり，多くの情報が脳に蓄積されていると考えられる。このため，トップダウン処理機能を働かせることによって，前後の文脈や話のテーマを基に語や文の意味を推測することができる。このようにして聴取できなかった聴覚的情報を補い，意味の理解を助けることができるのである。言語音の聴取については，単音節よりはモーラ数の多い単語，句，短文のほうが，冗長度が高くなるので了解度がよくなることは明らかとされている[10]。

　また，福田ら[11]は人工内耳装用者に対して，①視覚のみ，②聴覚のみ，③視覚と聴覚を併用の3条件による語音聴取評価を行っている。この結果，聴覚単独，視覚単独より視覚聴覚併用時のほうが，聴覚だけでは補いきれない視覚からの情報量が多くなるために了解度が良好であり，特に文章において併用効果が著しいことが明らかとされている（図7-12）。

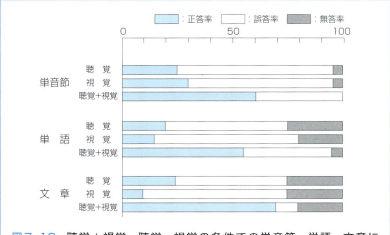

図7-12 聴覚＋視覚，聴覚，視覚の条件での単音節・単語・文章に対する正答率と誤答率と無答率

出典）福田友美子・城間将江・舩坂宗太郎：人工内耳埋め込み患者の音声の知覚－聴覚と視覚の併用について－，音声言語医学，30（4）：338，1989

2 コミュニケーションにかかわる支援

1）コミュニケーションの成否にかかわる環境調整

聴覚障害者のコミュニケーションの成否にかかわる環境調整として，聞き手（聴覚障害者），話し手（家族・周囲の人），および環境における対策が必要となる。

（1）聞き手（聴覚障害者）の要因

人為的な改善が難しい個人の能力にかかわるものが多いが，対応すべき方策を身につけることで，円滑なやりとりになる可能性がある（表7-5）。

表7-5 環境調整における聞き手（聴覚障害者）の要因

要因	内容
個人要因	聴力，視覚，難聴の種類・原因，発症時期と経過，知的能力，言語力，語音弁別能
機器の管理	眼鏡や補聴機器の適合状態
知識	事前に関連知識や情報を得ること，知識や体験の質と量
統合能力	知覚した情報の統合能力，文脈類推能力
性格	柔軟性，積極性
話し手との関係	親密度，関係性
障害認識	相手の音声や雑音の有無によって対策を考えること（補聴援助システムの利用など），聞きとれないときにコミュニケーションスキル（表7-4参照）の使用など工夫をする。

（2）話し手（家族・周囲の人）の要因

表7-6および図7-13に示すような配慮を心がけ，対象者の聴取を助けながらコミュニケーションを取ることが重要になる。

聴覚障害者は，コミュニケーションを通して「わかった・伝わった」という経験が自信になり，その結果として周囲の人とコミュニケーションをとろうとする意欲につながる。このため会話は用件のみではなく，冗談や話題の本題からそれた話なども，できるだけ伝えるように心がける。

（3）環境の要因

環境を物理的に整える配慮によって改善できる（表7-7）。

表7-6　環境調整における話し手（家族・周囲の人）の要因

要因	内容
適切な音量	・大きすぎる・小さすぎる声は聞きとりにくい。
発話の仕方	・歯切れのよい「はっきり，ゆっくり」とした口調で発声発語（構音）の明瞭性を保つ。 ・平坦ではなく，抑揚やリズムをつけて韻律的な情報が損なわれないように話す。
話しかける状況・場所	・口元の動きや表情など視覚的情報を手がかりに話の内容を理解するので，何かをしながら（例：掃除をしながら，本を読みながら）話しかけることは避ける。 ・明るい場所で，正面もしくは側方から口形や表情，身振りがみえやすくする。
コミュニケーション手段	・音声言語だけではなく，身振りや筆談など状況に応じて選択する。
話し始めと話題の転換点	・対象者が話者に注目しているときに話す。 ・話題が変わるときは，全体の把握が困難になるので話題の転換（「話が変わるけど」など）を知らせる。
ことばの選定	・高頻度・親密度・心像性が高い語彙を用いる。 ・言語構造が複雑でない，わかりやすいことばで話す。
発話の長さ	・単語より句や単文のほうが聴取しやすい（対象者の聴取能・聴覚的把持力・言語理解力の程度を考慮して発話の長さを調整）。
ことばの言い換え・追加・説明（コミュニケーションスキルの活用）	・会話が途切れたときは，ことばを繰り返す，言い換える，関連するワードを追加する，伝わりにくいことばを説明するなどのコミュニケーションスキルの使用など工夫をする（図7-13）。

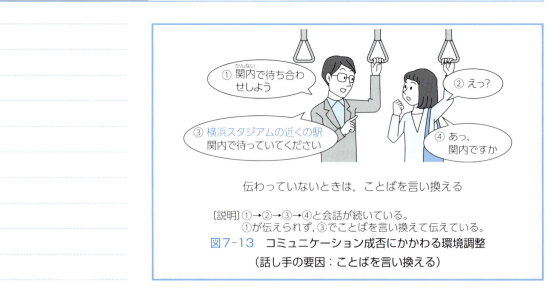

図7-13　コミュニケーション成否にかかわる環境調整
（話し手の要因：ことばを言い換える）

Ⅲ．成人聴覚障害の指導・支援

表7-7　環境調整における環境の要因

要　因	内　容
音響環境	・騒音や反響のない部屋，場所を選ぶ。
距　離	・相手から遠くなるとマイクロホンから音が拾えなくなり，近すぎても音が歪むので，1〜2mの距離に近づいて話す。
採光や逆光	・顔がみえる明るい部屋を選ぶ。 ・話し手の顔が暗くならないように採光や照明の位置などに気をつける（逆光を防ぐ）。
話し手の人数	・人数が多くなると，話者を同定しにくくなる。

2）コミュニケーションスキルにかかわる指導（コミュニケーション指導）

（1）目　的

コミュニケーションが滞った場面において，みずから能動的にコミュニケーションを継続させるために働きかける姿勢を身につけ，自分の力でコミュニケーションが取れるという自信を身につける。

（2）指導時期と期間

指導時期は，補聴器の装用が安定した頃が目安となる。指導期間は4〜6か月程度とし，1〜2週間ごとに行うのが望ましい。

（3）指導形態

個別でも集団でも可能である。補聴器の適合状態，後述する障害認識への進み具合をみながらコミュニケーション指導を導入する。

集団指導は，年齢，状況など同じような条件にある聴覚障害者とともにコミュニケーションの相手としてかかわることができると有効である。

（4）指導内容と方法

指導内容は，聴覚障害の程度，補聴の状況，生活状況で多少の違いはあるが，基本的な項目を表7-8に例示した。補聴器，人工内耳のどちらの装用者でも使用が可能である。これらの項目は順番に行うのではなく，いくつかの項目を組み合わせて行うこともでき，施設ごとに様々な方法が検討されている。表7-8に示した課題を以下に説明する。

①　障害理解と認識への促し　　オージオグラムの読み方など基本的な聴覚障害の知識の理解を促すために説明する。そして，補聴器の限界を認識してもらい，語音聴取の難しさに対する対処が必要になるという理解を促す。

また，対象者に合わせて補聴援助システムの効用を説明，読話，筆談，手話，指文字など視覚情報の効用を説明，これらをコミュニケーションに活用することを促す。

②　動画・イラストを使ってスキルの活用のデモ　　ビデオなど視聴覚教材を用いて，スキルの活用を指導者がデモンストレーションする。これ

第7章　成人聴覚障害への臨床活動

表7-8　音声コミュニケーション指導の課題・内容

課　題	内　容
1.　障害理解と認識への促し	・オージオグラムの見方を説明する。 ・補聴機器や補聴援助システムの効用と限界を説明する。 ・読話，手話，筆談など視覚的情報の効用を説明する。 ・聞きとりにくい環境で，相手の話が理解しやすくなるコミュニケーションのとり方を指導する。
2.　動画やイラストを使ってスキル活用のデモンストレーション	・ビデオなど視覚教材を用いて，コミュニケーションスキルの活用を指導者がデモンストレーションする。
3.　聞こえにくさを可視化して読み解く（文レベル）	・文章の一部を見えない状態にして聞こえにくさを可視化し，文字がみえない部分を読み解く経験をさせる。
4.　ロールプレイをとおした会話指導	・相手の話を**反復模倣**や**確認**する習慣をつける。 ・不明点を明確にすることを意識させる（**不明の明確化**）。 ・伝えられないときに**言い換え**を指導する。
5.　同障の交流（集団指導）ピアカウンセリング	・人に伝わりやすい話し方を指導する。 ・聞こえにくさへの共感の機会を与える。

注）太字はコミュニケーションスキル：表7-4参照。
出典）佐藤紀代子・杉内智子・明神里香：学童期の聴覚障害児に対する音声コミュニケーション指導の事例的検討. *Audiology Japan*, 67（1）：61-69，2024

アサーティブ
相手のことを思いやりながら，対等にかかわりをもつためにみずからの考えなどをしっかりと表現するという意味。

らの映像を視聴しながら，聞きとりにくいときにどのようにスキルが使われているかを確認し，スキルの効用を納得できるように導く。また，要求するときに，「○○してもらえると，わかりやすくなって助かる」などとアサーティブに相手に要求する方法を知る。

③　聞こえにくさを可視化[8]　聴覚障害者の聞こえにくさを可視化した文を読み，視覚的に隠されたことばを読み解くために，どのように質問すればいいか実習する。図7-14に実例を示す。

図7-14では，「混みあった」が紙面上にみえているため，隠れていることばを明らかにする行為として，「混みあった何でしょうか？」などの

混みあった◯◯◯乗り込むと， 周囲の人が◯◯◯見上げています。 他人と◯◯◯◯避けるためなのです。	言語聴覚士が示す質問のモデル	聞きとるスキル
	混みあった**何でしょうか**？	不明の明確化
	何を見上げているのですか？	不明の明確化
	他人と	確　認

図7-14　「聞こえにくさを可視化して読み解く」指導方法の実例

出典）佐藤紀代子・杉内智子・明神里香：学童期の聴覚障害児に対する音声コミュニケーション指導の事例的検討. *Audiology Japan*, 67（1）：61-69，2024

質問を考えることである。このようなことが，会話でスキルを活用することであると実感できるように行う。

④　ロールプレイをとおした会話指導（話題提供課題）[8]　　対象者と言語聴覚士がペアになって，ロールプレイを用いて会話指導を行う。図7-15にロールプレイ台本を示す。

お互いにスイッチバックするように確認し合い，伝わり合っているという実感をもちながら会話を進めることが自信につながり，コミュニケーション能力の向上につながる。また，スキルを活用することは，自身の聴覚障害を相手に開示することでもある。

⑤　同障者の交流，ピアカウンセリング　　聴覚障害者は，聴者とのコミュニケーションで聞き返しや確認ができず，わかったふりをしたり，諦めることが多い。

ピアカウンセリングでは，類似のコミュニケーション経験をした同士で聞こえにくさの共感ができ，聴覚障害を隠さずにいられるため，コミュニケーションの成功体験を得ることができる。また，聞き取りにくいときに，他の聴覚障害者がどのようなコミュニケーションスキルを使っているか，周囲がどのような配慮をすることでコミュニケーションが可能になるかなど，体験できるので有効である。お互いに補聴機器の限界を認識し，コミュニケーションの意欲を高めることもできる。

市町村の福祉事務所，聴覚障害者情報提供施設，社会福祉協議会において書籍や定期刊行物の発行，要約筆記や手話通訳の普及などの社会的啓発活動，利用者に合ったコミュニケーション方法でピアカウンセリングを行っている場合もある。言語聴覚士はこれらの情報を提供し，対象者の社

> **聴覚障害者情報提供施設**
> 聴覚障害者が利用する字幕（手話）入りの録画物の製作や貸出，手話通訳者・要約筆記者の派遣等を行う。また，聴覚障害者に関する相談等に係る事業を行っており，その運営に要する費用を国が負担している。

対象者（話し手）		言語聴覚士（聞き手）	スキル
混みあったエレベータに乗り込むと			
		混みあった何でしょうか？	不明の明確化
混みあったエレベータです			
		混みあったエレベータ	確認
はい。混みあったエレベータに乗ると			

図7-15　「ロールプレイをとおした会話指導」で使用したロールプレイ台本

出典）佐藤紀代子・杉内智子・明神里香：学童期の聴覚障害児に対する音声コミュニケーション指導の事例的検討. *Audiology Japan*, 67（1）：61-69, 2024

第7章　成人聴覚障害への臨床活動

会参画を進めていく必要がある。

③　成人聴覚障害者およびその家族の障害認識

1）成人聴覚障害者の心理

　聴覚障害の発症時期によって成人聴覚障害者の心理状況は異なる。本項では成人期に発症して聴覚障害となった例について述べる。

　成人期に発症した聴覚障害者は，それまで聞こえていた経験をもち，あるときに突然に聴力が低下する，徐々に聞こえにくくなるという状況になった例である。仕事や子育てが盛りの時期に突発的に急激な聴力低下が起こると，社会的な面にも大きな影響が及ぶ。また，心理的にも社会的にも混乱し，その状況を受け入れるまでに相当の時間を要する。

　聴力が高度以上となると，補聴器を装用してもそれだけではコミュニケーションが難しくなる。また，対象者自身に聞こえにくいという自覚があり，コミュニケーションが滞ることや情報の遮断に落ち込むことが多い。一方，軽度・中等度の場合では，補聴器で聞こえるようになる環境音があ

表7-9　失聴後の心理的回復過程と言語聴覚士による介入

受容の段階	心理的回復過程	コミュニケーション行動	介入方法
ショック期	・医療による回復を強く期待している時期 ・耳鳴，めまい，頭痛などに悩まされている時期	・混乱，拒否的，依存的	・コミュニケーションへの介入以前の時期 ・医療，心理療法の段階
あきらめ期	・回復への期待は断念しながらも悲嘆，不安，抑うつ，攻撃など，心理的葛藤に悩まされている時期	・逃避的（引きこもり），消極的 ・本人のレベルに合わせて可能な手段を用いれば受動的に応じる	・言語聴覚士が総力を上げてつき合う ・言語聴覚士との間で交流を積み重ねていく段階
再適応への萌芽期	・苦悩の末，障害をもったまま生きる決断をし，徐々に将来の生活にも関心を向け始める時期	・言語聴覚士との1対1の交流から他の人にも汎化し始める ・わからないときは自分から聞き返すなど積極性をもつ ・新しいコミュニケーション手段の獲得に関心をもつ	・交流が深まるにつれ，自分から積極的に語りかけてくるのに応じて，言語聴覚士はつき合う ・新しいコミュニケーション手段の導入を行う
再適応への努力期	・社会復帰へ積極的に努力をする時期 ・同障者に親近感を感じ，同障の先輩を対象に観察学習を行う時期	・グループの場に積極的に参加する ・相手によってコミュニケーション手段を変えることができる	・グループにうまく溶け込んで交流できるよう支援する ・新しいコミュニケーション手段に習熟するように援助する
再適応期	・必要に応じて聴者・同障者の区別なくつき合う ・家庭や職場で新しい役割，仕事を得て，社会の中で活動し始める	・相手との関係で使える手段を十分使ってコミュニケーションする	・地域における中途失聴者グループを紹介したり，社会生活に必要な情報を提供する

出典）東京都心身障害福祉センター聴覚言語障害科：中途失聴者に対するコミュニケーション指導．東京都心身障害者福祉センター研究報告書，12：55-74，1981より改変

Ⅲ．成人聴覚障害の指導・支援

るため，障害が軽減される。しかし，健聴の頃と同じ状態でことばが聞き
とれるわけではないので，心理的に不安が強い。また，自身の障害を開示
しないままに社会生活を過ごす例が多いために，周囲に理解を得られず，
誤解を受けることも多い。

中途難聴の心理的回復過程にはいくつかの段階があるとされている。東
京都心身障害者福祉センターの報告書では成人聴覚障害への支援内容が詳
細に示されている（表7-9）。その心理的回復過程には，医療による回復
を強く期待する「ショック期」，回復への期待を断念しながらも心理的な
葛藤に悩まされる「あきらめ期」，障害を受け入れて生きる決断をする「再
適応への萌芽期」，社会復帰に向けて努力をする「再適応への努力期」，コ
ミュニケーション手段を獲得して新しい役割を得て，活動を再開する「再
適応期」という段階を経過していくことが示されている。言語聴覚士が行
う指導・支援はこれらの段階によって異なる。

2）家族の障害認識

聴覚障害者の障害認識の大きな鍵となるものが，家族の障害認識である。
家族は障害当事者のコミュニケーションの相手であり，心理的に支える立
場にある。しかし，身近な人が聴覚障害となり，コミュニケーションがと
りづらくなったために，心理的ダメージを受けている場合がある。このた
めに，家族にも配慮して情報提供を行い，言語聴覚士は対象者と家族のコ
ミュニケーション方法も指導を要する。

対象者と家族のコミュニケーションを支援するためには，対象者とコ
ミュニケーションをとる際に意識している配慮，実施している工夫を言語
化して，家族に伝えることが必要である。

また，他の聴覚障害者とその家族との交流によって障害認識が進む場合
もあるので，交流の機会は必要になる。

3）セルフアドボカシー

会話の相手が聞こえないとわかったとき，その相手の耳元で大声を出す
人が多くみられる。また，一般に，補聴器を装用すれば健聴者と同じよう
に聞こえる，手話または筆談がないと話が通じないなどと思われている場
合もある。このように，聴覚障害者に話を伝えるために，どのように接す
ればよいのかを理解している人は少ないのが現状である。

聴覚障害は，その障害がどのような状況なのかを周囲は目で見ることが
できないため，対象者が自身の聴覚障害を開示し，自分が困らないように
具体的な対策を要求することが必要である。このように自分から要請する
働きかけをセルフアドボカシー（自己権利擁護）という。

311

要介護
自分一人で日常生活を送ることが難しく，誰かの介護が必要な状態。

要支援
日常生活は自分で行えるが，多少の支援が必要な状態。

聴覚障害者のセルフアドボカシーを育成していくために，対象者への障害認識の促し，カウンセリング，コミュニケーション支援が欠かせない。

高齢期発症の聴覚障害への支援

1）高齢期発症の聴覚障害とは

　高齢期で初めて聴覚障害と診断される例には，加齢による生理的変化によるものが多い。聴力の変化は，高音域ほど若年期から閾値が上昇する傾向が高く，聴覚中枢機能の低下によって著しい語音弁別能の低下を示す（p.287参照）。

　高齢期の聴覚障害には，中耳炎の後遺症，慢性中耳炎，滲出性中耳炎，耳垢栓塞など医学的な処置が必要な場合も多々見受けられる。突発性難聴や騒音性難聴の既往歴のある例，高齢期に聴力が急激に低下する例などは，加齢変化で聴力が低下した例より重症度が高い場合があるため，耳鼻咽喉科医との連携が重要である。

　また，高齢期特有の身体的・精神的課題も生じる場合がある。白内障・緑内障などの視覚障害，認知症・失語症・記憶障害などの高次脳機能障害，摂食嚥下障害，手足の運動障害の合併はよく認められる。対象者によっては，要介護・要支援状態にある場合もある。

2）高齢期発症の聴覚障害者の補聴のニーズと配慮

　高齢期の聴覚障害においては，まず補聴器を用いた聴覚補償が重要である。加齢による聴覚障害の特徴は，徐々に難聴が進行するため，自覚されにくいことである。このため，家族や施設職員の指摘から聴覚障害が認識される場合が多く，補聴器の使用に抵抗を示す場合も少なくない。一方，難聴の自覚があった場合では，補聴器を試聴しても「うるさい」「ことばがわからない」と諦め，効果の実感の乏しさから，自分には補聴器は無意味であると辞めてしまったり，自分の嗜好のテレビや会合のみの使用にとどまる場合も多い。

　補聴器を適合する場合では，聴力に加え，手先の運動や感覚，視力，記憶力などに考慮して補聴器の器種を選択する。また，イヤモールドの装着，補聴器の着脱，電源のオン・オフ，音量調整などの切り替え，電池の交換など手指の巧緻性の低下による補聴器操作の困難さ，外耳道軟骨部の湾曲や狭窄による耳栓挿入の困難さなどを考慮する。高齢になればなるほど補聴器の装用開始は困難になり，本人の意欲だけではなく，家族や周囲の協力が重要となる。

Ⅲ．成人聴覚障害の指導・支援

高齢者の活動の場は，家庭，病院，施設など様々である。家族の有無，家族の中での役割，仕事を定年退職となり一線から退いていたり，依然就労中などといった社会的な条件なども様々であり，コミュニケーションのニーズが個々に異なる。一日のほとんどをベッドに寝た状態で過ごす場合では，耳かけ型，耳あな型ではハウリングを起こしやすい。聴力が高度以上の場合は，高出力のポケット型を介護者がもち，マイクに口を近づけるほうが十分な音量が確保できる場合もある。

さらに，経済的にも個人差が大きく，補聴器が有用であると判定されても購入が難しい例もみられる。特に，軽度・中等度難聴の場合は，身体障害者手帳の交付がかなわず，公的な補助が受けられないため，補聴器の価格は個々の経済状況に合わせて配慮する。行政によって統一はされていないが，加齢により難聴が発症した高齢者に補聴器購入する費用を助成する制度が拡大している。

3）高齢社会における難聴への早期介入

近年，認知症の発症や認知機能低下のリスクを高める因子のひとつとして，「難聴」が注目されている[12]。また，高齢になるほどコミュニケーションの相手が親近者や介護者に限られていく。このために社会的ネットワークのサイズ（つき合いのある人の規模）が小さくなるため，社会的孤立やうつを引き起こす要因ともなっている。このため，健康寿命延伸，生活機能および生活の質の改善などの観点より，高齢期難聴への介入の必要性が認識されている。しかし，難聴を自覚しても補聴器を使用しない場合も多く，日本の補聴器装用率は欧米諸国に比べて低いという現状がある。

行政や地域の団体では，健康寿命を延伸して介護予防を図るため，様々な対応が検討されている。介護予防セミナー，高齢者が集う区民ひろばやサロンなどで，「難聴検出のために聴覚評価の導入」「難聴があっても受診しない高齢者の検出」「補聴器装用の推奨」など啓発事業を行っている。

大分県の例[13]では，フレイルの質問項目だけではなく，下記に示す「きこえ」に関する5項目（「1.会話をしているときに聞き返すことがよくある」「2.相手の言った内容を聞きとれなかったとき，推測でことばを判断することがある」「3.電子レンジの「チン」という音が聞こえにくい」「4.家族にテレビやラジオの音量が大きいとよくいわれる」「5.大勢の人がいる場所や周りがうるさい中での会話は聞こえづらい」）を加えている。これらの項目において1つでもチェックがついた場合は，耳鼻咽喉科医に相談，受診後に認定補聴器技能者がいる販売店で補聴器を購入することを推奨している。

このような社会情勢を考えると，失語症などの言語障害，嚥下障害など

健康寿命
医療・介護に依存しないで生命維持し，自立した生活ができる生存時間のこと。

313

多職種連携
第1章Ⅳ-2（p.13）参照。

に携わる言語聴覚士にとっても，コミュニケーション介入の一歩は，音声言語刺激の感覚器である「聴覚」の観察・評価であることを認識する必要がある。そして，高齢者の認知機能の評価，潜在している難聴の検出，補聴への誘導は，言語聴覚士の担うべき責務となる。

また，難聴が疑われた高齢者のQOL向上のためにも多職種連携によって，具体的な介入方法を構築する必要がある。

〔引用文献〕

1）内田育恵・杉浦彩子・中島　務他：全国高齢難聴者推計と10年後の年齢別難聴発症率—老化に関する長期縦断疫学研究（NILS-LSA）より．日本老年医学会誌，**49**（2）：222-227，2012

2）山岨達也・越智　篤：聴覚に関わる社会医学的諸問題「加齢に伴う聴覚障害」．*Audiology Japan*，**57**（1）：52-62，2014

3）太田有美：加齢性難聴の病態と対処方法．日本老年医学会雑誌，**57**（4）：397-404，2020

4）鈴木恵子：聴覚リハビリテーション施行後の評価法．*JOHNS*，**24**（9）：1277-1281，2008

5）宮北隆志・上田　厚・調所廣之他：日本語版Hearing disability and handicap scale(HDHS)による聴力評価の自己評価－騒音性難聴85例についての解析－．*Audiology Japan*，**40**（1）：64-71，1997

6）坂本　幸：中途失聴者のための読唇プログラム学習法について．東北大学教育学部研究年報，**38**：185-213，1990

7）佐藤紀代子：聴覚障害児者のコミュニケーション問題の対応．コミュニケーション障害学，**39**：160-165，2022

8）佐藤紀代子・杉内智子・明神里香：学童期の聴覚障害児に対する音声コミュニケーション指導の事例的検討．*Audiology Japan*，**67**（1）：61-69，2024

9）伊藤恵里奈・杉浦彩子・内田育恵他：高齢難聴者のハンディキャップの自覚についての検討－認知機能低下の有無に着目して－．*Audiology Japan*，**57**（1）：57-64，2018

10）東京都心身障害者福祉センター聴覚言語科：中途失聴者に対するコミュニケーション指導．東京都心身障害者福祉センター研究報告書，**12**：55-74，1981

11）福田由美子・城間将江・船坂宗太郎他：人工内耳埋め込み患者の音声の知覚－聴覚と視覚の併用について－．音声言語医学，**30**：334-339，1989

12）Livingaton, G., Sommerlad, A., Orgeta, V., *et al.*：Dementia prevention, intervention, and care. *Lancet*，**390**（10113）：2673-2734，2017

13）大分県福祉保健部高齢者福祉課：大分県版フレイルチェックシート．https://www.pref.oita.jp/soshiki/12300/frailcheck.html.（2022年12月閲覧）

まとめ

【第7章 まとめ】

● 発症時期別に成人聴覚障害者の特徴をまとめてみよう。

● 聴覚機能にかかわる評価にはどのようなものがあるかまとめて
みよう。

● 成人聴覚障害の障害特性を考慮して，リハビリテーションの長期・
短期目標を設定し，ICFの観点から指導・支援計画を立案してみよ
う。

● 補聴機器の装用指導のポイントをまとめてみよう。

● 成人聴覚障害のコミュニケーション成否にかかわる環境調整を考え
てみよう。

● 高齢期発症の聴覚障害の早期介入の利点をまとめてみよう。

第8章 臨床でみられる特殊な聴覚障害

【本章で学ぶべきポイント】
- 聴覚情報処理障害，一側性難聴の概念や定義を知り，生活への影響を理解する。
- 聴覚情報処理障害，一側性難聴の評価方法および支援方法について学ぶ。
- 視覚聴覚二重障害（盲ろう）に対する支援方法を理解する。

I 聴覚情報処理障害（APD）

1 聴覚情報処理障害の概要

1）聴覚情報処理障害とは

聴覚情報処理障害は，聴力の低下は認められず，静寂下での日常会話には特に問題を生じにくいが，雑音の多い場所など聴取に負荷のかかる状況では，聞きとり困難を訴える状態像である。一般的な症状を表8-1に示す。

2）聴覚情報処理機能とは

私たちは，日常生活の中で様々な音を聞いている。音情報は，末梢から聴覚伝導路を経て聴覚野に伝達される。その過程で，音の大きさ・高さ・

APD：Auditory Processing Disorder

表8-1　APDの症状および行動特性

- ・さわがしい場所での聞きとりが難しい。
- ・電話での会話が難しい。
- ・早口だと会話についていくのが難しい。
- ・音声の理解が難しい複雑な指示に従うことが難しい。
- ・「もう1回言って」など聞き返しが多い。
- ・会話の内容にそぐわない，不適切な応答が多い。
- ・外国語や新しい音声素材を学ぶことが難しい。
- ・長い会話場面など，音声へ集中することが難しい。
- ・方向感覚が鈍い。
- ・歌を覚えることが難しい（音楽が苦手）。

出典：立入　哉・中瀬浩一編著：教育オーディオロジーハンドブック，ジアース教育新社．p.113，2017より作成

音色などの情報（物理的特性）や音源定位，リズム，時間情報，音韻情報など入力された複数の情報が分離・統合され効率よく認識されていくしくみである（聴覚情景分析）。雑音など不要な情報を抑制し，必要な情報を選択的に聴く「カクテルパーティ効果」が有名である。APDは，聴覚情報を認識するしくみである聴覚情報処理機能に何らかの問題があるために，聞きとり困難を訴えると考えられる。

3）聴覚情報処理障害の定義

ASHA Technical Report[1]をはじめ，各国でAPDの定義が作成されている。聴覚情報処理機能の低下を原因とし，後述する聴覚情報処理機能検査（APT）がその評価に利用される。しかし，注意や記憶などの認知能力の低下や発達障害，脳損傷，心理的な要因などによって，聞こえの困難を発症する。このため聴覚情報処理機能の低下とともに，注意や記憶など認知面の機能低下であるとし，聞き取り困難（LiD）とするほうがよいとする報告も散見される[2]~[4]。

日本では「LiD/APD診断と支援の手引き」[5]が公表され，診断基準が提案された。

必須条件として，以下の3つをすべて満たすものをLiD/APDとしている。①純音聴力検査が両側，25dB未満，かつ特定の周波数で25dB以上の閾値上昇がない。②語音明瞭度が正常範囲（静寂下語音明瞭度85％以上）。③聞き取り困難の自覚症状を認める。

また，原因，併発症の診断，支援の方針決定のために追加検査として，①聴覚情報処理検査，②雑音下音場語音検査，③ABR，ASSR，OAE，④発達評価，⑤発達検査，⑥言語評価の検討が必要とされる。

しかし，APDの明確な診断基準は確立されておらず，APDの定義についてもまだ混沌とした状況である。今後基礎的な研究が進められる中で，

聴覚情景分析
日常生活で聞いている様々な交じりあった音から，適切な情報（要素）を取り出し，まとめて音源と対応させ認識するしくみ。

ASHA
アメリカ音声言語聴覚協会。

ASHA Technical Report
音源定位，左右差，聴覚的識別，聴覚的パターン認知，時間情報処理，競合する音響信号の聴取能，劣化した音響信号の聴取能の1つ以上低下する場合をAPDと定義した。

必須条件
①4分法B（500，1,000，2,000，4,000Hz）の平均が25dB未満。③小渕らの「聞こえにくさ質問紙」または小川らの「聞こえの困難さ検出チェックリスト」で評価する。

追加検査
①聴覚情報処理検査（小渕式，八田式）
④発達評価（AQ　AADHD　PARS　CARRS　ADHD-RS）
⑤発達検査（WISC-IV，-V，WAIS-IV）
⑥言語評価（KABCII，LC-SA，STROWなど）

ASHA：American Speech-Language-Hearing Association
APT：Auditory Processing Test　　Lid：listening difficulties

第8章　臨床でみられる特殊な聴覚障害

Auditory Neuropathy
聴覚障害の一種で，聴力検査結果に比べて，騒音下でのことばの聞きとりが極端に落ちるなど，APDと類似した症状を呈する。

中間潜時反応検査（MLR）
内側膝状体から側頭葉に由来する反応とされる。

P300
感覚に対する処理過程で生じる事象関連電位のひとつ。心理生理学的研究で利用され，オドボール課題が使用される。

AAA
アメリカ聴覚学会。

APDの定義づけ，診断方法の開発が進められることが期待される。

4）聴覚情報処理障害の背景要因

　APD症状のある子どもの出現率は0.36〜7％と報告されている[6]〜[8]。成人症例については，APD単一の症状として認められず，発達障害55％，認知的偏り31％，心理的問題8％，その他3％，問題なし3％であったと報告している[9]。小児症例では，背景要因が異なる。また，臨床でも，通常の末梢性聴覚障害や自閉スペクトラム症，うつ病などとの鑑別が必要になることが多く，小児，成人ともに，留意して評価する必要がある。

② 聴覚情報処理障害の評価

1）聴覚評価

　APD評価では，質問紙や後述するAPTが利用される。まず，聴覚検査を行い，末梢聴覚系の問題はないことを明らかにし，Auditory Neuropathyなど類似した症状を示す聴覚障害との鑑別も必要がある。

　電気生理学的検査としては，聴性脳幹反応検査（ABR）や中間潜時反応検査（MLR），P300，画像診断としてfMRI等を行うことが推奨されている。また，聞こえの問題の背景要因を明らかにするために，知能・認知（注意と記憶）・発達の評価とともに，発達障害・精神障害との鑑別のための問診，質問紙，人格検査等を実施し検討を行う。

2）質問紙による評価

　スクリーニングにおいて，質問紙や後述するAPTを利用し，その症状を把握することを目的とする。以下は日本で主に利用されている質問紙である。

　　・フィッシャー Fisherの聴覚問題チェックリスト日本語版（Fisher's auditory problems check list）
　　・CHAPS
　　・きこえの困難検出用チェックリスト（小川ら）
　　・きこえにくさ質問紙（Obuchiら）[10]

3）聴覚情報処理機能検査（APT）

　欧米では多くのAPTが開発され，臨床研究において利用されている。CDやパソコン，タブレット端末を使用し実施される。

　APTは，ASHA，AAA等の聴覚情報処理機能の類型から，① 両耳聴検査，

MLR：middle latency response　　fMRI：functional magnetic resonance imaging
CHAPS：Children's Auditory Processing Performance Scale
AAA：America Academy of Audiology

Ⅰ．聴覚情報処理障害（APD）

表8-2　聴覚情報処理機能検査（APT）の内容

	概　要	刺激音
両耳聴検査 Dichotic Tests	左右のレシーバから，異なる音声が同時に提示される。左右両側を回答する課題と一側のみ回答する課題がある。	数字，単音節語音(子音，母音)，単語，文章
低冗長性検査 Monaural Low-Redundancy Speech Perception Tests	周波数フィルタをかけた語音，早口語音，雑音を負荷した語音等，音声情報（手がかり）を少なくした条件での検査。片耳ずつ実施する。	単音節語音，単語，文章
時間情報処理検査 Temporal Processing Tests	Gap（無音区間）の検出，音の高低や長短の時間的変化を聴取する。非言語音は言語の違いによる影響が少なく，低年齢児への適応が可能である。	純音，ノイズ，FM変調音，言語音
両耳融合聴検査 Binaural Interaction Tests	融合聴課題では，左右別々にフィルタをかけた音声を聞かせ，1つの音として融合し聞きとる検査。交互聴検査は，一文を一定時間ごとに切り取り，左右交互に順に提示した音声を一文として聞きとる。	単語，文章
聴覚識別検査 Auditory Discrimination Tests	音韻の違い（/カサ/vs/アサ/），リズム，アクセントの違いを識別する。語音明瞭度検査を使用する場合もある。	単音節語音，単語

②低冗長性検査，③時間情報処理検査，④両耳融合聴検査，⑤聴覚識別検査で構成されている。日本においても，聴覚情報処理機能検査が小渕ら[11]，八田ら[12]によって開発されている。

表8-2のとおり，診断に先立って使用される各種APTがあるが，国際的に標準化された検査方法はまだ存在しない。

聴覚情報処理機能の低下による状態像のみを評価するのではなく，医学・生理学的エビデンスを示すことが必要である。

③ 聴覚情報処理障害への支援方法

APD児者への支援内容としては，環境調整，直接的聴覚トレーニング，代償機能の強化，心理的支援があげられる。

1）環境調整

難聴児者同様に，SN比の改善を目的として，背景雑音を抑制し，話し手の音声を聞きとりやすくすることが必要である。話者との距離，話し方や視覚情報の活用も必要となる。補聴援助システムには，無線式補聴援助システムや音場増幅システムがある。話し方や話者との距離，音声文字変換アプリを活用した視覚情報の活用も有効である。

2）直接的聴覚トレーニング

聞きとりを改善する目的で，直接的に聴覚へ働きかけるトレーニングで

周波数フィルタ
高音域（あるいは低音域）の周波数帯域にフィルタをかけた語音。

フィルタ（フィルタ回路）
特定の周波数成分を通過させる「ふるい」といえる。

ローパスフィルタ low-pass filter（低域通過濾波器）
音声の場合で説明する。単語の高音域の周波数帯域にフィルタをかけ，出力を減衰させる。高音域（子音）を聞こえにくくする。

ハイパスフィルタ high-pass filter（高域通過濾波器）
ローパスフィルタと反対に，低音域の周波数帯域にフィルタをかけた語音。

補聴援助システム
第5章Ⅲ（p.195）参照。

319

ある。聴覚弁別指導，音韻弁別指導，騒音下での語音聴取，ギャップ検出や音源定位など，聴覚情報処理機能に関連する内容についてトレーニングが実施される。パソコンやタブレット端末などを使った指導法も提案されている。しかし，その有用性については現時点でも異論が多い。

3）代替機能の強化

基本的に視覚情報処理には問題がないと考えられるので，言語（文字）や注意，記憶等，聴覚情報処理機能以外の認知的機能を利用し，聴覚情報を補うことが有効である。また，<u>メタ認知能力</u>によって<u>トップダウン方式</u>で自分の聞こえや学習，思考などをモニターし，苦手さに対処することも有効である。

> **メタ認知能力**
> 客観的な自己を認識すること。つまり，自分自身の認知行動を把握することができる能力のことである。

> **トップダウン方式**
> 会話が行われている場面状況，話題，文脈，知識などから内容を予測する方法。

4）心理的支援

APD症状により，頻発する聞き誤りや聞き返しから心理的負担を抱え，日常生活に支障をきたしているケースが多くみられる。そこで心理的な支援についても重要になる。学校生活，家庭内での親子関係など，具体的にどのような問題が生じているのかを明確にし，心理的負担の軽減を行う必要がある。

II 一側性難聴

一側性難聴（UHL）とは，片方の耳は正常で，もう一方の耳に25dBHL以上の難聴のある状態をさす。難聴のある耳が左右どちらであるか，難聴の程度は問わない。難聴側の聴力が重度難聴やろうである場合に，「一側ろう」や「片側ろう」（SSD）と呼ばれることもある。

かつては，一側性難聴は正常な片耳で聞きとることができるため，生活上不便なことはないとされていた。そのため医療機関や教育現場における一側性難聴に対する支援法はまだ確立されていない段階にある。

> **両耳聴効果**
> 両耳聴効果には他にも様々ある。「先行音効果」「スケルチ効果」など。

1 一側性難聴による聞こえの障害

1）耳が2つある理由

耳が2つあることにより得られる効果を<u>両耳聴効果</u> binaural effectという。頭部の左右に耳が位置していることにより，左右の耳から入ってくる

UHL：Unilateral Hearing Loss　　SSD：Single-Sided Deafness

情報の細かな違いを脳で統合／処理することが可能となる。

　以下に，代表的な両耳聴効果をあげる。

（1）両耳加算効果 binaural summation effect

　片耳で聞くよりも両耳で聞くほうが，音が大きく感じられる現象のこと。両耳加算されることにより，理論上3dB程度大きく感じられる。

（2）音源定位 sound localization

　正面以外の場所から届く音の場合，左右の耳に届く音の強さや到達時間が微妙に異なる。その微妙な音の強さや時間の差を分析して，音がどこから届いているのか特定することができる。

（3）カクテルパーティ効果 cocktail-party effect

　両耳で聞きとることにより，いくつもの音を空間的に別々に聞き分けることができ，特定の音について選択的に注意を向けることができる。このことにより，騒がしい空間でも，特定の人との会話音を選択的に聞きとることができる。「カクテルパーティのような会場でも聞きとれる」ということから名づけられた。

（4）両耳冗長性

　左右それぞれの耳に入ってきた音情報を補い合うことができる。片方の耳で聞き落とした音を，もう一方の耳から入ってきた情報を手がかりとして補完することができる。

2）一側性難聴の聞こえの特徴

　一側性難聴では，上記のような両耳聴効果を得ることができなくなるため，理論上，3つの聴取場面において困難さが生じる（表8-3）。

　普段，静かな場所での1対1での会話は問題なくできるが，特定の音環境で聞こえづらさが生じることに特徴がある。

　また，困難さは限られた聴取環境や人間関係の中ではさほど生じないものの，情報や人間関係が複雑になるほど生じやすくなる[13]。そのため，検査室内で行われる聴取能検査のみならず，生活環境や音環境，自身の難聴に対する認識について詳細に聴取し，把握することが大切であるといえる。

② 原因疾患

　一側性難聴を発症する原因疾患は様々ある。先天性難聴を呈するものや後天的に発症するものもある。伝音，感音，混合と様々な要因が考えられる。表8-4に代表的な疾患をまとめた。

　先天性の疾患として多いものが中耳もしくは内耳の形成不全（奇形）で

脳で統合／処理する
聴覚伝導路の「上オリーブ核」「下丘」「内側膝状体」が関係している。

第8章　臨床でみられる特殊な聴覚障害

表8-3　一側性難聴が困難さを感じる聴取場合

聴取場合	困難さ
難聴側聴取	聞こえにくい方向から話しかけられるとわからない。
騒音下聴取	騒がしい場所では聞こえにくい。
音源定位	どこから音がするのかわからない。

表8-4　一側性難聴を発症する原因疾患（代表例）

	先天性	後天性
伝音難聴	小耳症 外耳道閉鎖症 中耳形成不全（奇形）	滲出性中耳炎 耳硬化症
感音難聴	内耳形成不全（奇形） 内耳機能不全 ウイルス感染 遺伝性疾患	ムンプス難聴 突発性難聴 ウイルス感染 聴神経腫瘍

ある。これはCT画像を撮影することで鑑別診断することができる。

　後天性の疾患で幼児期に発症することが多いものにムンプス難聴がある。流行性耳下腺炎（ムンプス）の罹患後に1,000人に1人の割合で発症する難聴で，多くの場合は一側に難聴を呈する。

　また後天性の疾患で多いものに突発性難聴がある。突発性難聴は「突然発症する原因不明の難聴」の総称であり，多くの場合は一側のみに発症する。発症から1週間以内の早期治療が重要である。原因は明らかではないが，内耳の血流障害やウイルス感染などが考えられており，予後は早期治療により1/3は完治，1/3は改善するが難聴が残存，1/3は症状が不変とされている。

③ 一側性難聴への対策

1）聴覚管理

　健聴側の聴力低下がないか，定期的に聴力検査を実施することが重要である。少なくとも年に1回は耳鼻咽喉科で聴力検査を実施することが推奨されている。

2）生活上の工夫

　聞こえづらい場面に直面した際に，「自分の聞きとりやすい場所にみずから移動する」「相手に依頼して場所を譲ってもらう」といった方法は多くとられている[14]。常にポジションを気にしているという一側性難聴者は少なくない。

必要なときに一側性難聴であることを開示し，聞きとりやすい場所を確保できる工夫ができるよう，セルフアドボカシーのためのスキルを身につけておくことが大切となる。

セルフアドボカシー
第7章Ⅲ-3（p.311）参照。

3）補聴デバイスの使用

一側性難聴に適応のある補聴デバイスはいくつかある。しかし，いずれも万能ではなく，コストがかかることから，国内では一般的に普及してはいない。以下，主な5つのデバイスの特徴をまとめた[13]。

各デバイスにはメリット／デメリットがあるため，生活上どのような場面で困り感があり，どのデバイスであればその困り感を軽減できるのか，各デバイスの特徴を踏まえて検討する必要がある。

（1）一般的な補聴器

難聴側の聴力が70dB未満の軽度〜中等度難聴では適応があるが，高度〜重度難聴では使用が難しい場合が多い。

（2）CROS補聴システム（CROS）

難聴側耳に送信機を装用し，健聴側耳に受信機能つき補聴器を装用することで，難聴側で受信した音を，健聴側に送信するシステムである。難聴側の音が聞きとりやすくなる反面，騒音下では聞きとりづらさが生じる。

（3）無線式補聴援助システム

送信機を装用している人の声が雑音下でも聞きとりやすくなるという効果があるが，話者が複数の場面では効果が限られてしまう。

（4）埋め込み型骨導補聴器（BAHA）

骨導を使って健聴側の内耳に直接音を届けるシステムである。難聴耳にインプラントを埋め込む手術をし，頭蓋骨を介して骨導で健聴側の内耳に音を届ける。ただし，日本では一側性難聴に対するBAHA手術は保険適用外である。近年では，手術不要のシールで貼付するデバイスも発売されている。

（5）人工内耳

難聴耳に人工内耳の埋め込み手術をすることで，両耳聴を実現できるデバイスとして注目が集まっている。しかし，効果には両側性難聴以上に個人差があると報告されている。

4）環境調整

一側性難聴は，特定の音環境において聴取困難が生じるという点に特徴がある。そのため，聴取しやすい環境を調整することが大切である。

（1）騒音を減らす

特に幼児期は雑音下での聞きとりが困難な傾向にあり，極力周囲の環境

CROS：Contralateral Routing of Signal　　BAHA：Bone-Anchored Hearing Aid

音を減らせるよう配慮することが大切である。例えば，不要なテレビやラジオの音を消す，じゅうたんを敷くことで反響音を低減する，機械音がしている時間には重要な話をしないなどの対策が考えられる。

（2）聞きとりやすい場所を提供する

左右どちらの耳の方向に音源があると聞きとりやすくなるかを考慮し，座席の位置やポジションを配慮することが有効である。特に学校生活においては教室内の座席の配慮が推奨されている。しかし，子どもの障害認識によっては「特別扱いされた」ということに嫌悪感を抱く場合もあるため，本人の意思を最優先に考える必要がある。

（3）視覚的な手がかりを活用する

音源定位が困難となるため，音情報だけでは位置を特定することが難しい。そのため，「遠くから呼びかけるときには手を振る」などの視覚的手がかりを活用することで注意を引く，音の場所を指さして教えるなどの配慮が必要となる。

III　視覚聴覚二重障害（盲ろう）

1　視覚聴覚二重障害（盲ろう）の概要

1）定　義

視覚と聴覚の両方に障害がある状態のことを「視覚聴覚二重障害（盲ろう）」という。本節では，以下「盲ろう」という語を用いる。

日本の身体障害者福祉法に基づく身体障害者手帳の等級基準では，聴覚障害と視覚障害については定義されているものの，「盲ろう」についての法的定義はない。本節で用いる「盲ろう」とは，身体障害者手帳の有無や障害の程度にかかわらず，視覚と聴覚に障害がある状態をさす。

2）原　因

盲ろうをもたらす原因は様々である。視覚障害と聴覚障害を併発する疾患もあれば，視覚障害と聴覚障害が別々の原因により生じる場合もある。

視覚障害と聴覚障害を併発する疾患には，遺伝性疾患としてアッシャー症候群，CHARGE症候群，ダウン症候群などがある。妊娠中の感染に起因する疾患として，先天性風疹症候群，先天性サイトメガロウイルス感染症などがある。このほか，後天的な原因として，髄膜炎や脳腫瘍，頭部外

傷，加齢などもあげられる。

3）多様な障害状況

　視覚障害の程度を「全く見えない（全盲）」「見えにくい（弱視）」，聴覚障害の程度を「全く聞こえない（ろう）」「聞こえにくい（難聴）」のいずれかとした場合，①「全盲ろう」，②「全盲難聴」，③「弱視ろう」，④「弱視難聴」の４つのタイプでとらえることができる（表8-5）。ただし，「見えにくい」「聞こえにくい」といっても，見え方と聞こえ方は，個々により千差万別である。例えば「見えにくい」状態には，大きな文字なら読める，近くで人が動いたことはわかる，視野が狭い，視野が部分的に欠けている，といった様々なものがある。

　視覚と聴覚それぞれの障害の発症時期について，先天性（乳幼児期含む）と後天性のいずれかとした場合，①「先天性視覚障害・先天性聴覚障害」，②「先天性視覚障害・後天性聴覚障害」，③「後天性視覚障害・先天性聴覚障害」，④「後天性視覚障害・後天性聴覚障害」の４つのタイプでとらえることができる（表8-6）。先天的に視覚障害があり，後に聴覚障害が生じた人を「盲ベースの盲ろう者」，先天的に聴覚障害があり，後に視覚障害が生じた人を「ろうベースの盲ろう者」という場合もある。

　盲ろう者の障害状況は，見え方と聞こえ方の程度や発症時期によっても異なるが，視覚障害と聴覚障害のほかに知的障害，運動機能障害などを合併する場合は，さらに多様である。

4）盲ろうがもたらす影響

　盲ろうがもたらす主な影響には，情報を得ることの制限，コミュニケーションの困難，そして移動の困難があげられる。

表8-5　視覚障害と聴覚障害の程度による４つのタイプ

		聴覚障害の程度	
		ろう（全く聞こえない）	難聴（聞こえにくい）
視覚障害の程度	全盲（全く見えない）	①「全盲ろう」	②「全盲難聴」
	弱視（見えにくい）	③「弱視ろう」	④「弱視難聴」

表8-6　視覚障害と聴覚障害の発症時期による４つのタイプ

		聴覚障害の発症時期	
		先天・乳幼児期	後　天
視覚障害の発症時期	先天・乳幼児期	① 先天性視覚障害・先天性聴覚障害（先天性盲ろう）	② 先天性視覚障害・後天性聴覚障害（盲ベース）
	後　天	③ 後天性視覚障害・先天性聴覚障害（ろうベース）	④ 後天性視覚障害・後天性聴覚障害

第8章　臨床でみられる特殊な聴覚障害

感覚・言語的情報の文脈
言語を介して伝わる「言語的情報の文脈」と，表情やしぐさ，話し方や声質などの非言語的情報を介して伝わる「感覚的情報の文脈」を複合した文脈。

コミュニケーションの定位
その場のコミュニケーション行為にかかわる様々な情報を把握し，コミュニケーションの担い手としての自分の立場や役割を同定すること。これにより，コミュニケーション行為の中でのみずからの位置づけを行う。

（1）情報を得ることの制限

　視覚と聴覚を通して得る情報は実に膨大である。人は，周囲の人の動きや表情，ものの配置や動き，環境音や話し声などの様々な情報を取り込んで状況を把握したり，メディアを通して社会情勢等の情報を得たりしている。視覚と聴覚に障害がある場合，これらの情報を得ることが制限されるため，周囲の状況把握が困難になったり，新しい情報を得ることに制限が生じたりする。以下に述べるコミュニケーションの困難と移動の困難は，情報を得ることの制限と密接に関連している。

（2）コミュニケーションの困難

　①　**コミュニケーション手段**　　視覚と聴覚の両方に障害が生じた場合，音声言語や手話，文字など，それまで用いていたコミュニケーション手段をそれまでどおりに用いて言語的情報のやりとりをすることが困難になる。

　②　**文脈の把握**　　相手の表情やしぐさ，口調，人や物の動き等の様々な非言語的情報を把握することが困難になる。こうした非言語的情報から得る「感覚的情報の文脈」を把握できなければ，発言の真意をつかめなかったり，会話の前後のつながりが理解できなかったりという事態が生じる。

　感覚的情報と言語的情報を複合した「感覚・言語的情報の文脈」[16]の把握が難しくなることは，盲ろう者のコミュニケーションの困難の大きな特徴である。

　③　**周囲の状況の把握**　　例えば周囲に人がいて何らかの会話が進行していても，誰がいるのか，話題は何か，今は発言できるタイミングなのか，といった情報が把握できなければ，能動的に参加することができない。その結果，ある盲ろう者の表現を借りると「その場にいるのにいないような感覚」を覚えるという事態が生じる。

　コミュニケーションにかかわる周囲の状況が把握できないことは，「コミュニケーションの定位」[17]の困難をもたらす。

（3）移動の困難

　人が移動するためには，身近な生活空間であれ遠方であれ，視覚と聴覚から得る情報を活用して位置情報を把握したり，危険を察知したり，あるいは周囲の変化を認識したりする必要がある。運動機能が保たれていても，移動するために必要な視覚情報と聴覚情報を取り込むことができなければ，目的の場所に移動することは困難である。特に，慣れない場所への移動や，公共交通機関を利用しての移動は，単独では困難な場合が多い。

2 盲ろう者への コミュニケーション支援

> **指点字**
> 点字は1文字が6つの点からなる。左右6本の指で打つ点字タイプライターのキー配列に合わせて，話し手が盲ろう者の6本の指に触れて伝える方法。

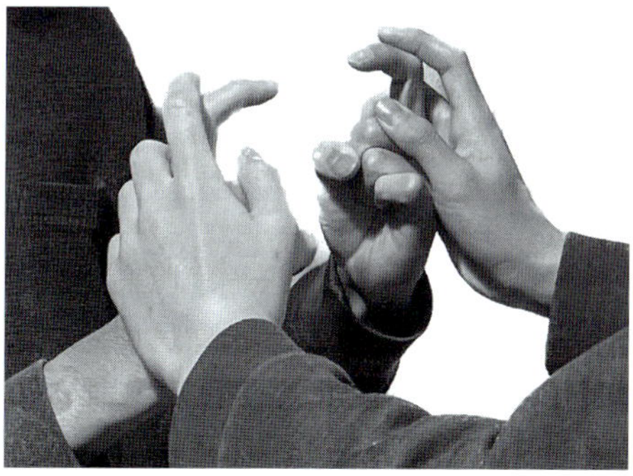

1）コミュニケーション手段の確保

盲ろう者の用いるコミュニケーション手段には，弱視手話や触手話（図8-1），指文字，点字や指点字（図8-2），筆談や手書き文字（図8-3），音声といった様々なものがある。個々の盲ろう者にとってどの手段が有効かは，視覚障害や聴覚障害の程度，それまで用いてきたコミュニケーション手段などにより異なる。相手や場面に応じて異なる手段を用いたり，受信と発信とで異なる手段を用いたりする場合もある。

（1）弱視手話（接近手話）・触手話

弱視手話は，盲ろう者の見え方に応じて，見える距離と範囲で手話を用いる方法である。接近手話という場合もある。弱視手話を用いる場合は，

図8-1 触手話　右側の人物が盲ろう者

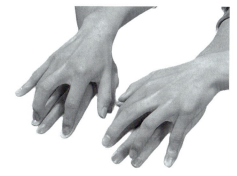

図8-2 指点字　下側の手が盲ろう者

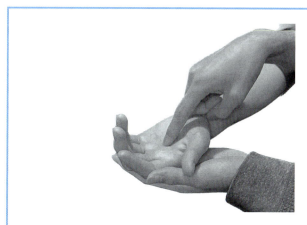

図8-3 手書き文字

手話が読み取りやすいように，照明や背景色とのコントラストにも配慮が必要である。視野が狭い場合は，距離が近すぎると手話が視界に収まらず読み取りが困難になるため，盲ろう者の見える範囲に入るように調整する。

触手話は，盲ろう者が話し手の手話を触って読み取る方法である。手話を主なコミュニケーション手段とする人に視覚障害が生じた場合には，見え方に応じて弱視手話や触手話を導入することが有効である。

（2）点字・指点字

点字を習得している人で，音声による受信が困難になった場合は，点字による筆談や指点字が有効である。指点字は，点字タイプライターのキー配列に合わせて盲ろう者の指に触れて伝える方法である。点字を習得している人であっても，指点字による受信は，習熟に時間がかかる場合がある。

（3）筆談・手書き文字

筆談は，文字を習得している人であれば使用できるため，比較的導入が容易である。紙や簡易筆談器，タブレット端末等を用いて，盲ろう者の見え方に応じて文字の太さや大きさや色を調整して伝える。白地に黒の文字よりも黒地に白（または黄色）の文字のほうが見やすい場合もある。

見て読み取ることが困難な場合は，盲ろう者の手のひらに指で書いて伝える手書き文字が有効である。話し手が盲ろう者の指を持ち，盲ろう者のもう片側の手のひらや机の上などに書く方法もある。ひらがな，カタカナ，漢字など盲ろう者によって読み取りやすい文字が異なる場合がある。

（4）音　声

音声で受信する盲ろう者には，補聴器や人工内耳を有効に活用するための支援が重要である。読話の併用は困難な場合が多い。

発信の手段には音声を用い，受信には他の手段を用いる盲ろう者もいる。

2）盲ろう者と接するうえでの留意点

盲ろう者と接するうえで知っておきたい特性と留意点を以下に述べる。

（1）発言者を明確にする

盲ろう者にとって，その場に誰がいるのか，発言しているのが誰なのかを把握することは困難である。よく知っている相手であっても，話し始める前に名前を名乗り，発言者を明確にすることが大切である。

（2）誘導や介助が必要な場合

移動時の誘導やものの操作についての介助が必要な場合，盲ろう者に対して押す，引く，突然手をつかむといった行為は，危険や不安をもたらすだけでなく，盲ろう者が主体的に動くことの妨げとなる。移動時は，盲ろう者に，誘導する人の肩や腕などに触れてもらうとよい。ものの操作について介助する際は，盲ろう者に介助する人の動きを触って読みとってもら

うとよい。

（3）その場の状況を伝える

盲ろう者にとって，空間的な情報を把握することは困難である。ものや人の位置関係，同席者の有無などの状況を具体的に伝える。

（4）話しかける際の注意喚起

盲ろう者にとって，自分に話しかけようとする人の存在や，その人が話しかけている相手が自分なのかを把握することは難しい。話しかける際は，腕に軽く触れるなどして注意を喚起する。

（5）盲ろう者からの発信をフィードバックする

盲ろう者にとって，相手が自分の発言を聞いているのか，理解しているのか，どう受け止めているのかを把握することは困難である。盲ろう者からの発言に対して，相槌を打つ，腕に軽く触れるなどして伝わっていることをフィードバックする。

（6）照明に配慮する

眼疾患によっては，羞明や夜盲症がみられる場合があるため，座る位置や室内の照明が適切な状態になるよう配慮する。

（7）環境が変わるときには伝える

盲ろう者にとって，相手が断りなくその場を離れたり，途中で別の人が来たりといった状況の変化を把握することは困難である。その場を離れるときや誰かが出入りしたときは，その都度盲ろう者に伝える。

3）コミュニケーション支援

言語聴覚士が盲ろう者の支援に携わるのは，補聴器や人工内耳の活用に向けた支援が契機となることが想定されるが，その際にも，コミュニケーション支援という視点を踏まえることが重要である。

盲ろう者へのコミュニケーション支援では，本人の見え方と聞こえ方について可能な限り正確な情報を入手したうえで，対象者が現状でどのようなコミュニケーション手段を用いているか，どのような場面でコミュニケーションに困難が生じているかを把握することが大切である。

実用可能なコミュニケーション手段が確保されていない場合は，新たなコミュニケーション手段を導入する必要があるかどうか，どの手段を導入するのが適当か，盲ろう者自身と十分に相談して検討する必要がある。

以下では，言語聴覚士がかかわる可能性の高い場合について，支援の留意点をあげる。

（1）先天性盲ろう児への支援

先天性盲ろう児は，周囲の人がどれだけていねいにかかわり情報を提供するかによって，周囲の世界の認知やコミュニケーション関係の形成に大

羞 明
通常ならまぶしいと感じない光でもまぶしく感じる状態。

夜盲症
暗い所で目が見えにくくなる症状。

盲ろう者向け通訳・介助員
盲ろう者のコミュニケーション，情報の獲得，移動を保障するための人的資源。会話の通訳のみならず，状況説明や移動介助を行う。自治体による派遣制度がある。

音声通訳
盲ろう者に対して音声で通訳すること。周囲の発言を盲ろう者の聞こえやすい位置や話し方で繰り返したり，音声で状況を説明したりする。

きく影響を受ける。

① **愛着関係・コミュニケーション関係の構築**　　視覚と聴覚に障害のない健常の乳幼児は，自然に周囲の人の存在を認知し，目線を合わせたりことばがけに反応したりしながら愛着関係やコミュニケーション関係を築くことができる。しかし，盲ろう児の場合は，周囲が意図的に「伝わる方法」で働きかけなければ，そばに人がいることもわからず，刺激のないまま一人だけの世界に閉じ込められた状態になる可能性がある。このため，例えば人と触れ合うことでその人の存在を知らせる，振動を通して反応を伝えるといった方法で，周囲とのつながりを広げる必要がある。

また，盲ろう児からの発信に周囲が気づかない場合や，気づいても児に「伝わる方法で」フィードバックしない場合は，盲ろう児にとって，思いが受け止められなかったという経験につながり，伝えたい欲求が消失してしまう可能性がある。盲ろう児からの発信を周囲の人が読み取り，「わかった」ということを児にとってわかりやすい方法でフィードバックすることで，コミュニケーションの土壌が形成される。

② **出来事をていねいに伝える**　　盲ろう児は，見えて聞こえていれば知らず知らずのうちに身につけることができるであろう感情語や抽象概念の理解，ものごとの因果関係の把握が困難である。このため，周囲が適切なタイミングで意図的に働きかける必要がある。例えば，周囲で起きていることを一つひとつ伝えたり，様々な活動の全過程を省略せずに体験したりといったていねいなかかわりが必要である。

③ **見通しを伝える**　　盲ろう児は，視覚と聴覚からの情報を得ることが難しいため，様々な活動の見通しをもつことが困難である。言語によるコミュニケーションが難しい場合は，次の活動の見通しがもてるように，その活動を象徴する実物（オブジェクトキュー）を用いて伝える方法がある（例えば，スプーンを触らせてこれから食事の時間が始まることを伝える，など）。

（2）聴覚を活用する盲ろう者への支援（全盲難聴・弱視難聴）

① **聴覚活用への支援**　　全盲難聴，弱視難聴の盲ろう者に対しては，まず，聴覚活用を最大限行えるよう，補聴器や人工内耳の十分な調整が必要である。補聴器や人工内耳だけでは十分に聞き取れない場合は，話者の声をワイヤレスマイクで拾って補聴器や人工内耳で聞く補聴援助システムが有効なこともある。ただし，補聴援助システムを使用する場合は，盲ろう者にとって，話者との距離や位置関係，話者以外の人の発言や動きの把握が困難になるという側面もある。このため，周囲が環境の変化を随時盲ろう者に伝えるなど，十分な情報保障が必要である。盲ろう者向け通訳・介助員による音声通訳を受ける場合は，通訳・介助員がワイヤレスマイク

Ⅲ．視覚聴覚二重障害（盲ろう）

に向かって話すと効果的である。

② 情報を補うための環境調整　　全盲難聴，弱視難聴の盲ろう者の場合は，聞こえにくい部分を視覚的情報で補うことが困難である。例えば，読話と併用して会話を聞き取ることや，話し手の表情や身ぶりから情報を補うこと，相手の相槌やうなずきから相手が自分の話を理解していることを察知することなどが困難である。その結果，会話が部分的にしか聞き取れなかったり，あるときは聞きとれてもあるときは聞き取れないという「中途半端な」状態が生じたりして，その場のコミュニケーションに十分に参加できなくなる。

補聴器や人工内耳，補聴援助システムを用いて最大限に聴覚活用したとしても，見えて聞こえる人が得ている膨大な情報を盲ろう者個人の努力で補うことは不可能といえる。盲ろう者と接するときの留意点について周囲に理解を促すような働きかけも重要である。

（3）中途盲ろう者への支援

① 障害理解の促進　　視覚障害や聴覚障害の症状が進行する場合，あるいは急に発症する場合，変化していく見え方や聞こえ方を，盲ろう者自身が正確にとらえることが困難な場合がある。また，症状が進行することに対して不安を抱えている場合がある。眼科や耳鼻咽喉科での定期的なフォローを勧めるとともに，盲ろう者自身の障害理解を促進するための支援が必要である。

症状が徐々に進行する場合は，周囲が障害に気づかない場合もある。盲ろう者自身の置かれた環境を考慮し，家庭や学校，職場などで理解が得られるよう，必要に応じて環境調整を行うことが重要である。

② コミュニケーション手段　　現在用いているコミュニケーション手段で困難な点があるとすれば，どのような手段の導入が可能かを提案し，盲ろう者自身の意向に寄り添い支援する。例えば，音声での会話聴取が困難になった場合に，文字が読める状態であれば見やすい大きさの文字での筆談，読むことが難しければ手書き文字，点字使用者であれば指点字を導入する，といった対応が考えられる。

生まれたときは聴覚にも視覚にも障害がなく，中途で短期間のうちに全盲ろうの状態になった場合は，身近な人とのコミュニケーションにも大きな困難が生じ，深い孤独に覆われていることも少なくない。まずは手書き文字により十分なコミュニケーションをとり，コミュニケーション関係を改めて形成したうえで，新たな手段の導入につなげる。

4）情報提供・他機関との連携

　情報の入手に困難のある盲ろう者にとって，関係機関や支援機器に関する情報を得ることは容易ではないため，十分な情報を得ないまま，支援に結びつかずに生活している場合もある。言語聴覚士には，こうした情報を得るように努め，必要に応じて盲ろう者に情報提供したり，関係機関を紹介したりすることが求められる。

　盲ろう者の関連団体として，社会福祉法人全国盲ろう者協会，各地の盲ろう者友の会などの当事者団体，全国盲ろう教育研究会などがある。

　盲ろうに関する総合的な情報を提供するサイトとしては，「視覚聴覚二重障害の医療－盲ろう医療支援情報ネット」がある。

視覚聴覚二重障害の医療－盲ろう医療支援情報ネット
2018年に開設された，視覚聴覚二重障害者や家族，医療者のためのWEBサイト上の診療マニュアル。

〔引用文献〕

1) American Speech-Language-Hearing Association：(Central) auditory processing disorders—the role of the audiologist〔Position Statement〕，2005

2) British Society of Audiology (BSA)：Position Statement and Practice Guidance, Auditory Processing Disorder (APD), 2017

3) Moore, D.R.：Guest Editorial：Auditory processing disorder. *Ear Hear*, **39**：617-620, 2018

4) Moore, D.R.：Challenges in diagnosing auditory processing disorder. *Hearing J*, **71**：32, 34, 36, 2018

5) 阪本浩一・關戸智惠編：LiD/APD診断と支援の手引き（2024第一版），2024 https://apd.amed365.jp/doc/202403-seika.pdf（2025年2月1日閲覧）

6) Chermak, G. and Musiek, F.E.：Central Auditory Processing Disorders：New Perspectives, Singular Publishing Group, 1997

7) Bamiou, D., Musiek, F.E. and Luxon, L.：Aetiology and clinical presentations of auditory processing disorders：a review. *Archives of Disability Child*, **85**：361-365, 2001

8) 小川征利・原島恒夫・堅田明義：通常学級に在籍する児童のきこえの困難さ検出用チェックリストの作成－因子分析的検討を通して－．特殊教育学研究，**51**：21-29, 2013

9) 小渕千絵：APD「音は聞こえているのに 聞きとれない」人たち，さくら舎，2020

10) Obuchi, C. and Kaga, K.: Development of a questionnaire to assess listening difficulties in adults with auditory processing disorder. *Hearing, Balance and Communication*, **18**（1）：29-35, 2019

11) 小渕千絵・原島恒夫・田中慶太他：聴覚情報処理検査（APT）マニュアル，学苑社，pp.5-76, 2021

12) 八田徳高：聴覚情報処理機能の評価法の検討．川崎医療福祉学会誌，**31**：

417-423，2022

13）岡野由実・廣田栄子：一側性難聴による聞こえの障害場面の発達的変容に関する検討．コミュニケーション障害学，**39**（2）：74-83，2022

14）岡野由実・廣田栄子・原島恒夫他：一側性難聴者の読話の利用および聴こえの自己評価に関する検討．*Audiology Japan*，**56**（1）：91-99，2013

15）岡野由実：一側性難聴における騒音下聴取と補聴支援に関する文献的検討．目白大学保健科学研究，**11**：25-33，2018

16）福島　智：盲ろう者として生きて−指点字によるコミュニケーションの復活と再生，明石書店，p.301，2011

17）柴﨑美穂：中途盲ろう者のコミュニケーション変容−人生の途上で「光」と「音」を失っていった人たちとの語り，明石書店，p.304，2017

〔参考文献〕

・Fisher, L.I.：Learning disabilities and auditory processing. In Van Hattum R.J., eds.：Administration of speech-language services in schools：A manual, Taylor & Francis, pp.231-292, 1985

・Smoski, W.J., Brunt, M.A. and Tannahill, J.C.：C.H.A.P.S. children's Auditory performance Scale, Instruction manual, Educational Auditory Association, 1998

・American Academy of Audiology：Diagnosis, Treatment and Management of Children and Adults with Central Auditory Processing Disorder, 2010

・東京盲ろう者友の会：知ってください盲ろうについて，東京盲ろう者友の会，2019

【第8章　まとめ】
- ●聴覚情報処理障害，一側性難聴，視覚聴覚二重障害のコミュニケーションや生活への影響と対策・支援方法をまとめてみよう。
- ●聴覚情報処理機能にはどんな要素があるか，聴覚情報処理検査の内容から考えてみよう。
- ●一側性難聴の聞こえの特徴を健聴・両側難聴と比較して考えてみよう。
- ●視覚聴覚二重障害においてコミュニケーション以外の困り感を考えてみよう。

第9章 聴覚障害に関連した法令と社会福祉制度

【本章で学ぶべきポイント】
- 障害に関する法令が聴覚障害にどのように関与しているか理解する。
- 聴覚障害児者が利用できる福祉制度を知る。
- 健康診断における聴覚検診の制度を知る。

I　障害者基本法

障害者
障害者基本法では,障害者を「障害及び社会的障壁により継続的に日常生活又は社会生活に相当な制限を受ける状態にあるもの」と定めている。身体障害者手帳の有無等を条件としない,広い定義になっている。

　障害者基本法とは,**障害者**（児）への基本的施策や理念が述べられ,定められた法律である。元々は,「全ての国民が,障害の有無にかかわらず,等しく基本的人権を享有するかけがえのない個人として尊重されるものである」（第1条）との理念に基づいて作成された。障害者との共生社会を実現するために,障害者の自立や社会参加の支援等のための施策の基本原則を定めている。また,国や自治体等の責務も明らかにしている。そして,最終的には,障害者の自立および社会参加の支援等のための施策を総合的かつ計画的に推進することを目的にしている。

　なお,現在の法律は,当初より細部が改正され,「障害者週間」「雇用の促進」「公共施設のバリアフリー化」等についても言及されている。

334

Ⅱ 身体障害者福祉法

　身体障害者福祉法の現時点での目的は，「身体障害者の自立と社会経済活動への参加を促進するため，身体障害者を援助し，及び必要に応じて保護し，もつて身体障害者の福祉の増進を図ること」（第1条）である。また，法律の中で，「国，地方公共団体及び国民の責務」「更生援護」「事業及び施設」等が定められている。

　しかし，最も特徴的なことは，この法律にて「身体障害者」が定義されていることであろう。「この法律において，『身体障害者』とは，別表に掲げる身体上の障害がある18歳以上の者であつて，都道府県知事から身体障害者手帳の交付を受けたものをいう」（第4条）と規定されている。

　時代の変遷により，その障害の分野・基準および診断の手法は追加や修正が行われてきているが，少なくとも聴覚障害においては認定の基準はほとんど変わっていない（表9-1）。これは，国がその者の障害の状態を身体障害者として認めるかどうかということである。軽度や中等度の聴覚障害者は医学的には難聴があっても，福祉の制度上では身体障害者ではない。

> **身体障害者福祉法**
> 実は，身体障害者福祉法は，障害者基本法より古い。第二次世界大戦後間もなく制定された。障害者基本法は，この法律施行後数十年を経て，障害者に対する考え方を整理したものともいえる。

♪「障害者差別解消法」とは ♪♪

　2016年4月1日に改正された「障害者基本法」が施行されたのと同時に，「障害を理由とする差別の解消の推進に関する法律」（障害者差別解消法）も施行された。本法律は，障害者への差別をなくすことで，共に生きる社会をつくることを目ざしている。具体的には，「行政機関」と「民間事業者」に対して，「不当な差別的取扱いの禁止」と「合理的配慮の提供」を定めている。

　「不当な差別的取扱い」については，行政機関も民間事業者も禁止されているが，「合理的配慮の提供」については，当初行政機関は法的義務，民間事業者は努力義務とされた。しかし，2021年6月の改正により，2024年4月1日より民間事業者も法的義務となった。また，「合理的配慮」は，障害者本人からお願いされたときに負担にならない範囲で提供することになっている。

　なお，聴覚障害に対する「合理的配慮の提供」としては，筆談をする・手話を使う・ゆっくりはっきり話す等が考えられる。ただし，障害者本人から「今すぐ手話通訳を連れてきて」といった現実的に不可能なお願いをされたときには，話し合いで解決するよう求められている。このような場合，本人からのお願いを100%実現できていなくても，「手話が少しできる者が筆談をしながら対応します」等の代わりの方法や提案を提供し，お互いの合意を得ることが重要である。

表9-1 身体障害者の認定基準「聴覚障害」

級別	聴覚障害
6級	両耳の聴力が70dB以上。片耳90dB以上，もう片耳50dB以上。
4級	両耳の聴力が80dB以上。普通話声の最良語音明瞭度50％以下。
3級	両耳の聴力が90dB以上。
2級	両耳の聴力が100dB以上。

更生相談所
更生相談所の数は，全国でも100に満たないため，非常になじみのない機関である。福祉制度による補装具（補聴器）の支給を専門的に判定する部署という点で，聴覚障害者に関係がある。

ここの区別をつけておくことが必要である。

なお，法律内では「身体障害者」や「身体障害者手帳」ということばを使用しているが，基準を満たせば，18歳前の児童にも身体障害者手帳は発行できる。

そして，最初にこの法律が施行されたときに，「都道府県は，身体障害者の更生援護の利便のため，及び市町村の援護の適切な実施の支援のため，必要の地に身体障害者更生相談所を設けなければならない」（第11条）と規定された。更生相談所は，全国の47都道府県および政令指定都市に置かれている行政機関である。現在は，更生相談所という名称を使用しない自治体も出てきている。主な役割は，以下のようである。

- 市町村あるいは区役所への支援：障害者の相談支援と指導，医学的心理学的および職能的判定，施設入所に係る連絡調整等，専門的技術援助および指導等。
- 地域リハビリテーションの推進。
- 研修の実施や情報提供。

1954年のこの法律の改正により，「補装具（補聴器）の処方及び適合判定」の業務が追加されたが，これは，前述の「医学的心理学的および職能的判定」にあたる。

III 障害者総合支援法

措置制度
行政が主体となってサービスを決定していた。

支援費制度
障害者がサービスを選択し，契約をする。

元々，国は障害者に対する施策として措置制度という手法をとってきた。しかし，人びとの意識や時代の変化により，2003年4月にノーマライゼーションの理念に基づいて導入された支援費制度の施行へ移行した。しかし，この制度も，様々な問題が出てきたため，2006年10月に障害者自立支援法が施行されることになった。また，この法律は，前述した障害者基本法の理念に基づいている。

この障害者自立支援法に代わって，2013年4月に「障害者の日常生活及び社会生活を総合的に支援するための法律」（障害者総合支援法）が施行

された。重度訪問介護の対象者拡大やケアホームのグループホームへの一元化等が変更点であるが，最大の特徴は，対象者に難病に罹患している者が加わったことである。ただし，この難病というのは，国が指定した難病である。例えば，国内で数例しかない治療法も不明な珍しい疾患であっても，国が「難病である」と指定しない限りは障害者総合支援法のサービスは受けることができない。

障害者総合支援法のサービスは，様々に規定されるが，聴覚障害に密接にかかわってくる実際のサービスや制度を以下にあげる。

1 補装具

補装具は，この法律にて「障害者等の身体機能を補完し，又は代替し，かつ長期間にわたり継続して使用されるものその他主務省令で定める基準に該当するものとして，義肢，装具，車椅子その他の主務大臣が定めるものをいう」（第5条第25項）と定義されている。成人の障害者に対しては「職業その他日常生活の効率の向上を図ること」を，児童に対しては「将来社会人として独立自活するための素地を育成・助長すること等」を目的にしている。補装具の種目も国が定めており，聴覚障害に対する補装具は，補聴器である（表9-2）。

また，補装具の種目ごとに，基準の金額が決まっており，それに対する費用の助成方法も定められている。費用の助成金額については，本人およ

> ♪ 特例補装具とは ♪♪
> 特例補装具とは，国の定めた基準にない補装具に対して使う用語である。基準にない補装具に対して費用の助成を申請する際，その補装具をこう呼ぶ。
> 元々は，基準外補装具と呼ばれており，各自治体から国（厚生大臣協議）に伺いを立てて許可されるかどうかを待っていた。しかし，国からの事務連絡により，2000年4月から各自治体に権限が委譲された。そして，2006年10月より「基準外補装具」が「特例補装具」へと名称が変更になった。
> 特例補装具に対して費用の支給を認めるかどうかの基準は，国からの補装具費支給事務取扱指針に，「身体障害者・児の障害の現症，生活環境その他真にやむを得ない事情により必要が生じた」と記載されている。そのため，居住する自治体の判断によって，費用の支給の有無は異なってくる。また，希望したものが必ず認められるとは限らないことに注意が必要である。
> さらに，特例補装具の種目は時代によって変遷していく。現時点で申請がなされるものには，「人工内耳のデジタルワイヤレス援助システム」「ヘッドバンド型骨導補聴器」「軟骨伝導補聴器」等がある。

補装具
骨折に対するギプス等，医学的な治療として一時的に必要な用具は，補装具とは呼ばない。聴覚障害者に対しても，難聴が治る見込みがある場合，補聴器（補装具）は原則使わない。

主務省令・大臣
障害者総合支援法では，厚生労働省令および厚生労働大臣。

成年と児童
民法改正により，2022年4月から成年年齢は20歳から18歳に引き下げられたが，それ以前より，児童福祉法では，18歳未満を「児童」と定義し，強い保護の対象としている。

費用の助成金額
補聴器の場合の「基準の金額」は，市販のものに比べてかなり安価に設定されているが，各メーカーはその基準金額に合わせた器種を用意している。また，自己負担の金額は，原則1割である。

第9章　聴覚障害に関連した法令と社会福祉制度

補聴器の種目
国の基準には残っているが，「ポケット型」「レディメイドの耳あな型」「骨導式ポケット型」「骨導式眼鏡型」は，現在ではあまり使われていない。

意思疎通支援者の派遣
手話通訳も要約筆記も，利用には事前申し込みが必要な場合が多い。そのため，急な用事に対応してもらいにくいというデメリットがある。

日常生活用具
聴覚障害に対しては，「日常生活を援助する，補聴器以外の物品」と考えると，わかりやすい。ただし，その物品すべてが制度的に日常生活用具として認められているわけではない。

表9-2　現時点での基準の補聴器の種目

ポケット型（高度難聴用・重度難聴用）
耳かけ型（高度難聴用・重度難聴用）
耳あな型（レディメイド・オーダーメイド）
骨導式ポケット型
骨導式眼鏡型
＊修理基準として，「受信機交換」「ワイヤレスマイク交換」

注）補聴援助システムは，修理基準としての種目での扱いとなる。

びその家族の年間の住民税の金額に基づいて計算されるが，ある一定以上の金額の税金を納めていると助成はされない。ただし，厚生労働省通知により，2024年4月，児童の補装具費支給制度の所得制限は撤廃された。

② 意思疎通支援

　意思疎通支援とは，「手話その他主務省令で定める方法により当該障害者等とその他の者の意思疎通を支援することをいう」（第77条）と定められている。簡単にいうと，手話通訳派遣や要約筆記派遣を実施することであるが，手話通訳者や要約筆記者を養成する事業も実施するように要望されている。

　なお，当事者が意思疎通支援者の派遣（手話通訳や要約筆記）を利用する際は，基本的には無料の場合が多い。しかし，厳密にいうと，利用料金や利用方法は各自治体によって異なる。

③ 日常生活用具

　日常生活用具は，厚生労働省告示第529号（2006年9月）で，「厚生労働大臣が定める日常生活上の便宜を図るための用具」と示されている。市町村が実施する必須事業のひとつである。現在は，本告示に基づき，各自治体が実施している。

　補装具と日常生活用具の違いはわかりにくいが，福祉現場では「補装具は，その人個人に合わせて調整が必要なもの。日常生活用具は，そこまでの調整はいらずに簡単にその人に合わせられるもの」と説明される場合が多い。しかし，日常生活用具の物品でも当事者に適切な種類のものを選ぶのが難しい場合もあり，実際には，境目が若干あいまいである。

　また，日常生活用具の品目は，国が定めた種類以外に，その自治体独自で定めた品目を追加できる余地がある。いずれにせよ，各品目ごとの対象

Ⅲ．障害者総合支援法

者や基準金額が定められており，年間の市民税額によって費用の助成金額が異なってくるのは，補装具と同じである。

聴覚障害者の生活を助ける日常生活用具等の詳細は，第5章Ⅲ-3（p.200）を参照してほしい。

④ 自立支援医療

自立支援医療とは，本法律にて「障害者等につき，その心身の障害の状態の軽減を図り，自立した日常生活又は社会生活を営むために必要な医療であって政令で定めるものをいう」（第5条第24項）と定義されている。

この制度は，各々の障害を軽減するための医療に対して，当事者やその家族の収入に応じて，費用を支給するものである。そのため，通常の医療保険より費用が安価になる場合が多い。費用申請には，医師の書いた意見書が必要だが，居住する自治体の定めた指定医療機関に勤務する指定医師が作成した書類のみが有効である。

また，「聴覚障害」に関する自立支援医療は，「外耳道形成」「人工内耳埋込術」「人工中耳埋込術」「慢性中耳炎に対する鼓室形成術」等が考えられる。

上述の4つの制度については，法律とは別途に厚生労働省から政令・省令・告示・通達・事務連絡という形で運用方法について記載された通知が出る。しかし，その運用のための指針は，各自治体の判断・考えを含める余地を残している。そのため，同じ内容を申請しても居住地の自治体によっては認められない場合や費用負担が異なる場合が生じる。言語聴覚士（ST）としては，かかわる聴覚障害児者のためにも，勤務地周辺の自治体の福祉制度を確認しておくことも必要である。

♪「難病」と「補聴器」♪♪
　障害者総合支援法によって，難病患者にも補聴器を支給することができるようになった。しかし，厚生労働省からの通知では，「身体障害者と同程度の障害状態にある者に対して」「できれば身体障害者手帳を取得してほしい」旨が記載されている。また，「聴覚障害と関係がない難病でも，難聴があれば補聴器を支給してよい」という国からの回答も得ている。そのため，公平性等様々な観点から実際には利用しにくい制度となってしまっている。全国でも難病のみを有している児者へ補聴器を支給している例は少ないと考えられる。

自立支援医療
実際には，「人工内耳埋込術」の数がかなり多い。この制度を利用すると，通常の医療保険よりもかなり安価になるからである。

政令・省令・告示・通達・事務連絡
法律に基づいて作成する規則。どの地位の者の権限で出すかで名称が異なる。一番役職が高位の者が出すのが「政令」であり，内閣が制定する。

Ⅳ 軽度・中等度難聴児補聴器購入費助成事業

軽度・中等度難聴用補聴器
過去には，軽度・中等度難聴のために，音の出力を抑えることが可能な機種が非常に少なかった。そのため，補聴器を通して入ってくる音がうるさく，装用することがかなり難しかった。

1990年代では，軽度・中等度難聴用の補聴器はまだ少なく高額であった。また，「軽度・中等度難聴児は，補聴器を装用しなくても十分に言語は発達するし，学業にもそれほど支障はない」という考え方が主流であった。

しかし，その後，補聴器の性能が向上し，軽度・中等度難聴児者にも適合できる器種が増えた。それとともに，成人した難聴児の体験談や難聴児の保護者の運動等を通して，「やはり軽度・中等度難聴児も補聴器を装用したほうがよい」という機運が高まった。

また，2000年代初頭頃より始まった新生児聴覚スクリーニング検査にて，早期に軽度・中等度難聴が発見されるようになったことも，これに拍車をかけた（2001年より厚生労働省は5年間のみ予算をつけてモデル事業を実施）。難聴の発見だけで終わるのは問題であり，その後の療育・教育が重要だからである。

その結果，全国の自治体で，徐々に軽度・中等度難聴児に対する補聴器の購入費助成事業が始まるようになった。2021年6月にとりまとめられた「軽度・中等度難聴児に対する補聴器購入費用助成制度の地域差に関する

> ♪ 高齢者に対する補聴器の購入費助成について ♪♪
> 身体障害者手帳を所持していない高齢の軽度・中等度難聴者に対する助成金はどうなっているのだろうか。身体障害者手帳の基準を見直し，助成金を支給してもらうための「デシベルダウン運動」もあったが，実現していない。その一方，現在の超高齢社会を反映して，高齢者に対する補聴器の購入費助成を要望する声が高まった。その運動の結果，全国で補聴器購入費助成事業を実施する自治体が出てきた。現時点ではその数はまだ少なく，助成を受けるための条件や助成金額についても，自治体によって様々である。

> ♪ 難聴児の早期発見・早期療育推進のための基本方針 ♪♪
> 2022年2月に厚生労働省と文部科学省両省の連名で「難聴児の早期発見・早期療育推進のための基本方針」が通知によって出された。そこには，「早期発見の重要性」「保健，医療，福祉及び教育の連携」「切れ目ない支援の必要性」等難聴児支援の基本的な考え方や早期発見・早期療育推進のための方策等が述べられている。しかし，大変残念なことに，軽度・中等度難聴児に対する補聴器購入費に対する助成については一言も記載されていない。ただ，この方針が出されたことで，難聴児に対する支援体制の整備を進める取り組みを始めた自治体もある。

調査報告」[1]によると，調査を依頼した67自治体（47都道府県＋20の政令指定都市）すべてにおいて「助成制度がある」との回答が得られている。

しかしながら，全国で統一された国の制度ではないため，各自治体が独自に定めた事業になっており，運用方法・助成金額・対象とする補聴器の種類等，かなりの相違が生じている。聴力等対象条件を細かく規定している自治体もあれば，比較的簡単な条件にしている自治体もある。

また助成金額は，おおむね補装具費支給制度の基準額に準じている自治体が多いが，東京都のようにかなり高額の助成が出る所もあるため，近隣の自治体と比較した結果，保護者の不満が生じるという問題が時にみられる。

なお，これらのいろいろな機運の高まりとは別に，1970年代や1980年代とかなり早期からこの事業を始めている自治体も存在する。その場合，事業の名称が「軽度・中等度難聴児補聴器購入費助成事業」ではないことに注意が必要である。標題の名称は，一般的な言い方であり，全国で統一されたものではない。

健康診断における聴覚健診

日本の健康診断における聴覚健診は，大きく2つに分けられる。ひとつは文部科学省管轄の「学校保健安全法」（2008年6月にこれまでの「学校保健法」に替わり制定）に定められている児童に対する学校健診，もうひとつは厚生労働省管轄の「労働安全衛生法」（1972年施行）に定められている労働者に対する健診（表9-3）である。

なお，作業場の騒音による聴覚障害，すなわち職業性難聴の問題は，かなり以前から知られており，1972年9月には「労働安全衛生規則」も施行された。しかし，難聴に対する対策が不十分であり，1992年に「騒音障害防止のためのガイドライン」が策定された。その後，2023年4月に改訂されている。

学校健診
40歳代ぐらいまでの聴覚障害者の中に，「学校健診で難聴がわかり，それから補聴器をつけた」という人が一定数いる。

職業性難聴
作業中に耳栓をすることである程度防止できるのだが，徹底されていなかった。

表9-3 学校健診および労働者に対する健診の概要

	学校健診	労働者に対する健診	
種類	就学時健診・毎年の健康診断	雇入時の健診	毎年の健康診断
基準値	1,000Hz　30dB 4,000Hz　25dB	1,000Hz　30dB 4,000Hz　30dB	1,000Hz　30dB 4,000Hz　40dB
要再検査の場合	その後の検査方法が細かく規定されている	健診機関から精密検査を勧められるまたは注意喚起が行われる	
メリット	ここで初めて難聴が指摘される場合がある	後天性の難聴の早期発見が可能	

〔引用文献〕

1）令和2年度軽度・中等度難聴児に対する補聴器購入費用助成制度の地域差に関する調査報告（2021年6月　日本耳鼻咽喉科頭頸部外科学会・日本臨床耳鼻咽喉科医会　合同委員会　福祉医療・乳幼児委員会）

〔参考文献〕

・厚生労働省ホームページより
　障害者基本法，障害者差別解消法，身体障害者福祉法，障害者自立支援法，障害者総合支援法，重度身体障害者に対する日常生活用具の給付及び貸与について（2001年5月15日厚生省大臣官房障害保健福祉部長通知　障発第二一三号），労働安全衛生法，労働安全衛生規則，騒音障害防止のためのガイドライン見直し方針

・文部科学省ホームページより
　学校保健安全法，学校保健安全法施行規則の一部改正等について（2014年4月30日文部科学省スポーツ・青少年局長通知　26文科ス第96号），児童，生徒，学生，幼児及び職員の健康診断の方法及び技術的基準の補足的事項及び健康診断票の様式例の取扱いについて（2015年9月11日文部科学省スポーツ・青少年局学校健康教育課事務連絡）

・補装具費支給判定基準マニュアル－支援者のための－（2016年3月　平成27年度厚生労働省科学研究費補助金（障害者対策総合研究事業）補装具の適切な支給実現のための制度・仕組みの提案に関する研究）

・「補装具費支給事務取扱指針について」の制定について（2022年3月31日　厚生労働省社会・援護局障害保健福祉部長　障発0331第4号）

・自立支援医療費の支給認定について（2021年3月31日　厚生労働省社会・援護局障害保健福祉部長　障発0331第3号）

・難聴児の早期発見・早期療育推進のための基本方針について（通知）（2022年2月25日　厚生労働省社会・援護局障害保健福祉部長　厚生労働省子ども家庭局長　文部科学省初等中等教育局長　障発0225第1号　子発0225第1号　3文科初第2193号）

【第9章　まとめ】

- 障害者基本法と身体障害者福祉法の関係を説明してみよう。
- 身体障害者福祉法に定める聴覚障害の認定基準を，オージオグラムの上で確認してみよう。
- 障害者総合支援法に定める聴覚障害にかかわる事業を整理してみよう。
- 高齢者に対する補聴器購入助成について，自分の出身地における実施状況を調べてみよう。
- 健康診断での聴覚検診について，対象者や測定周波数，音圧を整理してみよう。

索 引

●数字・英字

1-3-6ゴール	204, 263
57-S語表	86
5W1H	254
67-S語表	86
ABLB検査	96
AN	60
ANSD	60
APD	316
APT	318
ASD	268
ASSR	74, 114
Auditory neuropathy	116
BAHA	323
BICROS補聴器	144
BOR症候群	63
CALP	258
CBCL	227
CHAPS	318
CI-2004（試案）	290
CIS法	188
CMV	55, 269
CROS	144, 323
cVEMP	132
Cレベル	192
dB	18
DPOAE	106
EASD質問紙	125
EIG	150
ENG	126, 136
EPPS性格検査	298
Fisherの聴覚問題チェックリスト	318
FMシステム	200
HDHS	291
HFA	147
HFA-FOG	148
HHIA	299
Hidden hearing loss	54
ICF	12
IEC	147
IL	18
ISTS	150
IT-MAIS	124
JANT	270
J.COSS日本語理解テスト	223
Jerger分類	95
JIS	74
Lid	317
Ling 6 音	214
Mann検査	126
MCL検査	99
mel	21
Metzテスト	104
msec	77
Net119緊急通報システム	201
n-of-m法	188
OAE	106
oVEMP	133
Pa	17
phon	21
PVT-R絵画語い発達検査	223
RI検査	100
RICタイプ補聴器	143
SISI検査	98
SL	19
S-M社会生活能力検査 第3版	228
SN比	170, 196, 259
sone	21
SPL	18
TEOAE	106
THI新版	100
tip link	37
Tコイル	198
Tレベル	191
UCL検査	99
UHL	320
VEMP	132
vHIT	136
Visual suppression検査	131

●あ

愛着関係	10
愛着の発達段階	217
アイデンティティ	284
アサーティブ	260, 308
足踏み検査	128
アッシャー症候群	63
圧縮比	162
圧縮補聴器	146
アブミ骨	28
アブミ骨筋	32
アブミ骨筋反射検査	102

●い

意思疎通支援者の派遣	338
異常眼球運動検査	129
位 相	17
一次聴覚野	40
一次的障害	10
1歳6か月児健診	207
一側性難聴	8, 320
一側ろう	320
遺伝性難聴	61
意図的な発声	244
医薬品医療機器等法	139
イヤモールド	141
陰影聴取	82
インクルーシブ環境	13, 273
インサートイヤホン	120
インピーダンス	30
インピーダンス・オージオメトリー	100
韻 律	219
韻律的情報	244
——の弁別	304
——の識別	304

●う・え

ウィリス錯聴	49
ウイルス性難聴	55

343

索 引

ウェクスラー式知能検査	225	外リンパ瘻	52	機能性難聴	64
埋込型骨導補聴器	323	会話支援アプリ	201	基本的伝達構造	243
絵日記指導	255	下　丘	40	急性中耳炎	44
		蝸　牛	34	急速眼球運動検査	135
●お		蝸牛神経核	38	吸啜行動	212
横側頭回	40	学習言語	253	吸啜反射	2
オージオメータ	74, 118	学習言語能力	258	キュードスピーチ	216, 293
オープン装用	168	拡大模倣	236	叫喚発声	220
音	15	カクテルパーティ効果	321	偽陽性	116
——の感覚レベル	19	下降法	112	共同注意	242
——の強さレベル	18	風雑音	165	共同注視	217
——への条件づけ	244	家族歴	288	共鳴動作	242
音入れ	191	学校健診	341		
オブジェクトキュー	330	蝸電図	110	**●く**	
オペラント条件づけ	212	加齢性難聴	56	句	234
音　圧	17	感音難聴	6, 81	クーイング	220
音圧レベル	18	感覚・言語的情報の文脈	326	空　書	296
音韻的要素の識別	304	環境因子	215	クリック音	112
音韻的要素の弁別	304	環境騒音	172	クロスチェック	206, 263
音韻認識	293	環境調整	13, 305, 319		
音響インピーダンス	147	眼瞼反射	212	**●け**	
音響外傷	52	眼振検査	125, 129	形態素	234
音響カプラ	146	眼振電図検査	126, 136	傾聴態度	232
音響性耳小骨筋反射検査	102			傾聴反応	2
音響利得	140	**●き**		軽度・中等度難聴用補聴器	340
音源定位	2, 321	偽陰性	116	ケースヒストリー	209
音質調整器	140, 141	擬音語	244	血管条	35
音場検査	170	聞きとり困難	317	限界利得	169
音声通訳	330	聞きとるスキル	297	健康寿命	313
音声模倣	250	記号的伝達構造	244	言語化	249
音　節	235	きこえにくさ質問紙	318	言語発達評価基準	254
温度刺激検査	130	聞こえにくさの可視化	308	検査バッテリー	211
		きこえについての質問紙2002	291	検査プロトコル	213
●か		きこえの困難検出用チェックリスト		原始反射	2
カーハートノッチ	49		318	検　者	73
開口模倣	245, 247	気骨導差	79		
外　耳	24	基準化	73	**●こ**	
外耳道	24, 27	規準周波数レスポンス曲線	149	構音点	220
外耳道異物	41	規準喃語	220	構音動作	220
外耳道炎	41	規準利得	149	交叉聴取	82
外耳道狭窄	42	擬態語	244	高周波数平均値	147
外耳道腫瘍	43	規定選択法	153	光　錐	28
外耳道閉鎖効果	80	基底板	35	校　正	74
外傷性鼓膜穿孔	43	気導式	143	更生相談所	336
外傷性耳小骨離断	47	気道聴力検査	74	喉頭前面	245
外側毛帯核	39	気導補聴器	144	後迷路性難聴	59
外リンパ	33	キヌタ骨	28	合理的配慮	262, 273

344

索 引

コーディネーター 240
コード化法 187
語音オージオグラム 92
語音検査 266
語音聴取の限界の認識 304
語音弁別能 89
語音明瞭度 170, 295
語音了解閾値 86
国際音声試験信号 150
国際生活機能分類 12
鼓室 30
鼓室階 34
骨固定型補聴器 174
骨導聴力検査 74, 114
骨半規管 35
骨ラセン板 34
固定周波数記録 94
子どもの行動チェックリスト 227
鼓膜 25, 28
鼓膜張筋 32
コミュニケーション指導 307
コミュニケーション手段 293
コミュニケーションスキル 296
コミュニケーションの定位 326
コミュニケーションモード 215
後迷路性難聴 6
コルチ器 35
混合性難聴 6, 82
コンプライアンス 101

● さ

再現学習 236
再現性 119
最小可聴閾値 75
最大音響利得 148
最大出力音圧 154
詐聴 6, 64
雑音抑制 163
産業医 13
三項関係 217, 242
3歳児健診 208
三次的障害 10
残存聴力活用型人工内耳 178

● し

視運動性眼振検査 135
支援費制度 336

耳音響放射検査 116
耳介 24, 27
耳介牽引痛 42
視覚強化聴力検査 120
視覚単独 304
視覚聴覚二重障害 324
視覚聴覚併用 304
自覚的検査 73
耳管 32
耳管音響法 105
耳管開放症 67
耳管機能検査 105
耳管狭窄症 67
耳管鼓室気流動態法 105
時間情報処理検査 319
自記オージオメトリー 93
磁気誘導ループ 198
耳鏡検査 75
耳硬化症 48
指向性 164
耳垢栓塞 41
自己表現 239
視刺激検査 126, 134
耳小骨 25, 28
耳小骨奇形 47
自声強聴 68
実効マスキングレベル 85
実効レベル 84
実耳挿入利得 150, 157, 171
実耳装用利得 157
質問－応答関係検査 224
自発眼振検査 129
自閉スペクトラム症 268
耳鳴検査 99
耳鳴の自覚的表現の評価法 100
ジャーガー分類 95
社会的遊びの段階 217
社会的ネットワークのサイズ 313
社会的微笑 242
弱視手話 327
弱視難聴 325
弱視ろう 325
遮蔽検査 100
遮蔽効果 30
周期 17
重心動揺検査 127
周波数 17

周波数圧縮 238
周波数特異性 113
周波数特性 155
周波数レスポンス曲線 146
就労支援 276
手掌把握反射 2
出力制限装置 141
手話 294
手話（手話言語） 216, 257
手話通訳者 13
手話法 257
純音 16
純音聴力検査 19
上オリーブ核 38
障害者 334
障害者基本法 334
障害者の権利に関する条約 239
障害受容モデル 229
障害認識 284, 310
衝撃音 164
条件詮索反応聴力検査 118
上昇法 77
情動的交流 242
情動的コミュニケーション 10
情報保障 275, 276
職業性難聴 341
触手話 327
書字検査 128
自立活動 272
自立支援医療 339
心因性難聴 6, 64
神経反応テレメトリー 193
人工中耳 176
人工聴覚器 174
人工内耳 176
――の適応基準 184
進行波説 37
滲出性中耳炎 44
心身障害児総合通園センター 232
新生児聴覚スクリーニング検査 5, 115, 205
親族呼称了解度検査 270
身体障害者福祉法 8, 335
新版K式発達検査2020 224
振幅 17
心理的回復過程 311
心理的支援 320

345

す

頭位眼振検査	129
スイッチ	140
推定挿入利得	150
頭位変換眼振検査	129
数唱聴取検査	270
スキンシップ	242
スケールアウト	80
頭頂部緩反応	110
スピーチオージオグラム	92
スピーチノイズ	92

せ

生活言語	253
正弦波	16
正常基準曲線	92
静的体平衡検査	126
精密聴力検査機構	206
赤外線システム	200
接近手話	327
接触抵抗	112
セルフアドボカシー	311, 323
浅在化鼓膜	44
潜時	111
前庭	35
前庭階	34
前庭機能検査	126
前庭神経炎	69
前庭膜	35
前庭誘発眼筋電位検査	133
前庭誘発筋電位検査	132
前庭誘発頸筋電位検査	132
先天性風疹症候群	55
先天性外耳道閉鎖	42
先天性サイトメガロウイルス感染症	55, 269
先天性耳瘻孔	24
先天性内耳奇形	57
先天性盲ろう児	329
全盲難聴	325
全盲ろう	325

そ

騒音性難聴	52
双極刺激	187
総合的訓練	304
増幅器	140

装用閾値検査	266
措置制度	336
粗密波	15

た

ターンテイキング	217
帯域分割	161
代替機能の強化	320
ダイナミックレンジ	19
体平衡機能検査	125
代弁	249
ダウン症候群	268
他覚的検査	73
単脚起立検査	127
単極刺激	187
ダンパー	141

ち

地域包括支援センター	286
チームアプローチ	289
遅発性内リンパ水腫	51
チャージ症候群	63
中央階	34
中耳	25
注視眼振検査	129
中枢性聴覚障害	60
中枢聴覚伝導路	26
中途難聴	311
聴覚閾値	19
聴覚音声	215
聴覚音声法	230
聴覚活用	232
聴覚管理	286
聴覚検査	72
聴覚口話	215
聴覚口話法	230, 257
聴覚支援機器	195
聴覚識別検査	319
聴覚失認	60
聴覚障害	4
聴覚障害者関係団体	288
聴覚障害者情報提供施設	309
聴覚障害者用屋内信号装置	200
聴覚障害者用情報受信装置	201
聴覚障害者用通信装置	201
聴覚情報処理機能検査	318
聴覚情報処理障害	316

聴覚情報処理能力	285
聴覚単独	304
聴覚的認知	284
聴覚的フィードバック機能	2
聴覚的モダリティ	284
聴覚伝導路	6
聴覚トレーニング	319
聴覚補償	275, 276
両耳聴検査	318
聴神経腫瘍	59
聴性行動反応聴力検査	117
聴性中間（潜時）反応	110
聴性定常反応	113
聴性脳幹反応	110
聴性反応	2
調整マップ	288
聴性誘発反応	110
聴導犬	201
超分節	219
聴放線	40
聴野	19
聴力障害	4
聴力レベル	19

つ

追跡眼球運動検査	134
痛覚閾値	19
伝えるスキル	297
ツチ骨	28

て

手遊び歌	246
低音障害型感音難聴	50
定常雑音	163
低冗長性検査	319
訂正方略	260
ティンパノグラム	101
ティンパノメトリー	101
手書き文字	328
てこ比	30
デジタル補聴器	160
デジタル無線システム	198
デシベル	18
伝音難聴	6, 81
電気眼振図検査	126, 136
電気反応聴力検査	110
電池	140

索 引

電話リレーサービス	201

● と

同 期	242
同口形異音語	294
動作模倣	249
同時法	216
同障者の交流	309
動的体平衡検査	128
等ラウドネス曲線	21
トータルコミュニケーション法	257
トーンバースト	113
特別支援教育	271
特別支援教育コーディネーター	
	262, 273
読 話	215, 294
突発性難聴	49, 322
トップダウン処理	235, 259, 304
トリーチャーコリンズ症候群	64
トリマー抵抗	140

● な

内 耳	25
内耳奇形	267
内耳性難聴	6
内側膝状体	40
内リンパ	33
内リンパ嚢	37
喃 語	210
軟骨伝導補聴器	144
難 聴	4
――の進行	287
――の予防	287

● に

二項関係	242
二語連鎖	247
二次聴覚野	40
二次的障害	10
日常生活用具	200, 338
日本語対応手話	216, 294
日本語版Hearing disability and hadicap scale	291
日本語版Hearing Hadicap Inventory for Adult	299
日本産業規格	74
日本手話	4, 216, 294

日本版CCC-2 子どものコミュニケーション・チェックリスト	223
日本版Vineland II 適応行動尺度	227
乳突洞	25, 31
乳突蜂巣	25, 31
乳幼児健康診査	206
認知機能の低下	285
認定補聴器技能者	13

● ね・の

音 色	22
ネグレクト	231
脳幹インプラント	179
脳性麻痺	269
ノーマライゼーション	239
ノンリニア	146
ノンリニア増幅	161

● は

ハーフゲインルール	155
ハイリスク因子	5
バイリンガル・バイカルチュラル	216
ハウリング	166
拍動性耳鳴	67
パス pass	115
パスカル	17
パソコンノートテイク	296
発達障害	268
話しことば	249
ハビリテーション	239
バランス検査	96
バルサルバ法	105

● ひ

ピアカウンセリング	23, 299, 309
ヒアリングループシステム	198
ピープショウテスト	121
比較選択法	154
非叫喚発声	220
被検者	73
皮質ろう	60
筆記（文字）	296
ピッチ	21
ピッチマッチ検査	100
非定常雑音	164
ビデオヘッドインパルス検査	136

非拍動性耳鳴	67
表 象	234

● ふ・へ

ファンクショナルゲイン	171
フィードバック	166
フィッティングソフトウエア	168
フーリエ変換	16
不快レベル	161
複合音	16
プラトー法	84
フレイル	287
プローブマイクロホン	156
分 節	219
分節化	234
平衡機能検査	125
片側ろう	320
ベント	142

● ほ

ポケット型補聴器	144
歩行検査	128
保護者支援	241
母子健康手帳	207
補充現象	78, 93
補助援助システム	195
補装具	337
補聴援助システム	259
補聴器	139
――の限界の認識	302
――の種目	338
――の装用効果	290
――の装用指導	302
――の導入指導	301
――の認証基準	142
補聴器JIS C55 12:2015	145
補聴器適合検査	170
――の指針（2010）	290
補聴器特性表	288
発作性耳鳴	67
ボトムアップ効果	304
ボトムアップ処理	235, 259
ボリューム	140

● ま・み・む

マイクロホン	140
マルチチャンネル	161

347

索　引

慢性化膿性中耳炎	46	
見えない情報	8	
見える情報	8	
ミトコンドリア遺伝子異常	62	
耳あな型補聴器	143	
耳かけ型補聴器	143	
耳型採型	157	
ミリセック	77	
無線通信	167	
無線式補聴援助システム	198, 323	
ムンプスウイルス感染症	55	
ムンプス難聴	322	

● め・も
命題的発達段階	247
迷路刺激検査	126
迷路刺激検査	126, 130
メニエール病	51
メル	21
面積比	30
盲ろう	324
盲ろう者向け通訳・介助員	330
モータタンパク	38
モロー反射	2, 212
問診票	288

● や
ヤールスドルファー	42
薬剤性難聴	54
役割交替	242
薬機法	139

● ゆ
遊戯聴力検査	122
癒着性中耳炎	44
指さし	248
指点字	328
指文字	294

● よ
要求手段	248
幼児語	246
要請スキル	297
要素訓練	304
要約筆記者	13

● ら
ライスネル膜	35
ライフステージ	239
ラウドネス	20
ラウドネスバランス検査	100
裸耳利得	157
ラセン神経節	34
ラセンじん帯	35
ラムゼイ・ハント症候群	56, 66

● り
リクルートメント現象	39, 78
リテラシー	253
利得	155
利得調整器	140
リトルイヤーズ	213
リトルイヤーズ聴覚発達質問紙	124

リニア増幅	162
リハビリテーション	239
リファー refer	115
療育センター	232
了解度検査	91
両脚起立検査	126
両耳加算効果	321
両耳間移行減衰量	82
両耳間移行減衰現象	82
両耳聴効果	320
両耳冗長性	321
両耳融合聴検査	319
良性発作性頭位めまい症	68
良聴耳	77

● れ・ろ
レシーバ	140
連続周波数記録	94
ろう	4
瘻孔症状検査	132
労働者災害補償保険法	8
ろう文化	4, 230
ロールオーバー	89, 170
ロールプレイ	309

● わ
ワールデンブルグ症候群	63
ワイヤレス補聴援助システム	
	198, 323

〔執筆分担〕

佐藤紀代子　第1章／第6章Ⅲ節3・4-1）2）3）／第7章

長谷川　純　第4章Ⅰ節，Ⅴ節／第5章Ⅰ節5，Ⅲ節

今 川 記 恵　第4章Ⅱ節，Ⅲ節

大 原 重 洋　第6章Ⅱ節1・2・3・4，Ⅲ節1・2

岡 野 由 実　第4章Ⅶ節，Ⅷ節／第6章Ⅰ節／第8章Ⅱ節

樫 尾 明 憲　第3章

柴 崎 美 穂　第8章Ⅲ節

真 後 理英子　第9章

杉 内 智 子　第5章Ⅰ節3

成 沢 良 幸　第5章Ⅰ節4

野 原　　信　第6章Ⅱ節5・6

八 田 徳 高　第4章Ⅳ節／第8章Ⅰ節

平 島 ユイ子　第6章Ⅲ節4-4）・6，Ⅳ節

藤 本 千 里　第4章Ⅸ節

松 井 淑 恵　第2章

矢 崎　　牧　第4章Ⅵ節／第5章Ⅱ節／第6章Ⅲ節5

吉 住 嘉 之　第5章Ⅰ節1・2

クリア言語聴覚療法　10
聴覚障害

2025年（令和7年）4月15日　初版発行

編 著 者	佐 藤 紀代子
	長谷川　　純
発 行 者	筑 紫 和 男
発 行 所	株式会社 建 帛 社 KENPAKUSHA

〒112-0011 東京都文京区千石4丁目2番15号
T E L （03）3944－2611
F A X （03）3946－4377
https://www.kenpakusha.co.jp/

ISBN 978-4-7679-4560-6　C3047　　　　　亜細亜印刷／ブロケード
©佐藤紀代子・長谷川純ほか，2025.　　　　Printed in Japan
（定価はカバーに表示してあります）

本書の複製権・翻訳権・上映権・公衆送信権等は株式会社建帛社が保有します。
JCOPY 〈出版者著作権管理機構　委託出版物〉
本書の無断複製は著作権法上での例外を除き禁じられています。複製される
場合は，そのつど事前に，出版者著作権管理機構（TEL03-5244-5088，
FAX03-5244-5089，e-mail：info@jcopy.or.jp）の許諾を得て下さい。